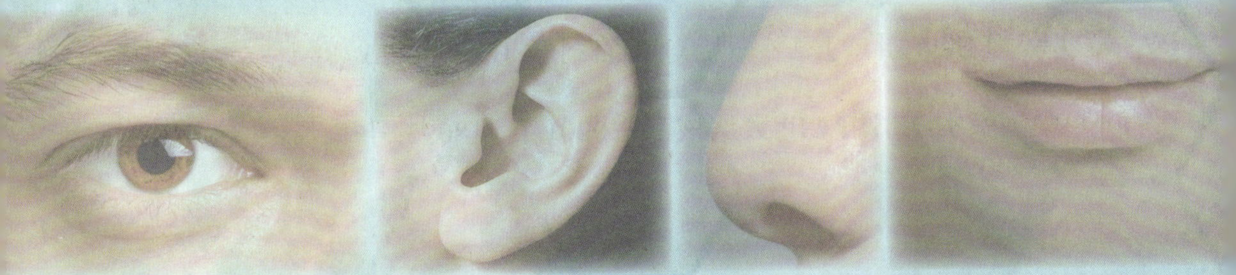

实用五官科新进展

医学知识编委会 编

中医古籍出版社
Publishing House of Ancient Chinese Medical Books

图书在版编目（CIP）数据

实用五官科新进展 / 医学知识编委会编 .-- 北京：中医古籍出版社，2022.9

ISBN 978-7-5152-2520-3

Ⅰ . ①实… Ⅱ . ①医… Ⅲ . ①五官科学 Ⅳ . ① R76

中国版本图书馆 CIP 数据核字 (2020) 第 118093 号

实用五官科新进展

医学知识编委会 编

策划编辑 姚 强

责任编辑 李 炎

出版发行 中医古籍出版社

社 址 北京市东城区东直门内南小街 16 号（100700）

电 话 010-64089446（总编室）010-64002949（发行部）

网 址 www.zhongyiguji.com.cn

印 刷 廊坊市博林印务有限公司

开 本 710mm × 1000mm 1/16

印 张 22.5

字 数 275 千字

版 次 2022 年 9 月第 1 版 2022 年 9 月第 1 次印刷

书 号 ISBN 978-7-5152-2520-3

定 价 158.00 元

编 委 名 单

李晶晶　湖北省襄阳市中心医院

王高峰　山东省山东中医药大学附属医院

邹少华　山东省烟台德韩口腔医院

李　怡　山东省青岛大学附属医院

彭龙生　广东省佛山市南方医科大学顺德医院附属陈村医院

邬永娟　广东省高州市人民医院

杨　咪　湖南省湘潭市中心医院

赵凤兰　山东省烟台海港医院

杨　娜　湖南省脑科医院

国庆峰　山东省聊城市莘县樱桃园镇卫生院

高　超　江苏省苏州市昆山亭林口腔医院

医学知识编委会是由一线医疗卫生系统专家、学者组成的学术团体，致力于将医学理论和实践相结合，服务于医学创新和医疗技术的改进，专门收集整理相关医学成果，尤其是服务于从事临床医学研究、学术交流的一线医护群体，分批分类推出广大医务工作者及大众需求的作品。

前言

官即感官，五官一般指眼、口、耳、鼻和咽喉。五官科学是研究发生于眼、口、耳、鼻、咽喉部位的疾病，探究气管、支气管、食管异物及与其相关联的解剖生理、病因病理、诊断、治疗、预防等的学科。现代科学技术的发展为五官科学提供了新的机遇，也提供了新的挑战。特别是近年来医学领域取得了许多令人瞩目的成果，新技术、新仪器、新理论的不断出现，使五官科学达到了前所未有的水平。鉴于以上原因，编者不揣浅陋，在广泛搜集国内外有关文献资料的基础上，结合自己多年教学和临床经验体会，写成本书。

五官各科有其各自的特点，且与临床各科关系密切，不少全身性疾病具有五官方面的症候，而五官方面的一些疾病又是全身性疾病的表现。因此，要以整体观念理解和学习五官科学，理解五官疾病与全身性疾病的关系，为适应基层医疗临床工作打下良好的基础。本书以“精炼、实用”为特点，突出基本理论、基本知识和基本技能，层次分明，阐述新颖，具有科学性和实践性，可作为临床医生的参考用书。

由于编者水平有限，编写时间仓促，书中难免存有不足和错漏之处，恳请广大读者批评指正。

内容简介

在临床医学中，五官科是一门十分重要的学科。医学科学技术的发展，促进了五官科临床的发展，新设备和新技术的出现，使五官科的检查和治疗进入了新时代。五官科在临床专业的精细划分和向边缘学科延伸的发展中，诊疗技术发生了很大变化，对某些五官疾病而言，进展迅速的诊治技术和手段甚至完全改变了传统的诊治方式，扩展了原有的诊治范围，并有效提高了临床诊断与治愈率。同时，随着我国医疗卫生事业的改革和深入，人们物质生活与精神生活水平的逐步提高，明显加深了对五官科疾病和健康的关注，也对就医环境、就医质量、就医规范等社会与法律相关方面提出了更高的要求。医疗行业的新设备和新技术不断涌现，也使五官科的检查和治疗有了跨越性的新进展。临床一线医务人员为提高业务水平，更好地为患者服务，需要不断地学习新理论，掌握新方法。

本书紧密结合近年来五官科学发展的新趋势、新进展，在内容上，包括五官科常用检查技术、常见眼科疾病、耳部疾病、鼻部疾病、常见口腔科疾病、常见五官科疾病健康指导等，并对多数疾病都列出了诊治与护理规范，力图以临床五官科常见病为线索，让临床医护人员阅读后能提高疾病治疗和护理水平。从内容构成上，本书按类列病，逐病解释，简明扼要，便于操作，可以方便临床医务工作者工作之需要，具有内容科学、精炼，重点突出，理论性与操作性兼顾的特点，对提高临床医护人员的医疗水平与整体素质具有积极的作用。

CONTENTS

目录

001 | 第一章　耳部疾病
001 | 第一节　外耳疾病
013 | 第二节　中耳炎和中耳积液
032 | 第三节　慢性中耳炎和胆脂瘤
048 | 第四节　咽鼓管功能障碍
065 | 第五节　噪声性耳聋
082 | 第六节　突发性感音神经性聋
092 | 第七节　中耳重建

106 | 第二章　耳病的耳内镜学
106 | 第一节　耳内镜的设备与器械
122 | 第二节　耳内镜基本操作
125 | 第三节　常见耳内镜下治疗的操作流程

140 | 第三章　鼻部疾病
140 | 第一节　鼻出血
151 | 第二节　急性鼻–鼻窦炎及其并发症
166 | 第三节　慢性鼻–鼻窦炎和鼻息肉病

180 | 第四章　儿童鼻内镜手术
180 | 第一节　鼻及鼻窦
183 | 第二节　儿童鼻旁窦炎病因及病理生理学
186 | 第三节　儿童鼻旁窦炎诊断与药物治疗
195 | 第四节　儿童鼻内镜手术

199 | 第五章　视网膜血管疾病
199 | 第一节　视网膜静脉闭塞
208 | 第二节　视网膜静脉周围炎
211 | 第三节　外层渗出性视网膜病变

目录

CONTENTS

214 | 第四节　家族性渗出性玻璃体视网膜病变
218 | 第五节　霜样树枝状视网膜血管炎
221 | 第六节　早产儿视网膜病变

228 | 第六章　黄斑部疾病

228 | 第一节　中心性渗出性脉络膜视网膜病变
232 | 第二节　特发性黄斑视网膜前膜
234 | 第三节　特发性老年性黄斑裂孔

240 | 第七章　眼底肿瘤

240 | 第一节　视盘黑色素细胞瘤
243 | 第二节　视网膜毛细血管瘤
247 | 第三节　视网膜大动脉瘤
250 | 第四节　视网膜母细胞瘤
257 | 第五节　脉络膜痣
259 | 第六节　脉络膜骨瘤
262 | 第七节　脉络膜血管瘤

266 | 第八章　口腔种植外科与种植修复方案设计

266 | 第一节　下颌无牙颌的固定修复治疗方案
277 | 第二节　单牙修复治疗方案
319 | 第三节　上颌后牙区无牙颌的治疗方案
336 | 第四节　牙列缺损及牙列缺失种植治疗方案

350 | 参考文献

第一章　耳部疾病

第一节　外耳疾病

外耳由耳郭和外耳道组成，是耳鼻喉科患者的常见患病部位。外耳疾病范围很广，从简单疾病如外耳道耵聍栓塞和异物，到严重的危及生命的恶性或侵袭性、感染性疾病，这两个极端疾病的常见症状可能不容易鉴别，耳鼻喉科医生必须依靠完整的病史、合适的检查及高度的敏锐力才能进行判定，确保患者得到恰当的治疗。本章对外耳原发感染和炎症性疾病进行综述。

一、耵聍清除

一般来说，耵聍是一种有用的物质，并不需经常清除，但有些患者的耵聍不能自动排出而阻塞外耳道，妨碍了声波的正常传导。过度使用棉签挖耳可能是一个潜在的因素，但这种症状也有可能是因为某些患者产生过多过硬或过黏的耵聍，或移动和排出功能受损。耳鼻喉科医生为了能对鼓膜进行全面的检查，有时即使只有少量非病理性耵聍也需先行清除，所以清除耵聍亦是常见的操作。

有许多不同的清除耵聍的方法，基本上能分为三类：手移除法、冲洗法、化学药物溶解法，多数患者需要将三种方法联合应用。在显微镜直视下采用吸管和显微器械（环形刮匙、直角钩）的手移除法是医生的首选方法，这种方法的损伤最小且不会提高潜在病变的风险，如胆脂瘤或鼓膜穿孔。冲洗法经常用于初级护理，需用专业设备，如大注射器，慢慢地将温水（预防冷热刺激）灌入外耳道。冲洗时将耳郭向后牵拉使外耳道变直，水的方向指向外耳道顶壁而不是直接对着鼓膜，并将一个盆置于耳朵下方便于接住冲洗液及耵聍物。虽然冲洗法相对有效且省时，但也存在造成损伤的风险，如盲目冲洗及用力过大可能损伤外耳道皮肤及鼓膜。如果存在胆脂瘤或鼓膜穿孔的潜在病变，冲洗法有可能加重病变或引起严重感染。综上所述，不提倡应用冲洗法清除耵聍。

化学药物溶解法只能清除被软化的部分耵聍，使得用非损伤的手法冲洗耵聍或耵聍自然排出更加容易。最简单的药物是4%的非处方药过氧化氢，它不仅便宜易得，而且能在短时间内有效软化耵聍。但由于其具有亲水性特征，不能深度渗透耵聍且能引起表皮角质溶解，导致感染。氨基甲酸过氧化物是一种非处方药，是以矿物油为基本原料的过氧化物溶液，有许多商品名（最有名的是6.5%过氧化氢脲甘油溶液）。矿物油溶液更容易渗入耵聍且相对无表皮反应。处方药耵聍液（三乙醇胺多肽油酸盐冷凝液）是一种临床上有效的耵聍软化剂，能在45分钟内有效软化耵聍。其临床常用方法是先滴入，然后完全吸出软化的蜡状物。该药不适合患者在家里自行使用，因这类角化溶解剂反复应用可引起严重的炎症反应，易使患者发生急性感染。Roland及其同事通过随机研究比较氨基甲酸过氧化物和耵聍液的效果，同时设置安慰剂对照组，结果发现二者与生理盐水没有显著性差异。其他用于溶解耵聍的药物还包括磺琥辛酯钠（多库酯钠）矿物油等，它们大多数都是安全的，但缺乏关于长期治疗的安全性和有效性的研究。2003年研究人员对Cochrane数据库进行回顾性分析发现，任何推荐使用耵聍液的资料都是不全的。

中医有一种方法，是采用“耳烛疗法”清除耵聍，将锥形蜡烛插入外耳道并点燃，使其燃烧至火力逐渐减弱，当蜡烛燃烧至小于7.62cm时将其熄灭。采用这种方法的人们认为耵聍能被火焰熔化并与蜡烛融为一体，随熄灭的蜡烛一起取出，但该治疗方法的有效性是令人怀疑的，特别是对一些嵌塞很深的耵聍，常常存在一定的危险。有人曾报道了因施行此法导致严重烧伤的病例。

二、外耳疾病的症状

外耳疾病的常见症状有疼痛、瘙痒、耳胀及听力损失等，复听和自听增强也可出现，但很少出现在主诉中。脓性或血性耳漏常常是较严重疾病的征兆。

系统评估患者的耳痛非常重要。耳痛基本有三种来源，即耳部本身、接近耳部的其他部位或者远处病变牵涉到耳部。外耳、中耳、内耳等均有可能是耳痛的来源（内耳最少见）。通过详细询问病史和检查等临床评估，通常可直接确诊或排除耳源性疼痛；位于外耳道正前方的颞颌关节是外耳造成耳痛的常见原因：牵涉性耳痛的病因很多，从牙齿刺激性痛到食管恶性肿瘤等均可引起耳痛。因此，完整的病史采集和耳鼻咽喉专科检查在耳痛患者评估中非常必要。

就其来源来说，耳瘙痒症和耳胀有许多相似的感觉，二者均可能来自耳部、相邻部位或是远处在耳部的牵涉性表现。颞颌关节疾病经常引起耳胀，耳痒也可能是鼻变态反应的牵涉性感觉。另一方面，听力损失是明显的听觉变化，有固有的诊断标准。和耳痛一样，其他症状也需要完整的病史和耳鼻咽喉科体格检查，以排除是由远处牵涉性引起。

三、外耳道异物和昆虫

外耳道最常见的主诉之一是有外耳道异物，成人一般知道耳内的异物性质，而儿童的外耳道异物则通常是在儿科就诊时被儿科医生偶然发现的。患儿偶然有耳痛表现，但多数患儿常见主诉是听力下降或有耳闷胀感。多数成人患者可在诊所显微镜下用吸管、鳄鱼钳或者直角弯钩轻易取出异物，对异物嵌顿较深的成人患者或不合作的儿童患者，最好到手术室内将异物取出。坚固的圆形异物（如圆珠子等）可能难以取出，因为它们不易被抓牢，常用直角弯钩越过异物或用大吸管吸住异物将其取出。

最棘手的异物是活的昆虫，如蟑螂。这样的病例在郊区较常见，患者往往有剧烈耳痛。多数昆虫不能倒退爬行或在外耳道内回转，同时酸性的耵聍也有刺激作用，导致昆虫不间断地往鼓膜爬行而引起剧烈疼痛。只有杀死昆虫，疼痛才能大大减轻，所以经常用乙醇或利多卡因杀死昆虫。矿物油也能起到相同的作用，但容易使昆虫尸体变脆，导致不能整块取出异物。只要昆虫死亡，就可同其他异物一样在诊室予以取出。

四、损伤和热伤

耳郭由于是一个外露的器官，所以经常容易受到创伤。耳部外伤分为四大类：撕裂伤和撕脱伤、钝伤、烧伤、冻伤。在处理耳郭外伤时要谨记一些基本原则，并且要考虑深部损伤的风险。譬如看似简单的耳屏撕裂伤有可能同时存在累及面神经的撕裂伤，被棒球棒击中的耳郭血肿也可表现为提示颅底骨折的“Batlle征”。

（一）撕裂伤和撕脱伤

耳郭撕裂伤的修复是一大挑战，需对伤口边缘清创至健康清洁。然而，在耳郭撕裂伤中过度清创会导致组织丢失过多，造成缝合时张力过大，影响美观，但伤口边缘必须彻底清洁，去除细菌、污泥及碎屑。

耳郭撕裂伤的全层缝合必须根据计划进行持久的修复，达到美观效果。耳郭软骨的缝合必须用极细的持久的单纤丝线，尽可能对位缝合软骨膜和软骨，包括皮肤内外层的各层组织均必须仔细缝合。即使相对清洁的耳郭伤口也要用敏感抗生素预防软骨膜炎的发生，人或动物咬伤引起的耳郭撕裂伤要选择敏感抗生素预防感染。

耳郭完全撕脱引起的撕裂伤则更复杂，要尽可能使撕脱部分重新附着，同时确保全层皮肤复合移植。血小板抑制因子、抗凝剂、高压氧和外科水蛭素，均可用于提高再植部分耳郭的存活率。如果是全耳郭撕脱伤则必须行微血管吻合术。如果撕脱部分不适合一期再植，则要首先缝合伤口，等伤口稳定后再行耳郭再造。

（二）钝伤

耳郭的钝器伤可能造成耳郭血肿。耳郭血肿在运动员中特别是摔跤选手和拳击手中非常多见，这也是这类运动中要戴头帽的主要原因。血肿的形成是由于软骨膜的血管破裂，引起血液在软骨膜下方积聚，积聚的血液将软骨膜与软骨分离。如果没有尽快引流，软骨与软骨膜分离影响血液供应可引起软骨坏死。血液供应中断及软骨膜损伤最终会造成可机化，形成纤维软骨团块，造成“菜花耳”的耳郭畸形。一旦皱缩耳形成，则很难再恢复成原来正常的耳郭形状，因此耳郭血肿最好在受伤后72小时内尽快确诊和处理。

常规治疗方法包括血肿抽液和敷料加压，以防血肿重新生成。血肿充分切开是首选的引流方法，切口必须在耳舟内与耳轮平行，引流、清除凝血块及纤维软骨后用软敷料加压。通常在耳郭双侧用牙科卷加压，并用不可吸收的丝线贯穿缝合固定，通常加压固定7~10天。

部分学者认为，耳郭血肿仅需穿刺抽液而不必切开和用软垫加压，事实上许多文献都提出用注射针头抽除血肿即可，只有对复发性病例才需切开清除积血及用软垫加压。研究人员对Cochrane数据库进行回顾性分析发现，还没有充分的证据证明哪一个是最佳的治疗方案，所以必须进行进一步的研究。

（三）烧伤

烧伤是外耳创伤的一个主要原因。烧伤通常按创伤程度分为Ⅰ度、Ⅱ度、Ⅲ度。Ⅰ度烧伤基本上是轻度烫伤或晒伤，很少出现坏死，但有强烈炎症反应及剧烈疼痛感，治疗相对简单，可服用减轻疼痛的非类固醇类药物并涂抹润滑剂，治愈后很少遗留瘢痕。Ⅱ度烧伤是指有部分真皮层烧伤，可出现表皮松解及起水疱，治疗经常采用非类固醇抗炎药，可用温和溶液清洗及涂抗生素软膏。Ⅲ度烧伤是指全层皮肤烧伤，烧伤处通常丧失感觉，治疗与Ⅱ度烧伤相似，但有可能由于组织缺损较大，需要植皮等重建治疗。各类耳郭烧伤患者都应佩戴防护罩或软垫，避免加压，可服用足量镇痛药。

耳郭烧伤最常见的并发症是软骨膜炎，在耳郭Ⅱ度和Ⅲ度烧伤中，其发生率达25%以上，如果没有及早诊断和处理可导致软骨明显缺损。随着对该并发症的认识加深及抗生素软膏的应用，这种风险已降至3%。软骨膜炎多发生在烧伤后2~4周，常为假单胞菌等致病菌感染引起。早期软骨膜炎表现为伤口发红、疼痛及肿胀，在此阶段在静脉使用抗生素多可控制，否则后期可表现为脓肿形成和软骨广泛缺失。由于软骨膜炎后期缺乏血供，所以单纯应用抗生素无效，必须采取外科引流。为了完全控制感染，需行并列多重切口及局部护理。

（四）冻伤

耳郭的外露特征也容易导致冻疮发生。长期暴露在0℃以下可导致耳郭感觉缺失、发白及组织内冰晶形成。冰晶融化、内皮细胞损伤引起严重水肿及血液沉积，坏死的风险增加。随后在健康和坏死的组织分界处开始出现红斑。最后界限组织腐落，必须进行重建。有专家推荐在早期使用非类固醇抗炎药、糖皮质激素、芦荟油及肝素化以预防坏死，但目前缺乏对照研究证明其作用。

在急性期，可用比体温稍高的湿棉片贴敷在冻伤耳郭部位，不推荐使用辐射热加温。与烧伤一样，冻伤也应避免用敷料加压，同时涂抹抗生素软膏。

耳郭冻伤的一种罕见迟发性并发症是耳郭的骨化，是由耳郭弹性软骨被骨组织取代所致，坚硬骨化的耳郭不仅使患者感觉不适，而且妨碍医生用耳镜观察鼓膜。反复暴露在低温环境中是引起耳郭骨化的一个重要因素。

五、炎症和感染性疾病

在外耳疾病中最多见的是炎症性或感染性疾病。外耳道皮肤紧贴着非常敏感的骨膜，所以经常引起患者疼痛。该病的误诊误治容易导致患者长期不适，也可能引发感染扩散而危及生命。

（一）急性外耳道炎（AOE）

急性外耳道炎通常指外耳道皮肤的急性细菌性感染。外耳道炎后期患者可出现严重疼痛，常伴有耳漏及听力减退，但感染早期可能仅有耳痒及耳胀感。临床医生会发现耳郭牵拉痛及外耳道皮肤红肿症状，外耳道骨部皮肤是不受累的，肿胀的外耳道皮肤会妨碍鼓膜的全面评估，不能确定鼓膜是否完整及中耳是否有感染，外耳道感染也会引起过度的皮肤脱屑，导致大量角质碎屑在外耳道堆积。

早期治疗需要彻底清理外耳道，这一步骤非常重要。外耳道清理不彻底也是治疗失败的最常见原因。外耳道脱屑角化物不仅影响全面诊察，而且能隐匿微生物，妨碍滴耳液渗透。外耳道彻底清理后，局部使用滴耳液。为防止肿胀外耳道妨碍药物充分渗透，可在局部放置医用海绵，加强药物渗透和吸收。压干的海绵条放在外耳道内，当滴入滴耳液时则膨胀起来，这样可起到两个重要作用：第一，能将抗生素吸入外耳道到达感染部位；第二，对外耳道起到支撑作用，减轻肿胀。和其他填塞材料一样，海绵条会变成感染的病灶，所以必须取出或几天更换一次。

（二）坏死性外耳道炎

坏死性外耳道炎是指感染侵入外耳道的骨质。这种疾病的名称最早是由Meltzer和Kelemem于1959年提出的，称为“恶性”是为了反映其危及生命的特性，而“恶性”通常用于肿瘤疾病，非肿瘤疾病冠以恶性容易造成患者混淆。由于骨质坏死是这种疾病的特征，所以人们经常又称之为“坏死性”外耳道炎。

无论用什么命名，它都是一种严重威胁生命的感染：据统计，坏死性外耳道炎的病死率高达20%，随着对该疾病认识的加深和积极治疗（包括应用敏感口服抗生素），现在其病死率已经低于1%。此病是由AOE的致病原菌向深部组织包括骨质和更深部的筋膜侵犯引起的。虽然该病通常的起源局限于颞骨及其邻近结构，但可向内扩展至全颅底的骨髓炎。随着疾病的发展，当它累及颅底各脑神经出口时，可引起脑神经麻痹，也可向蛛网膜下隙蔓延引起脑膜炎。病死率常常与颅内感染及后组脑神经麻痹导致的误吸密切相关。

坏死性外耳道炎好发于免疫系统功能低下的患者。该病常常有剧烈刺痛，且伴有耳漏，病程通常较长，常使用局部抗生素治疗一个或多个疗程，很少表现为面瘫或其他后组脑神经受累。

糖尿病患者常常伴有明显的血糖升高及血糖难以控制，检查中常可发现在外耳道骨-软骨交界处的底壁存在肉芽组织，因此必须行组织病理学活检确保排除恶性肿瘤的可能性，因为它们存在相似的生物学行为。

治检必须进行脓性分泌物培养，以便明确致病菌（最常见的致病菌是假单胞菌），同时还必须做真菌培养。颞骨高分辨CT可显示骨质破坏的部位，但许多早期病例常显示正常。MRI也可应用，常可显示髁突前间隙的脂肪纹，但其缺乏特异性，不能像CT一样显示骨质的细微变化。

一般而言，确诊该病可采用放射性核苷酸扫描，99Tc骨扫描显示病变部位，摄取99Tc增强表明该区域骨质正在快速代谢，这可能是对坏死性外耳道炎最敏感的检查，但该摄取增强在感染消退后仍可持续数月甚至数年，这对于治疗的监控是不利的。放射性同位素镓扫描可显示活动性感染区域，在发病初期摄取增加而在感染控制后则消退。在发病初期就要行骨扫描和镓扫描，骨扫描可通过骨受累征象进行确诊，而镓扫描则用于确定感染过程及监测治疗效果。红细胞沉降率也可用于监测评估感染消退情况。

治疗上除了采用肉芽组织清创术和严格控制血糖外，局部和全身使用抗生素可以直接抑制假单胞菌。在获得有效的喹诺酮类药物之前，通常使用氨基糖苷药物（如庆大霉素）联合抗假单胞菌的青霉素类药物（如哌拉西林）或者第三代头孢菌素进行治疗。这类治疗必须采用静脉给药，通常需要6周疗程，这意味着住院时间的延长。氨基糖苷药物存在不同程度的前庭系统毒性作用。喹诺酮类药物（如环丙沙星）口服给药，就可达到很好的治疗效果，因此大多数坏死性外耳道炎在门诊治疗即可。大多数患者从开始即采用口服6周喹诺酮类药物的治疗方案。抗生素用法可依据细菌培养的药敏结果和开始治疗6周后的镓扫描治疗效果进行调整。

仅有极少数坏死性外耳道炎病例需手术治疗，早些年有人曾尝试有创性手术切除坏死骨质，但这种方法往往效果不佳，因为容易引起病变扩散。如今在治疗中尽量避免手术干预，仅在保守治疗无效、病变迁延不愈时才考虑采取手术治疗。

（三）耳真菌病

真菌感染常与外耳道炎症性过程有关。与细菌感染不同，这类病症患者常主诉外耳道瘙痒，但很少有耳痛发生，而且常常没有明显症状。病原菌包括许多种真菌微生物。通常情况下外耳道的真菌是腐物寄生性真菌，常继发于慢性化脓性中耳炎，它们以脓液作为营养来源。这些真菌在病例中最常见的是曲霉菌，它们不是真正的感染性病原体。耳漏和感染的发生是由于中耳的病理改变，真菌只不过是一种腐生物。肉芽及坏死组织的清创术和彻底的脓液清除常常可抑制真菌的过度生长，然而在有明显免疫抑制或者循环障碍时，腐生菌可成为侵袭性感染性微生物。侵袭性真菌感染可快速致死，故需要积极治疗，该病症状常常与坏死性外耳道炎完全相同，其真菌菌丝经常伸入血管的内皮层，导致血流灌注不足和坏死（如毛霉菌病）。采取积极的手术清创、校正免疫抑制剂、使用高剂量两性霉素B是对这些非常虚弱的患者唯一有效的治疗方法。

外耳道另一常见的真菌感染为念珠菌属感染。患者可能以瘙痒、有异味的耳漏和碎屑堆积引起听力下降为主诉，耳痛则不常见，而且常常存在其他异常。念珠菌是自然界中最多见的腐生菌，念珠菌感染以外耳道大量白色碎屑样干酪样物为特征。外耳道皮肤深面可能有轻微的水肿和红斑，但很少像AOE那样严重。念珠菌的过度生长常常与过量使用新的抗生素耳滴剂有关，喹诺酮类耳用制剂可抑制细菌生长，造成固有念珠菌属过度生长，彻底清除念珠菌、使用酸性滴耳剂及偶尔使用抗真菌乳膏或油膏（如制霉菌素）常可治愈。

一些外耳的症状是由皮肤真菌感染引起的，这些微生物常导致真菌病，可引起严重耳痒和外耳道皮肤鱼鳞样改变。皮肤真菌病通常采用含有糖皮质激素的酸化滴剂治疗，但偶尔需要更直接的抗真菌治疗。

皮肤真菌感染有引发过敏性皮肤真菌疹或附发疹反应的危险。这种现象在皮肤真菌感染发生中并不少见，主要是由一些远处感染引发的局部皮肤炎症反应，有时会在外耳道发生。患者会出现对任何局部治疗都无应答的慢性瘙痒与外耳道结垢。利用氢氧化钾试剂无法发现任何微生物。除此以外，某些问题还揭示着有更多皮肤真菌感染存在。要成功治疗皮肤真菌感染常需要清除附发疹反应。

（四）病毒性外耳道炎

疱疹病毒在外耳引起突发感染，临床上常出现疼痛性血管性疱疹并伴随皮肤真菌感染。Tzanrk试剂能确定疱疹性质，但当疱疹发作明显时，很少需要采用这种诊断手段。治疗方面常用抗病毒药物，如伐昔洛韦，结合镇痛药治疗疼痛。出现病毒性外耳道炎时常有长时间的神经痛，应对后者加以适当关注。

（五）非感染性外耳道炎

并非所有外耳道炎都由感染性微生物引起，很多时候外耳道炎是一种过敏性或表皮环境诱发的结果，这时该病症常被误诊，并按细菌性或真菌性外耳道炎治疗，直到多种治疗失败或复发时，炎症真正的性质才得以确定。更为复杂的是，上述疾病能对抗细菌滴耳液中的糖皮质激素。除此以外，这种表面环境能导致感染的复发，使鉴别诊断更加困难。季节或环境改变，联合特异性反应能明确诊断。

与普通外耳道炎不同，非感染性外耳道炎更多表现为瘙痒，疼痛较少见。我们可发现该病常发生在外耳道皮肤外侧部分，出现皮肤增厚并伴随过度角化与结垢，其表现可能与皮肤真菌感染一样，可用氢氧化钾试剂来区分二者。此类病例的患者可能有身体其他部位的银屑病病史。这种表皮炎症也可能为皮脂溢性、湿疹性伴结痂、渗出性皮肤病的表现。非感染性外耳道炎能导致外耳道逐渐缩小和外耳道狭窄。

对于大部分皮肤疾病，保守治疗的方法包括含糖皮质激素的滴耳液或软膏，外耳道的侧壁与耳甲腔是最常发生皮肤病的部位，常用指尖蘸取少量糖皮质激素软膏涂于患处。当保守治疗无法减轻症状时，应考虑活检；当出现其他伴随系统性病变时，应考虑向皮肤科转诊。

（六）肉芽性鼓膜炎

肉芽性鼓膜炎是一种难以定义的疾病，以慢性炎症和鼓膜表面渗出为特征性表现。虽然细菌培养常能发现微生物，但若应用适当抗生素治疗却易复发。这种慢性炎症常造成瘢痕组织逐渐沉淀，并引起鼓膜显著性增厚和外耳道逐渐狭窄，疾病常持续多年，有频繁发作的耳痒和耳漏，并因鼓膜增厚引起进行性传导性耳聋。当瘢痕组织沉淀达到外耳道软骨部时，这些问题会缓解。

此种疾病应进行积极治疗。鼓膜肉芽组织应使用硝酸银或三氯醋酸烧灼，利用乙酸或糖皮质激素滴耳液治疗感染，可适当考虑抗真菌及细菌、杀菌滴耳液。应加入微生物培养，可指导治疗。

若外耳道狭窄引起明显传导性耳聋，应当采用手术治疗。手术过程包括切除外耳道沉淀物瘢痕和鼓膜纤维层，二者常呈整体性。裸露的部位以耳后或上臂内侧厚层皮肤移植物覆盖，填塞用于支撑外耳道和维持固定皮肤的移植物。当愈合后，鼓膜可呈正常外观，但患者可能复发肉芽性鼓膜炎。

第二节　中耳炎和中耳积液

一、中耳炎

已故美国学者Sylvan Stool将中耳炎诠释为“混沌不明”的疾病，因为在二十世纪中期，仍有许多基础与临床的疑问有待厘清，例如，急性中耳炎需要用抗生素治疗吗？慢性中耳炎会影响语言发展吗？开刀治疗中耳炎的时机是什么？况且人们对中耳炎的治疗方式仍莫衷一是，中耳炎与过敏的相关性仍不清楚，甚至连慢性中耳炎的病因到底是发炎还是感染，还存在基础性的争议。基础定义仍未明确，导致临床的正确诊断率只有五成左右。本节着重于常见的争议点，提供临床医生面对中耳炎及中耳积液的治疗准则。

中耳炎是儿童常见的疾病，以美国为例，儿童就医最常见的病因就是中耳炎，好发年龄为6个月至2岁，而且几乎所有儿童在3岁之前都至少得过一次中耳炎，得过3次以上的超过半数以上。据统计，儿童中耳炎的发生率自1975年至1990年提高了250%，这可能与诊断率的上升、托儿所照护的增加及过敏儿过多有关。美国儿童医学会指出，美国每年儿童就医次数约3000万次中就有超过500万次是急性中耳炎病例。

中耳炎是开立抗生素处方最常见的疾病，美国每年开立超过1000万张中耳炎抗生素处方，占所有抗生素处方的25%。另外，在美国学龄前儿童中，50%的抗生素处方是针对耳部感染疾病的。抗生素的过度使用被认为是导致病原菌抗药性产生的主要原因，而多种抗生素并用，加上医院环境中儿童间的密切接触，也促使了多重抗药性细菌的产生与传播。

中耳炎手术是儿童接受全身麻醉最常见的原因，美国每年在治疗儿童中耳炎上的花费超过500万美元。大部分儿童中耳炎有自限性，会自然痊愈，而严重的中耳炎会导致耳聋、语言发展迟缓，甚至会有颅内、外的并发症。因此，为了符合公共卫生的要求，能提早清除中耳病原菌，疫苗的发展势在必行。

使用内科还是外科方式来治疗中耳炎存在利弊得失的讨论空间，例如，抗药性的产生、治疗支出、患儿的疼痛指数、对父母亲工作与收入、家庭和谐的影响、不当治疗与长期后遗症评估。

中耳炎是导致儿童后天性耳聋最常见的原因，且有超过100篇以上文献指出中耳炎会影响儿童的语言与构音发展，进而影响学业、社会心理与认知发展，尤其是对发育迟缓、特殊人群与非中耳炎耳聋儿童的影响尤其明显。尽管有些学校认为中耳炎的影响没那么大，而忽略了中耳炎治疗的重要性，但越来越多的研究显示，慢性中耳炎的确会影响儿童的健康与生活品质。

虽然中耳炎的流行病学、病理生理学、治疗方式及影响已被广泛地研究，但仍有许多基础性的议题有待研究，中耳炎研究面临的问题如下。

（1）儿童中耳炎自愈率高，故需要大量研究样本。

（2）中耳炎的病因仍不明确。

（3）中耳炎的检查不够详尽。

（4）依赖细菌培养，但“阴性”并不等于“没有”微生物的存在。

（5）研究设计、方法及研究领域的差异。

（6）过度专注于单一研究结果。

（7）无法运用效价来衡量治疗，往往较贵的治疗方式效果更好。

（8）病历记录或父母亲对病史的叙述比耳镜观察更能帮助准确诊断中耳炎。

（9）难以将少数研究结论推论到所有患者。

（10）研究者个人见解或偏见。

二、中耳炎的历史

中耳炎自古就被认为是常见的疾病，直到19世纪晚期，中耳炎仍是高罹病率、高并发症及高病死率的疾病。颞骨病理学研究证实古代不同人种都有耳疾的盛行，其中包括的地区有阿留申群岛、秘鲁、智利、伊朗、埃及及中欧等，甚至有8000年前关于中耳炎的记录，公元前450年希波克拉底也描述了中耳炎疾患。

中耳炎治疗的历史可追溯到拜占庭时代，药品包括用药草、动物或是矿物制成的耳药水或是耳药膏。学者一直认为让中耳腔通气对中耳炎治疗是有益处的，例如，学者Valsalva于1704年描述了闭气用力操作手法；学者Toynbee提出咽鼓管与中耳腔负压与听力损害的关系而衍生出耳咽通气导管；学者Politzer发明了Politzer球，用来取代耳咽通气导管，使中耳腔充气。

鼓膜穿刺抽液术是由Riolan医生发现的，他在帮病患清理外耳道时不慎穿刺鼓膜，却反而使病患听力进步了。由于鼓膜会自然愈合，故有许多材质，包括羊肠线、鲸须棒及金箔片都曾被用来放置在穿刺处以保持鼓膜开放。但遗憾的是，鼓膜穿刺术被无原则的非专业人士滥用而遭到唾弃约10年之久。鼓膜穿刺术由学者Schwartze再度运用，而学者Armstrong于20世纪推广了中耳通气管的使用。

鼻咽部镭放射线治疗曾被用来治疗儿童鼻咽部淋巴组织增生及空军飞行员或潜水艇人员的咽鼓管功能不良，第二次世界大战后更被广泛用来治疗儿童耳聋及慢性耳感染疾患。据估计，有500万~2500万儿童曾接受过此种治疗。这种治疗方式会导致癌症的发生，因此早已不再使用。

三、中耳炎的定义、病因及病理

中耳炎准确的定义仍未明确，但临床上需要从明确的特征中鉴别、诊断出中耳炎，并且根据病程将中耳炎分类。一般而言，中耳炎是一连串病程的统称，其共同的症状是中耳腔中有液体蓄积。中耳炎可广泛地分为三大类：①急性中耳炎，中耳腔中含有化脓性积液并有耳痛或发烧的症状。②中耳积液，中耳腔中含有积液但除耳聋或平衡失调之外无耳痛或发烧的症状。③慢性化脓性中耳炎，可见鼓膜穿孔或中耳通气管中排出耳漏。急性中耳炎和中耳积液是连续的疾病，大部分中耳积液发生前都曾发生过急性中耳炎。而急性中耳炎和中耳积液都会有中耳积液的表现，积液的类型可能是稀薄水液样的浆液，也可能是黏稠状的黏液或是化脓性积液。

中耳炎最有可能的发病机制，是上呼吸道纤毛黏膜上皮遭到病毒感染而导致鼻咽部病原细菌经由咽鼓管逆行，感染中耳腔，这些病原细菌促发中耳腔的发炎反应而引起中耳腔黏膜白细胞浸润。故咽鼓管在中耳炎的机制中扮演重要的角色，咽鼓管除了可让中耳腔通气而使中耳腔与鼻咽部的压力平衡之外，还能引流出中耳腔的分泌物，保护中耳腔免受过大声压的伤害，并且避免逆流性分泌物入侵中耳腔。中耳积液可能是由鼻咽部分泌物逆流入中耳腔，也可能是由中耳腔的通气不足导致的，中耳腔负压会导致中耳积液。儿童颅底及咽鼓管的结构较为水平，这也被认为是儿童鼻咽部分泌物较易逆流入中耳腔的原因。

儿童较易发生中耳炎也与其免疫系统相对未成熟有关，未成熟的免疫系统加上解剖学上的不利结构正可解释为何儿童常发生中耳炎。研究发现，在较大的儿童中，若有IgG2和IgG4缺失，会导致中耳炎的反复发生，因此时常发生中耳炎的儿童必须评估其免疫调节功能是否异常。

中耳积液可分离出各种病毒，包括鼻病毒、呼吸道融合病毒、流感病毒、腺病毒、副流感病毒、肠病毒。病毒在中耳炎发生过程中的角色在于让上呼吸道纤毛黏膜上皮失去功能而有利于病原菌感染。病毒同样可入侵中耳腔导致发炎反应，产生积液。病毒还能使咽鼓管中保护中耳腔的黏液纤毛的清除能力瘫痪，帮助细菌附着和诱发发炎递质。目前病毒培养技术仍未成熟，所以单独病毒感染是否会导致急性中耳炎仍未明了。核酸扩增技术可有助于鉴别中耳积液中的病原菌。将培养技术、抗原侦测技术及核酸扩增技术相结合，几乎可鉴定出所有中耳炎共同感染的病毒与细菌。日间托儿机构会增加儿童暴露于病毒或细菌病原菌下的机会，增加儿童罹患中耳炎的可能。

急性中耳炎会使中耳腔黏膜白细胞浸润而引发强烈发炎反应，这些引发炎症反应的递质富含免疫交互作用，在中耳发炎中扮演活跃的角色。这些炎症递质能让黏膜纤毛清除的功能失效，也能让人发热，帮助免疫细胞附着于病原菌体，诱发白细胞增生并调节抗体的产生。与急性中耳炎相关的发炎递质包括前列腺素、细胞激素（如IL-1β、IL-6、IL-8、IL-10）、肿瘤坏死因子（如TNF-α）。而局部的炎症递质如炎症细胞、溶菌酶及其他氧化代谢产物也都扮演一定的角色。

过敏反应会导致黏膜充血，但到目前为止，没有令人信服的证据显示上呼吸道过敏会导致中耳炎。上呼吸道过敏会使鼻黏膜充血而出现鼻塞，并会使咽鼓管水肿、功能异常，导致中耳腔的负压，影响中耳腔的通气功能。空气中的过敏原与特殊IgE抗体因交互作用而诱发鼻黏膜中的肥大细胞分泌炎症递质，并使咽鼓管水肿、阻塞，进而分泌渗出液进入中耳腔。

（一）急性中耳炎的微生物学

肺炎链球菌、流行性感冒嗜血杆菌及黏膜卡他莫拉菌是急性中耳炎积液中最常分离出的几种病原菌，其他病原菌还包括A群链球菌及金黄色葡萄球菌。另一种值得被注意的细菌，Alloiococcus otitidis是一种常被分离出来的病原菌，且其亦能分离自中耳积液中。Alloiococcus otitidis不易在培养皿中生长，故必须靠聚合酶链反应技术予以确认。Alloiococcus otitidis在中耳炎中的作用仍不清楚，但最近的研究指出，Alloiococcus otitidis会引起特殊中耳腔免疫反应，故Alloiococcus otitidis仍可能是病原菌之一。婴儿急性中耳炎的病原菌常为革兰阴性肠内菌，如大肠埃希菌、克雷伯菌、肠杆菌及绿脓杆菌，而较少感染中耳的病原菌包括肺炎霉浆菌、砂眼衣原菌、白喉杆菌、结核杆菌、肺结核分枝杆菌及破伤风杆菌。

（二）慢性中耳积液的微生物学

中耳积液一直被认为是一种发炎过程的表现，因为只有30%的中耳积液能被培养出病原菌。近些年来，核酸扩增技术的进步，让传统培养“阴性”的结果不再等同于“微生物不存在”，因为在传统上认为无菌的中耳积液中已经能分离出常见的两种病原菌，包括Alloiococcus otitidis在内的DNA及mRNA。这样的发现让黏膜生物膜蓬勃发展，也提供了慢性中耳积液是由于长期细菌生物膜沉积于中耳腔，中耳腔刺激而产生的可能性。最近的研究利用激光扫描式共轭焦显微镜证实了在中耳积液及复发性中耳炎的中耳黏膜切片中的确有生物膜的存在，而在正常中耳腔的对照组中则无此发现。

（三）中耳炎的流行病学

了解中耳炎的流行病学有助于临床判断，尤其是对手术时机的掌握，因此，有许多学者致力于中耳炎流行病学的研究。尽管中耳炎的研究并不容易，但已有长足的进步，临床医生可向父母亲提供更多有关中耳炎的危险因素信息来帮助他们的孩子。例如，3个月就患中耳炎、每周待在托儿机构至少40小时以上，或是有明显耳聋与语言发展迟缓的儿童，临床医生会根据流行病学危险因子的研究结果，建议外科及早介入治疗（表1-1）。

表 1–1　增加儿童中耳炎发生的危险因子、可能机制及治疗方式

危险因子	可能机制	治疗方式
上呼吸道病毒感染	纤毛黏膜上皮清除功能受到抑制	发展疫苗，勤洗手
先天颅颜结构异常，包括腭裂、唐氏综合征	咽鼓管功能不良	早期介入外科治疗
重复暴露于儿童群体中	增加暴露于抗药性微生物的机会	1 岁以下儿童照护机构儿童数量不宜过多
家族有中耳炎病史	某些白细胞抗原会导致中耳炎发生	
患中耳炎的年龄	特异的基因感受性或是过早暴露于病原菌	让中耳腔布满有益菌丛
缺乏母乳哺喂	婴儿免疫力仰赖母乳中的 IgA 及非特异防御因子，母乳哺喂能抵御鼻咽部中耳炎相关病原菌	产前教育强调母乳哺喂的重要性
吸烟	36 个研究综合分析显示儿童中耳炎发生与父母亲抽烟相关	告知二手烟的危害性并协助戒烟
胃食管反流	对鼻咽部及中耳腔黏膜慢性刺激而影响纤毛功能	治疗胃食道反流可减少中耳炎的发生率及严重度
低收入	接触病原菌机会大，及延迟就医	改善社会福利，协助及早就医
冬季	病毒感染率高	发展疫苗
2 岁以下幼童	免疫系统和咽鼓管解剖、结构、功能尚未成熟	
美国本土原住民、因纽特人、澳大利亚原住民	咽鼓管功能不良	
免疫缺乏疾病，如艾滋病	易受病原菌感染	注射免疫球蛋白
未接种肺炎链球菌疫苗		已施打多效价疫苗或接合型肺炎链球菌疫苗
口、鼻有插管的病患	纤毛清除病原菌功能受到抑制	尽早移除插管

应通过了解中耳炎的流行病学知识来减少并预防中耳炎的发生，具体方法有母乳哺喂、避免上呼吸道感染、戒烟及施打肺炎链球菌疫苗。中耳炎最重要的社会经济背景危险因子有低经济地位、重复暴露于大量儿童群体间。其他流行病学因子（仍不明确）有性别、种族、奶嘴的使用及哺乳。

四、中耳炎的诊断

耳鼻喉—头颈外科医生能比小儿科等临床医生更为精准地诊断中耳炎，因为耳鼻喉科医生会使用鼓气耳镜等来检查鼓膜，更能鉴别诊断出急性中耳炎、中耳积液，而小儿科或是一般临床医生仅有一半的机会能正确诊断出中耳炎，更不要说小儿科的住院医生了。若要减少非必要抗生素的使用，则必须有更精准的诊断。一般急性中耳炎鼓膜的表现有鼓膜红、肿或是混浊、不动等症状，而鼓室图、声反射仪或是鼓膜穿刺术等可用于诊断与治疗顽固性疾患。

（一）病史

中耳炎的诊断没有想象中那么简单，询问父母或保姆相关病史是很重要的。例如，询问发热或躁动不安的症状，但这些症状的敏感性与特异性不够，而耳镜检查又常遇到耵聍栓塞或是儿童不配合的状况。中耳炎常见的症状包括发热、耳痛、躁动不安、哭闹、喂食或睡眠习惯改变、虚弱、呕吐、腹泻与抓耳朵等。研究显示，耳痛是中耳炎最常见的症状，其他如发热、上呼吸道症状及躁动不安等特征都不常见。在较大儿童患中耳炎时，除了上述症状之外，还可有耳闷塞感或听力衰退的症状。若是有中耳积液，除了听力减退或平衡失调之外，通常少有特殊症状。

（二）身体检查

在检查之前，要先获取儿童的信任感。洗手，是处理感染疾病的好习惯；暖手，能减低儿童的恐惧感。正确的儿童检查姿势是必需的，儿童大多是以被抱在膝盖上、背靠着父母或其他家属的姿势来接受检查。可以引导父母用一手固定住儿童的手和身体，而另一手做转头的动作，父母膝盖交叉固定住儿童的脚以保护检查者。若是婴儿，则可于检查台上采用俯卧位，双手平行于身体长轴伸展，固定于身体两侧，只需一人，即可同时固定婴儿的头与手臂。检查者也可运用倾斜身体的方式，温和地帮助固定儿童的躯干和臀部。偶尔也需要再多一个人帮忙，但较少用到其他固定设备。使用耵聍匙来清除耵聍，或是在确定鼓膜完整的情况下，利用灌洗的方式来清除耵聍。大部分的耵聍栓塞都是因为家长用棉花棒帮助儿童清耵聍而导致耵聍被推得更深。

1. 鼓膜检查

使用耳镜来检查鼓膜是诊断中耳炎最常用的方法。常用的耳镜有两种，手术用耳镜及诊断用耳镜。手术用耳镜可调焦距，方便耳道深浅对焦以利于耵聍清除与鼓膜穿刺术。诊断用耳镜是固定焦距且内设光源与握把，也可外接橡胶球而成鼓气耳镜，放置于外耳道时可达到气密的效果，但必须小心，勿放置过深而导致耳痛。若外耳道气密的效果不佳，可换上尖端为橡胶材质的耳道撑开器或是套上橡胶套筒来帮忙。

正常的鼓膜外观呈珍珠灰色、半透明、中央凹陷且会随着充气而摆动，可观察到锤骨柄，甚至能看到锤骨短突或砧骨，故可根据鼓膜的颜色、透明度、外观及运动异常来诊断中耳炎。患中耳炎时，就鼓膜的颜色而言，会呈现红斑、白色或是黄色的变化，而鼓膜外观会呈现不透光或肿胀的情形。再严重一点，鼓膜会破孔，流出化脓性耳漏。中耳积液的鼓膜，隐约可见鼓膜后方呈现气液交界或是气泡状，鼓膜会有内陷而颜色呈暗灰色或琥珀色，除非儿童有用力哭闹的情形，否则中耳积液的鼓膜并不会出现红斑。

常见错误诊断的原因包括：将因哭闹而导致的鼓膜充血误认为感染，鼓气耳镜充气不实而导致错误的鼓膜运动观察，及没有固定好患儿而无法有效地观察。

正确使用鼓气耳镜来观察鼓膜的运动能增加诊断的准确性。使用鼓气耳镜时，必须一手握住耳镜并将橡胶球置于拇指与耳镜之间，而另一手固定儿童的头部，这样除了可确定外耳道密闭之外，也可防止儿童乱动而伤及外耳道。用大拇指温和地压下与放松橡胶球，即可观察鼓膜于正压与负压情况下的运动变化，正常的鼓膜会于正压时向内侧运动，而负压时向外侧运动。若中耳腔有积液产生，则鼓膜运动不明显。

对鼓膜完整的中耳炎而言，运动性降低比完全不动的鼓膜更常见。但遗憾的是，一般小儿科及临床医生很少使用鼓气耳镜来观察鼓膜，而且技术也是因人而异。我们能用正确的耳镜、耳内镜或鼓膜切开术来提升中耳炎诊断的准确性。

鼓室图是评估鼓膜顺应性的一种客观检查，功能类似鼓气耳镜，可用来辅助诊断中耳炎，但无法用来区别患者是处于急性中耳炎还是中耳积液阶段。获取鼓室图来评估鼓膜顺应性是一种简单、迅速、无侵袭性的检查。这是利用各种已知的声压作用于外耳道与鼓膜间的密闭空间，来侦测鼓膜反射各种声压能量的信号。鼓膜的运动会在内外压力均衡时达到最大振幅。在正常大气压力，也就是没有给任何额外压力时，中耳腔会在咽鼓管的调节下，达到鼓膜内外压力均衡而有最大运动振幅的情况。若中耳腔有积液，则鼓膜运动及顺应性就会降低；若中耳腔有负压，则鼓膜会在鼓室仪给予外耳道等同中耳压力的负压时达到最大顺应性。鼓膜的运动也会在听骨链僵硬（如耳硬化症或鼓膜本身僵硬）或鼓室硬化症时降低。在给予各种正负耳压（X轴，单位：daPa）下得到相对应的鼓膜顺应性曲线（Y轴），称为鼓室图。

一般，鼓室图分为A、B、C三大类型：A型，呈现陡峭的山峰状，是正常鼓膜的表现；B型，呈现水平状，代表鼓膜在各种正负压下的顺应性皆降低，外耳道容积正常且为B型鼓室图最常见的原因是中耳积液，而外耳道容积过大且为B型鼓室图是鼓膜穿孔或是中耳通气管通畅的表现，正常儿童的外耳道容积是1mL。C型代表中耳腔有明显的负压而有鼓膜内陷的情形，也暗示中耳腔通过咽鼓管与外界通气的功能出现障碍，这样的表现常出现于中耳积液前的时期。总而言之，C型鼓室图的表现是较不明确的。

小于6个月的婴儿的鼓室图是不准确的，因为他们的外耳道皮肤和软骨十分松弛，会对鼓室仪所发出的压力做出非鼓膜的反应（例如尽管有中耳积液，但因为外耳道皮肤和软骨的振动，也会产生A型鼓室图）。

2. 未来的诊断工具

目前有许多研究中的新科技可用来诊断中耳炎。A型超声波已被应用来侦测中耳积液，在一项初步的研究中显示，超声波诊断中耳积液的准确性高达96%，而且能百分百区别浆液性或是黏液性积液，但无法区别出黏液性或是化脓性积液。

五、中耳炎的内科治疗

治疗中耳炎的方法一直在改变。从过去一味使用抗生素治疗急性中耳炎，及长期控制中耳积液，到目前根据患者状况进行治疗，对所有中耳炎不再滥用抗生素，例如，保守使用抗生素治疗单纯的中耳炎病患，这是因为抗药性细菌快速产生，尤其在儿童接触频繁的托儿机构中。

目前的中耳炎治疗准则由美国小儿科医学会及美国家庭医学科医学会共同制订要“提供临床医生于个别病患状况有标准可循的处理方式”。中耳炎治疗准则的目标是要宣传合理使用抗生素，以确保中耳炎的治疗成效，减少抗生素处方的数量。虽然这个治疗准则对临床有帮助，但仍有争议的部分，这就留给临床医生相当大的弹性空间。

存在一些争议性的证据支持使用抗生素治疗儿童急性中耳炎：

（1）抗生素合并治疗后，能加速缓解急性中耳炎的相关症状；

（2）抗生素治疗能减少化脓性并发症。第一，自1930年开始使用抗生素后，急性中耳炎及慢性化脓性中耳炎并乳突炎并发症的病死率大为降低，由1/10万降至低于1/1000万；第二，在未使用抗生素治疗时，急性中耳炎引发后续乳突炎的概率为5%～10%；第三，抗生素治疗能减少面神经麻痹并发症的发生率，由0.5%降至0.005%。

（3）家庭医生不一定能正确诊断且追踪后续病程；

（4）许多家长也不一定能配合回访追踪治疗；

（5）最后决定是否使用抗生素治疗的责任还是在医生手上；

（6）依照现今医学法律的社会风气，医生必须承担这种能简单治疗，但却可能演变为严重并发疾病的过失责任。

虽然上述治疗准则对临床有帮助，然而，仍有争议的部分，这就留给临床医生相当大的弹性空间。治疗准则的具体内容如下。①急性中耳炎的正确诊断必须靠医生详细询问病史，并确认病患中耳于48小时内有突发性发炎与积液产生；②必须评估病患的疼痛并适时给予疼痛缓解，例如对乙酰氨基酚或是布洛芬；③根据年龄，严重程度，及翔实病情追踪，正确诊断为无并发症急性中耳炎的病患必须持续观察病程，不须给予抗生素治疗；④若因病情需要必须给予抗生素，则阿莫西林仍为首选药物；⑤若治疗48～72小时后病情仍未见改善，则必须重新评估病情，一开始是持续观察病情的病患，则必须给予抗生素治疗；一开始是用抗生素治疗的病患，则必须更换抗生素种类；⑥临床医生必须经由减少危险因子来预防急性中耳炎的发生。本准则适用于2个月至12岁、且30天内无急性中耳炎复发或慢性中耳炎并急性发作的儿童。急性中耳炎的诊断必须包括急性发作、中耳积液的产生及中耳发炎相关症状。正确诊断才能有效治疗，尤其是对鼓气耳镜的使用及对病情的密切追踪。

（一）细菌的抗药性

细菌本身会发展出多重机制以增加对抗生素的抗药性，例如，抑制抗生素穿透细菌细胞膜、增加对抗生素的代谢与转换、主动外排泵避免抗生素进入细菌体、利用特殊酶让抗生素失去活性（如β-内酰胺酶），及改变抗生素作用目标位置的性质。细菌能经由核酸突变产生抗药性，而且抗药性细菌约数分钟就能垂直产生下一代，或经由质体或转位子水平转移抗药性给其他细菌。细菌生物膜也带有抗药性基因体，能于细菌间帮助抗药性核酸的传播。

在美国，约有40%未分型的流行性感冒嗜血杆菌，与几乎所有的黏膜菌都对阿莫西林产生了抗药性，因为菌体都已具有β-内酰胺酶，或较少见的、会改变青霉素作用位置的蛋白质性质。目前可使用β-内酰胺酶抑制剂，例如clavulanate，或是使用可增加对β-内酰胺酶遮蔽效应的抗生素来克服。近一半的肺炎链球菌菌株都借由改变青霉素作用位置的蛋白质性质产生抗药性。目前可利用增加抗生素浓度的方式来处理。

（二）治疗急性中耳炎的抗生素选择

研究显示，使用抗生素治疗急性中耳炎，能提早缓解症状及减少重复感染与化脓性并发症的发生。但各地使用抗生素的比率差异很大，从荷兰的31%到美国的98%，目前美国使用抗生素治疗急性中耳炎的比率持续下降。因为常见的急性中耳炎致病菌已知，即肺炎链球菌、流行性感冒嗜血杆菌及黏膜菌，甚至连其抗药性也都能掌握，所以除非是有并发症发生，鼓膜穿刺抽水术已经很少执行，治疗还是以抗生素为主（表1-2）。其他选择抗生素的考虑因素包括中耳炎期别、药物耐受性、中耳腔病原菌浓度及抗生素价格。处方中抗生素的使用频率在减少，例如，一天服用1~2次并且缩短处方疗程，抗生素服用时长在5天以内。

表 1-2　美国临床指南交换中心建议的急性中耳炎抗生素选用

药物种类	药物名称	儿童使用剂量
第一线		
青霉素衍生物	阿莫西林	低风险：40mg/（kg·d）；高风险：80~90mg/（kg·d），分早晚 2 次给药，应用于非低风险或低剂量治疗无效的患儿（对抗药性肺炎链球菌有效）
第二线		
青霉素衍生物	阿莫西林克拉维酸钾	>3 个月：45mg/（kg·d），每 12 小时给药；阿莫西林克拉维酸钾 [（90/6.4mg/（kg·d），每天 2 次给药 10 天）]
第二代头孢菌素	头孢呋辛酯	250mg，早晚给药，10 天，或是 30mg/（kg·d）分，早晚 2 次给药 10 天
	头孢罗齐	15mg/（kg·d），每 12 小时给药，1 次
	头孢曲松钠	50mg/kg，肌内注射（勿超过 1g），给予一剂于第一次中耳炎，连打 3 天于顽固性中耳炎或是无法口服药物的患儿
	罗拉碳头孢	30mg/（kg·d），每 12 小时给药
第三代头孢菌素	头孢地尼	7 或 14mg/kg，每 12 小时给药 1 次
	头孢克肟	8mg/（kg·d）施打一剂或是 4mg/kg
	头孢泊肟酯	5mg/kg，每 12 小时给药 1 次，5 天（每日最高 400mg）

注：①低风险指大于 2 岁，无慢性或复发性中耳炎病史，且近 3 个月内没有服用抗生素的儿童。②勿使用广效预防性抗生素。③无并发症中耳炎宜治疗 5 天，顽固性中耳炎宜治疗 10 天。

阿莫西林仍是治疗单纯中耳炎的首选药物，但已知未分型的流行性感冒嗜血杆菌、大部分的黏膜莫拉克菌和抗青霉素肺炎链球菌菌株都会产生β-内酰胺酶，而对阿莫西林产生抗药性，所以当细菌培养出上述菌株、疗效不佳或是面对青霉素过敏病患时，就该使用第二线抗生素。美国疾病管理局的治疗工作小组建议当使用阿莫西林失败时，就可使用阿莫西林克拉维酸钾、头孢呋辛酯或是头孢曲松钠，通过肌内注射来治疗。针对顽固性病例，则可施行鼓膜穿刺抽液术并进行细菌培养来辅助治疗。复诊追踪间隔因人而异，年龄较小及有持续耳痛的患者必须数天内复诊，而年龄较大的儿童2~4周复诊即可。必须让家长了解，若已经到中耳积液的病程且无急性中耳炎症状时，使用抗生素是多余的。

过去有些其他抗生素也被用来治疗急性中耳炎，包括甲氧苄啶（trimethoprim），硫酸克拉霉素（cephalexin），阿奇霉素（azithromycin），但都因为已产生高抗药性而不再被使用。另外，大环内酯类抗生素并不适合用来治疗急性中耳炎。其他治疗药物或方法，包括减充血剂、抗组织胺、前列腺素抑制剂、糖皮质激素及中耳通气术，然而，这些治疗的疗效仍无实证医学佐证。目前仍不建议使用抗生素来治疗中耳积液，尽管已经证实使用抗生素治疗似乎有些好处。

过去会使用预防性抗生素阿莫西林[20mg/（kg·d）]来防止有反复急性中耳炎病史的病患复发，但因为此法会增加致病菌抗药性概率，故目前已不再建议如此治疗，但阿莫西林仍可用来治疗不适合手术或是免疫功能不全的儿童，包括患有艾滋病、周期性嗜中性白细胞缺乏症、韦格纳肉芽肿及脊髓增生异常综合征（严重嗜中性白细胞低下并频繁化脓性感染）的儿童。

从预防中耳炎的危险因子入手是较重要的，临床医生应该建议中耳炎反复发作的儿童施打流行性感冒及肺炎链球菌疫苗。尽管许多家庭很难配合，但仍必须告诉家属无烟环境的重要及应尽量避免团体托儿的方式。在有中耳炎病史的家庭中，母乳哺育对中耳炎预防是有帮助的。其他可能同时存在的如鼻炎或过敏等，也需要一并使用环境改善、药物治疗或是变应原免疫治疗来控制。目前治疗中耳积液的治疗准则如下。

（1）在病历上记录耳测情况、积液持续时间、积液表现形态及相关症状的严重程度。

（2）鉴别及积极评估儿童是否有语言、发声或是学习方面的问题。

（3）针对无并发症的儿童，自发现或诊断中耳积液开始密切观察3个月。

（4）当中耳积液3个月以上，或怀疑儿童有语言迟缓、学习障碍或有明显耳聋时，必须做听力检查。

（5）非高危险人群但持续有中耳积液的儿童，必须每3～6个月进行一次随访检查，直到积液缓解或是出现明显的听力下降。

（6）置入中耳通气管。

本准则适用于2个月以上儿童；宜使用鼓气耳镜来检查急性中耳炎；鼻塞或患有慢性腺样体炎或复发性积液，不宜置入中耳通气管或进行腺样体切除术；不建议施行扁桃体切除术、单独鼓膜切开术，以及使用抗组织胺、减充血剂及常规使用抗生素或糖皮质激素；不建议使用其他辅助替代另类疗法或过敏治疗，因为无实证医学效益证据。

（三）治疗耳漏的抗生素选择

耳漏一般能被抗生素滴耳剂有效地控制。面对顽固性病例，则必须做脓液细菌培养，并怀疑是否有相关真菌感染的可能性，若有必要可使用全身性抗生素。因中耳积液而接受中耳通气管放置的病患，术后耳漏的情形并不罕见，这种情形可利用术中中耳腔灌洗，并用局部滴耳剂治疗。以致病菌而言，年龄小的儿童导致急性耳漏的致病菌与急性中耳炎相同，年龄大的儿童的致病菌多为假单胞菌属。慢性耳漏常为假单胞菌属及金黄色葡萄球菌感染，可用内科疗法，如采取局部滴耳剂、全身性抗生素及外耳道灌洗术可得到有效控制，而乳突根治术则适用于顽固性或胆脂瘤病患。一旦感染情况受得控制，即可修补鼓膜穿孔。

六、中耳炎的外科治疗

（一）病例的选择

对于内科治疗失败的中耳炎患者，辅以外科治疗通常有相当明显的效果，为中耳积液或复发性中耳炎的儿童放置中耳通气管能提升患儿的生活质量。在细菌产生耐药性之前，手术是治疗中耳积液或复发性中耳炎的最后防线。患儿家长都对放置中耳通气管手术的效果很满意，而且感到术后儿童的健康状况得到改善。临床医生要尽可能解释这个手术的过程，目前也有一些相关的儿童读物可辅助解释。术前对手术设备及过程的说明能帮助家长及患儿减轻焦虑感。

（二）鼓膜切开术与鼓膜穿刺抽液术

鼓膜切开术能治疗一些临床症状，包括减轻严重耳痛或治疗高热不退。鼓膜切开术的适应证包括处理中耳炎的并发症，例如面神经麻痹、乳突炎或迷路炎，及获取复发性中耳炎患者中耳积液以利细菌培养。耳鼻喉科医生应该降低为免疫低下的儿童施行鼓膜切开术的适应证标准，或将鼓膜切开术列为婴儿败血症检验的一部分。由于鼓膜切开术切口会很快愈合，所以单纯依靠鼓膜切开术治疗中耳炎是不够的。

（三）鼓膜切开术与中耳通气管置放术

在美国，最常见的儿童全身麻醉手术就是鼓膜切开术并中耳通气管置入手术。研究显示，在美国几乎有7%的儿童在3岁以前接受过中耳通气管置入手术。中耳通气管置入术的手术适应证包括慢性中耳积液、复发性急性中耳炎、咽鼓管功能异常及持续性鼓膜内陷，也可用于引流并治疗化脓性中耳炎并发症。若能选择适当的患者，中耳通气管置入术能消除中耳积液引起的传导性耳聋，治疗中耳炎相关的平衡失调，减轻中耳炎发生的频率、严重程度，缩短病程，并能减少慢性中耳炎长期后遗症的发生率。这个手术最大的风险与儿童全身麻醉相关，而其他考虑因素包括手术费用及慢性的鼓膜变化，例如持续鼓膜穿孔，但它的发生率不高。

有一些因素会影响慢性中耳积液及复发性中耳炎病患接受中耳通气管置入手术的时机，包括发生中耳炎的危险因素、家族病史、患儿对抗生素过敏或对治疗的耐受性、患儿的颅面结构、潜在的耳聋因素及相关的儿童发育情况。少数中耳积液病儿的病因与无症状的发展疾病相关，必须长期观察其发展状况与解剖构造异常才能发现，例如鼓膜内陷、鼓膜粘连、胆脂瘤或耳聋。中耳积液的病儿常会有听力损失的情形发生，并且尽管只有轻微的听力损失，也会导致语言与相关发展的迟缓。有趣的是，大部分认为中耳积液不会对儿童发育有太大影响的研究，其研究对象都富有潜在发展问题、解剖构造异常，或往往将低社会经济的贫穷儿童排除在外，而且只针对较轻微如单侧中耳积液等的患儿。而临床上会被转到耳鼻喉科寻求中耳通气管置入手术的患儿，通常都是为了避免导致语言及相关发展迟缓的严重患儿。

多种激光，包括二氧化碳激光及Na:YAG激光都可用来施行鼓膜切开术。激光鼓膜切开术可提供相对短期的中耳腔通气功能，而且可不用全身麻醉，只需在门诊局部麻醉手术即可，因此激光鼓膜切开术似乎可减少儿童接受全身麻醉手术的风险及费用。但手术成功率及家长满意度反映不一，而且无实证医学佐证其临床优势。激光鼓膜切开术的其他手术适应证包括听力检查前中耳积液去除、耳气压伤害、咽鼓管功能异常或是鼓膜穿刺抽液术以利中耳积液细菌培养。

（四）腺样体切除术

腺样体切除术已被证实能有效治疗复发性或是持续性中耳炎，但除非有明显鼻塞或慢性腺样体炎证据，否则腺样体切除术仍不会被用作第一线治疗中耳炎的手段。大部分耳鼻喉科医生会建议需要再次行中耳通气管置入手术的患儿合并施行腺样体切除术。目前的研究已证实腺样体上方的确存在细菌生物膜，而医学界一般相信腺样体切除术能有效改善咽鼓管功能及移除腺样体上蓄积的细菌。

第三节　慢性中耳炎和胆脂瘤

慢性中耳炎包括慢性分泌性中耳炎和慢性化脓性中耳炎。如果中耳渗出持续超过3个月，则称为慢性分泌性中耳炎。如果耳漏持续存在，则称为慢性化脓性中耳炎。鼓膜缺陷包括鼓膜内陷，以及继发于感染、外伤或手术的鼓膜穿孔，如鼓膜置管。

慢性中耳炎可进一步分为伴有胆脂瘤的慢性中耳炎和不伴有胆脂瘤的慢性中耳炎，大部分胆脂瘤是慢性中耳炎的并发症。胆脂瘤是指颞骨含气腔内存在的含有表皮的囊性结构，可分为先天性和后天性两种，后者又进一步分为原发性和继发性两类，这些定义将在以后的章节讨论。

一、慢性中耳炎的流行病学及危险因素

中耳炎在冬季最易发病而在夏季少见。一些研究表明，男性发病率高于女性。在美国儿童中白种人和黑种人的中耳炎的发病率没有差异。然而，美洲土著人和阿拉斯加土著人（因纽特人）的中耳炎发病率却较高。婴儿急性中耳炎发病的高峰期在6~11月龄，约75%的婴儿于1岁之前有过急性发作史。此外，与那些首次发病在12月龄后的急性中耳炎儿童相比，首次发作在此之前的儿童更可能罹患复发性急性中耳炎。尽管一些人群中分泌性中耳炎的发病率接近90%，但研究表明，多数急性中耳炎和分泌性中耳炎病例可自愈，且无后遗症。

慢性中耳炎的流行病学资料并不确切，主要原因是不同学者对该病的定义不同。慢性化脓性中耳炎的患病率，在阿拉斯加因纽特人的

儿童、美洲土著人和澳大利亚土著人中最高（7%~46%）。工业化国家（如美国和英国）的慢性化脓性中耳炎发病率不足1%。Sade等证实，他们研究的200名患者中仅有一半的人能记起与耳溢液有关的急性耳痛，而40%的人注意到渐进性发作的耳漏和可能存在的耳聋。这表明，慢性中耳炎患者在疾病发作期和向耳鼻喉科医生咨询前，要经历平均10年的潜伏时间。有趣的是，他们中约1/3的人，对侧耳最终也会患病。在针对493名慢性中耳炎患者术后平均6.5年的随访中，Vartainen等证实，仅有37%的患者对侧耳正常，而仅有64%的患者对侧耳听力正常，最常见的病理改变是对侧耳出现鼓室硬化和鼓膜紧张部萎缩。这些发现强调了慢性中耳炎的病理损害及其起病隐匿的特性。

中耳炎的危险因素包括咽鼓管机械性阻塞（例如鼻窦炎、腺样体肥大、鼻咽癌）、免疫缺陷（原发性或继发性）、黏膜纤毛功能障碍、先天性面中部异常（例如腭裂、唐氏综合征）及胃食管反流。环境因素诸如儿童住院治疗的时间、被动吸烟、婴儿期缺少母乳喂养和社会地位低下，都与中耳炎的高发相关。慢性化脓性中耳炎的重要危险因素，包括复发性急性中耳炎病史、父母有慢性中耳炎病史及拥挤的住院环境。慢性化脓性中耳炎与母乳喂养、性别或被动吸烟的关系尚未确立。由于一些研究证实变应原可引起咽鼓管和鼻腔的阻塞，因此变应原也被列为慢性化脓性中耳炎的危险因素，然而中耳渗出在这类患者中却从未发现。此外，有研究显示，局部应用抗组胺药治疗变应性因素所致的中耳炎，对于分泌性中耳炎没有任何益处。

近期的研究强调了中耳炎的遗传易感性。Casselbrant及其同事对168对双胞胎和7对三胞胎进行前瞻性研究的结果显示，与异卵双生双胞胎相比，同卵双生双胞胎在罹患分泌性中耳炎的时间段上有着更显著的相关性。此外，最近发现在肺炎链球菌引发的复发性急性中耳炎患者体内，某些IgG亚类分子抗体的受体存在多态性，这些IgG亚类分子能抑制白细胞对于抗体包被细菌的吞噬作用。无法抵御侵入体内的细菌将导致疾病的形成和进展。其他研究指出，细胞因子产物的多肽性也是诱发中耳炎的因素。呼吸道合胞病毒（RSV）在分泌性中耳炎和急性中耳炎患者体内常见，是特异性咽鼓管功能障碍和广泛上呼吸道水肿所致中耳炎的共同致病因素。Gentile等人对77名呼吸道合胞病毒感染婴儿的研究结果证实，体内低剂量γ-干扰素的产生与中耳炎发病相关。因此，具有上述遗传多态性的患者，中耳炎发病及形成后遗症的风险更高。

二、慢性中耳炎的微生物学

细菌在鼓膜缺损时可通过外耳道进入中耳，或通过鼻咽逆行感染中耳。急性中耳炎患者中耳渗出物中最常见的致病菌为肺炎链球菌，其次是流感嗜血杆菌、卡他莫拉菌及A型链球菌。在慢性分泌性中耳炎患者积液样本中，PCR技术也分离出同样微生物，说明样本中存在极少量的细菌基因组DNA。

慢性中耳炎及胆脂瘤患者耳部渗出物的细菌类型与急性中耳炎或慢性分泌性中耳炎患者有很大不同。在慢性化脓性中耳炎患者中，半数病例为需氧菌和厌氧菌共存。最常见的需氧菌包括铜绿假单胞菌、金黄色葡萄球菌和其他革兰阴性杆菌，如大肠埃希菌、变形杆菌属及克雷伯菌属。铜绿假单胞菌存在于外耳道潮湿的环境，而金黄色葡萄球菌通常存在于鼻腔，这些细菌的相似性使它们最终均可出现在中耳渗出液内（或为继发感染菌，或是真正的致病菌）。拟杆菌属和细梭菌属是最常见的厌氧菌。此外，真菌也常出现于慢性化脓性中耳炎的渗出液中，尤其是曲霉菌属和念珠菌属。有人推测，最初应用抗生素滴耳液可能是真菌滋生的诱因。

三、慢性中耳炎的发病机制

慢性中耳炎的病理学特征是中耳和乳突内出现不可逆的炎性改变。导致这些改变的原因并不完全清楚，主要是由疾病的隐匿性所致，因此仍需对发病之前的潜伏时间进行追问。da Costa等人对存在慢性中耳炎颞骨的研究结果证实，不论鼓膜穿孔与否，颞骨标本内普遍存在肉芽组织和听骨的改变。这就说明，即使鼓膜完整，也可能存在显著病变。

已知在急性或慢性中耳炎的发病过程中，咽鼓管功能障碍起到非常重要的作用。生理状态下，吞咽过程使腭帆张肌收缩，咽鼓管开放，将中耳分泌物清除至鼻咽，同时防止鼻咽分泌物反流至中耳，并保持中耳与外界的气压平衡。咽鼓管功能性阻塞（如腭裂、收缩异常）或机械性阻塞（如黏液样分泌物、水肿、新生物、鼻胃管、腺样体肥大）时，中耳内正常负压会降低，这主要是中耳黏液下混合静脉血吸收的氮气增加所致，这将导致浆液性液体渗出到中耳腔。另外，咽鼓管较短（如婴儿）或鼓膜穿孔时，鼻咽部的细菌更容易经开放的咽鼓管进入中耳。其他导致咽鼓管功能障碍的因素还包括胃食管反流，或病毒诱导的黏膜纤毛的黏液转运功能缺陷。

细菌一旦通过鼻咽或鼓膜穿孔进入中耳，随即在浆液性渗出物内繁殖。与此同时，在初次感染的宿主体内激发免疫反应，在局部释放免疫和炎性递质。以充血和多形核白细胞浸润为主的急性炎症阶段向慢性阶段转化时，其特征为单核细胞（例如巨噬细胞、浆细胞、淋巴细胞）数量增高，持续性水肿和肉芽组织形成。此外，中耳上皮细胞可由立方上皮转化为假复层柱状上皮。肉芽组织纤维化，最终使得中耳结构发生粘连，导致鼓窦和乳突通气障碍，因为中耳内各结构间粘连，使听骨与分隔中耳和鼓窦的黏膜间隙缩小。慢性阻塞也会导致鼓室结构的骨质和黏膜发生不可逆改变。

对于慢性中耳炎是否由急性中耳炎迁延不愈所致仍有争议。一方面，急性中耳炎比慢性中耳炎更常见，且多数继发于急性中耳炎的鼓膜穿孔可自愈而无后遗症；另一方面，研究发现患有分泌性中耳炎和复发性急性中耳炎时，鼓膜固有层内纤维发生变性，因此鼓膜结构脆弱。Yoon等人对伴有或不伴有中耳炎的颞骨进行研究，发现无中耳炎的颞骨标本中根本不存在鼓膜回缩现象。然而，对伴有中耳炎颞骨的研究显示，分泌性中耳炎组存在鼓膜回缩现象（2.1%），慢性中耳炎组鼓膜内陷则明显增多（19.5%）。咽鼓管功能障碍时，如果逐渐脆弱的鼓膜暴露于中耳内增加的负压中，则鼓膜向内侧偏移，导致内陷袋的形成。鼓膜进一步损坏将导致中耳不张、粘连性中耳炎、穿孔或继发胆脂瘤。

四、慢性中耳炎与胆脂瘤的并发症

慢性中耳炎最常见的并发症是传导性耳聋，多为20~60dB。可由慢性中耳炎下列非感染性后遗症之一所致，如鼓膜穿孔、中耳不张、鼓室硬化、听骨破坏和胆脂瘤。尽管主要是传导性耳聋，但感染和炎症因素可经圆窗进入内耳导致耳蜗损害和感音性耳聋。其他严重的非感染性后遗症包括面瘫、胆固醇肉芽肿。感染性并发症包括骨膜下脓肿、乳突炎、慢性化脓性中耳炎、迷路炎、岩锥炎及颅内感染，如脑炎、脑膜炎、脑脓肿、硬膜下脓肿、乙状窦血栓性静脉炎和硬膜外脓肿。对儿童来说，听力下降及随后出现的听力丧失问题仍然是目前研究的主要课题。尽管已知这些儿童的注意力、言语感知力和表达能力都存在缺陷，但最终对语言和认知能力发育的影响仍不清楚。

胆脂瘤病变导致的主要并发症源于对附近骨结构的破坏，包括听骨、耳囊、面神经管、鼓室天盖和乳突天盖。胆脂瘤的感染也是常见并发症，且易复发。感染性胆脂瘤能导致化脓性耳漏，并对所接触的结构造成炎性损害。传导性耳聋主要由胆脂瘤侵蚀砧骨所致。耳囊的侵蚀常累及水平半规管，导致迷路瘘管、眩晕或化脓性迷路炎，迷路瘘管或耳蜗侵蚀均可致感音神经性耳聋。面神经麻痹可由胆脂瘤破坏面神经管、侵及面神经所致，或者由接触面神经的胆脂瘤组织感染所致。如胆脂瘤侵及鼓室天盖和乳突天盖，则出现脑脊液漏和脑疝。

（一）慢性中耳炎的临床诊断

伴或不伴胆脂瘤的慢性中耳炎，其诊断通常以病史和体格检查为依据。评定内容应包括中耳疾患前的病史和外科干预措施。尽管慢性中耳炎和胆脂瘤偶见于无症状的患者，但一些症状如耳聋、耳溢液、耳痛、鼻阻塞、耳鸣和眩晕，可能是对疾病的提示，医生可以通过患者详细回忆病情获得线索。上述症状中，耳聋和耳漏最为常见。慢性化脓性中耳炎表现为间歇性出现大量黏稠的耳漏，但感染性胆脂瘤患者则表现为少量恶臭的耳漏。耳痛常为继发性外耳道炎的表现，并能掩盖中耳内潜在的病理学改变。因此，对于急性发作而难以看清中耳内病变的患者，随访时彻底清洁外耳道非常必要。另外，耳痛也是胆脂瘤颅内并发症的一个表现。其他并发症包括疾病进展期出现血性耳漏、因迷路瘘管导致的眩晕、面神经麻痹或病变向颅内弥散引发的神经体征。

如外耳道碎屑和渗出物能清理干净，则慢性中耳炎和胆脂瘤通常可通过耳显微镜来诊断。进行鼻咽部检查评估也很重要，因为许多病例中咽鼓管功能障碍是慢性中耳炎的常见病因。耳部检查时，通过显微镜可窥及鼓膜并判断是否存在穿孔、内陷袋、胆脂瘤和肉芽组织。如果鼓膜穿孔足够大，可窥及并判断中耳内黏膜是否有炎症和感染变化。此外，也可观察到部分或全部听骨是否存在侵蚀、固定和中断。后天原发性胆脂瘤表现为鼓膜后上方有带有角质屑的珍珠一样的缺陷，而后天继发性胆脂瘤则紧邻穿孔边缘。如先天性胆脂瘤在鼓膜继发穿孔之前被发现，则表现为在完整鼓膜前上方白色团块样物质。

肉芽组织是慢性中耳炎最常见的病理表现，由炎症所致。有时息肉也预示胆脂瘤的存在，在一些复杂病例中，存在于胆脂瘤和被侵蚀骨质之间的肉芽组织呈现出息肉表现，并可向外延伸至耳道。

慢性中耳炎最常见的主诉是单耳渐进性听力下降，诊断时骨导和气导的听力检测及语言识别力检测十分必要，检测结果还可与512Hz音叉的Weber试验和Rinne试验结果相结合进行分析。听力下降程度取决于中耳病变的范围，及鼓膜、听骨和中耳黏膜的状态。鼓膜穿孔的传导性听力下降约15dB，若鼓膜穿孔伴有听骨链病变，则耳聋可达50dB。鼓膜后方穿孔并暴露圆窗膜将导致严重的传导性耳聋，因为鼓膜不再能屏蔽传至圆窗膜的声音，这叫作“屏障效应”。传导性耳聋可由听骨病变引起，听骨的侵蚀及随后的听骨链中断可由鼓膜内陷、粘连性中耳炎、炎症或胆脂瘤生长所致。此外，听骨链固定可能是传导性耳聋的根本原因。众所周知，镫骨足板固定常发生在鼓室硬化侵及前庭窗的病例，另外，砧镫关节固定通常是炎症后的结果。如果中耳内的肉芽组织阻碍了听骨链的运动，也可导致传导性耳聋。特别指出的是，如侵蚀了大部分听骨链的肉芽组织和胆脂瘤，能将声音通过镫骨足板传到内耳，其所引起的耳聋反而可能很轻微。

鼓气耳镜检查对慢性中耳炎和胆脂瘤患者是很必要的，尤其是有前庭症状时。瘘管试验阳性时，出现眩晕和眼球震颤，提示病变侵及内耳，需紧急干预。

影像学诊断：尽管影像学检查对于轻症慢性中耳炎或胆脂瘤来说并非十分必要，因手术最终能暴露病变区域，但颞骨高分辨CT和磁共振成像还是能提供某些信息。影像学资料除了能补充临床检查外，还有助于判定病变范围，识别无症状的胆脂瘤。尽管CT被认为是胆脂瘤成像的“金标准”，但有时缺乏特异性，尤其是尚未发生骨质破坏时，区分胆脂瘤与肉芽组织或水肿有一定困难。胆脂瘤的CT成像表现为平滑、边缘清晰的病灶，且静脉增强扫描时无增强。当骨质侵蚀时，CT对于孤立胆脂瘤团块的诊断特异性可达80%。CT也有助于明确胆脂瘤周围的解剖特征，如颞骨气腔形成情况，乳突天盖是否低垂。对于再次进行手术的病例，CT检查对于了解已改变的解剖结构和病变的复发情况尤为重要。

胆脂瘤MRI成像表现为T1加权像低信号，T2加权像高信号。与CT一样，MRI对于胆脂瘤诊断特异性并不高，MRI不能识别气体与骨质，因此骨质病变难以分辨。然而，如疑有颅内并发症，如乙状窦血栓形成，则应用Gd-DTPA的MRI非常有价值，因为MRI识别软组织密度极具优越性。MRI在诊断蔓延至岩尖的胆脂瘤病变时也非常有效。

（二）鼓室硬化

鼓室硬化指由于中耳炎或创伤引起的鼓膜内或中耳黏膜下层发生无细胞成分的透明蛋白沉积。有时鼓室硬化斑也可发生钙化。如果鼓室硬化过程仅发生在鼓膜，则称之为鼓膜硬化。耳镜检查可见鼓膜出现白色新月样或马蹄形斑块。多数患者为无意间发现，无明显症状。然而，如果鼓室硬化延伸至中耳腔内，则累及听骨，导致传导性耳聋。

1. 发病机制

鼓室硬化是由复发性急性中耳炎、慢性中耳炎或留置鼓膜通气管所导致。Jaisinghani等人研究发现，取自慢性中耳炎患者的150个颞骨中，有53个（35%）存在鼓膜硬化。Tos和Stangerup对146名患有双侧分泌性中耳炎的儿童进行研究，对所有患儿给予腺样体切除术、右侧鼓膜置管术、左侧鼓膜切开术，结果发现有59%的患儿右耳留置有通气管的鼓膜出现鼓室硬化表现，仅有13%患儿左耳出现相同改变。

鼓室硬化的确切发病机制仍不清楚。显微镜下，鼓室硬化的特征表现为鼓膜、中耳和乳突黏膜的固有层发生无细胞玻璃样变性。病变可进一步形成钙沉积。此外，病变内部可出现软骨和骨形成。一般认为，鼓膜或黏膜的感染性或炎症性损害是鼓室硬化发病的刺激性因素。成纤维细胞在鼓室硬化斑块中逐渐聚集，因此鼓室硬化的可能发病机制之一是成纤维细胞变性。成纤维细胞能在胞质内蓄积富含钙盐、磷酸盐和碱性磷酸酶的基质小泡，这些基质小泡最终能与成纤维细胞的胞膜融合而被释放至细胞外，成纤维细胞因此死亡，这种持续的沉积导致胶原基质的钙化。

高钙血症本身是鼓室硬化的另一危险因素，de Carvalho Leal等最近以肺炎链球菌分别感染高钙饮食的大鼠和正常钙饮食的大鼠，发现前者比后者更容易形成胆脂瘤。鼓室硬化的另一个可能机制是感染或炎症损伤后，变性的胶原纤维发生营养障碍性钙化（如急性中耳炎、分泌性中耳炎）。与感染或炎性损伤导致鼓室硬化的观点相反，Wielinga等认为继发于咽鼓管功能障碍的无菌性中耳渗出物也能刺激鼓室硬化斑块的形成。在他们的研究中，感染性渗出物使得黏膜固有层几乎完全由含正常细胞结构的致密结缔组织所代替，而无斑块形成。鼓室硬化形成的另一可能性是自身免疫性损伤。Schiff等在黏膜固有层注射抗血清对豚鼠进行被动免疫，之后对鼓膜进行医源性损伤，成功诱导了鼓室硬化灶的形成。

2. *治疗*

Tos和Stangerup证明，继发于置管的鼓膜硬化对于传导性耳聋影响不大，听力减少不足0.5dB，而鼓室硬化病变侵及中耳腔内，则可能伤及听骨和中耳黏膜新骨形成，通常累及上鼓室，可能会导致锤骨和砧骨的固定。硬化灶蔓延至卵圆窗，可导致镫骨固定和传导性耳聋。

鼓室硬化的治疗可采用鼓室成形术和听骨链重建术。Vicent等最近证明了镫骨切除重建术可减小气骨导间距，70%的患者可小于20dB，39%小于10dB。Teufert和de La Cruz对135名鼓室硬化患者进行回顾性研究，发现术前骨气导间距均值为30dB，阶段性手术治疗后，经过10年的随访发现，有65%听骨固定的患者骨气导间距仍小于20dB，在这些患者中没有出现全聋症状，仅出现感音神经性耳聋。而Gormley证明了镫骨切除术可导致全聋，长期随访发现仅1%患者的骨气导间距在21dB以内，认为系病变复发所致。鼓室硬化病变进展侵蚀耳蜗或感染而手术需要切除的病变范围较大，均可明显增加患感音神经聋的风险。

（三）胆固醇性肉芽肿

颞骨胆固醇性肉芽肿是一种黄褐色、黏液样损害，最早由Manasse于1894年描述，也有人称其为胆固醇囊肿、蓝鼓膜、蓝色半球形囊肿、胆固醇假性囊肿或黑色胆脂瘤。多达20%的颞骨胆固醇性肉芽肿是慢性中耳炎的结果。对144个中耳炎颞骨标本研究发现，28个鼓膜穿孔和116个无鼓膜穿孔标本中分别有21%和12%的颞骨内出现鼓室硬化。尽管胆固醇性肉芽肿可发生在颞骨内任何含气腔内，但最常见的部位是岩尖，也是最常见的原发部位。胆固醇性肉芽肿实质上是对胆固醇结晶的一种无菌性炎症反应，可发生在身体的任何部位。尽管其最常见于颞骨，但发生于其他部位如鼻窦、腭部、肺部、胸膜、纵隔、眼眶和肾的胆固醇性肉芽肿也有报道。

1. 发病机制

本病病因并不清楚，但导致其发病的因素与慢性中耳炎相同。胆固醇性肉芽肿通常与黏液样中耳渗出和鼓膜内陷共存，这很可能是中耳通气障碍和渗出物排出受阻而使中耳负压增加的结果。负压和炎症能导致病灶局部出血，红细胞膜破裂释放出胆固醇，引发结晶体形成和无菌性炎症反应。显微镜下，可见多核异物巨细胞吞噬和包围胆固醇结晶。炎症导致了最终肉芽组织的形成，反复的出血使得病变区面积不断扩大。

2. 诊断

胆固醇性肉芽肿本身可无任何症状，但体积增大可导致症状发生，如耳聋、耳鸣、眩晕或面肌痉挛，耳镜检查可见中耳内黄褐色、黏稠病变。如果中耳内病变不明显，则病变很可能侵及岩尖，影像学检查对于诊断和术前手术方案的制订非常有帮助。胆固醇性肉芽肿CT成像可见边界光滑，密度与脑实质相等，因其缺乏血管，增强扫描时不见强化。MRI最有帮助，经常能明确诊断。病灶处MRI特点是T1和T2加权像均呈高信号，应用Gd-DTPA后无增强。如果病变仅T1加权像高信号，则表示可能存在胆固醇结晶、蛋白成分和出血。MRI可区分与胆脂瘤共存的胆固醇性肉芽肿，因为胆脂瘤仅在T2加权像中呈高信号。

3. 治疗

胆固醇性肉芽肿的治疗以其在颞骨内位置和患者听力状况为依据，临床上反复手术切除胆固醇性肉芽肿并不少见。因此，面对中耳腔或乳突内部复杂的胆固醇性肉芽肿提倡保守治疗。如果中耳系统通气未受到影响，可定期观察。如果胆固醇性肉芽肿发生于通气和引流较差的中耳环境，则需应用通气管治疗。岩尖区小的病灶无症状时可通过定期CT和MRI检查进行随访，对于有症状的岩尖病变，外科手术路径包括经颅中窝、颞下窝、迷路下、外耳道迷路下路径，及经蝶骨和乙状窦进路，手术目的是使中耳重新获得引流和通气。

（四）慢性中耳炎的治疗

1. 药物治疗

大多数感染性穿孔可采取保守治疗，局部应用抗生素或进行常规外耳道冲洗。清洁的外耳道是确保适量药物渗透至中耳黏膜的前提。所用抗生素应能有效根除铜绿假单胞菌和金黄色葡萄球菌这两种慢性中耳炎常见的病原体。最近研究表明，在欧洲和美国医院分离的假单胞菌属中约有20%对环丙沙星耐药。Macfadyen等在最近的回顾性研究中证明，治疗较轻的慢性化脓性中耳炎患者耳漏时，局部应用喹诺酮类抗生素优于全身应用。某些研究也证明，局部应用喹诺酮类药物要优于非喹诺酮类药物，Manolidis在最近一项循证医学研究中发现，局部应用喹诺酮类药的效力至少与局部应用氨基糖苷类抗生素相同。

局部应用抗生素的优势是最大限度降低了细菌耐药的可能，因为感染局部抗生素的浓度超过病原体的最小抑制浓度，能达到迅速彻底清除细菌的要求。此外，局部应用抗生素绕过体循环，明显减少了全身不良反应。抗生素与糖皮质激素的混悬液局部联合应用也很常见，然而，这种方法从未正式与单独应用抗生素进行比较。一般认为糖皮质激素能减轻水肿，可提高抗生素的渗透力。局部抗菌药如硼酸，醋酸铝、聚维酮碘也能取得较好疗效。抗菌药如硼酸盐和包括氯霉素、磺胺甲基异噁唑、两性霉素的抗生素都可应用粉末形式局部喷粉，这种方法尤其适用于上皮有炎症和乳突腔潮湿而无存脓的情况。

对于反复或慢性的感染，应进行细菌培养，采用特异性抗菌治疗。如果可能，培养物标本尽量从中耳取样以避免被其他菌群污染，尤其是外耳道的铜绿假单胞菌。全身抗生素的应用可根据细菌培养及敏感性的结果进行。治疗顽固性耳漏另一个较好的选择是在患耳局部应用抗生素之前，使用1/2浓度的醋酸溶液（如蒸馏醋酸与水1：1混合）冲洗。

在治疗决策过程中，圆窗膜的状态和潜在耳毒性药物的风险都要正确评估。圆窗膜是毒性物质进入内耳的主要路径，毒性物质很可能是通过下鼓室蓄积的液体与圆窗膜接触。慢性中耳炎时，圆窗膜增厚，通透性降低，能防止毒性药物进入而起到保护作用。在炎症起始的活跃阶段却与之相反，此时圆窗膜的通透性增加。全身应用氨基糖苷类药物能产生耳毒性作用，这一点已经很清楚，局部应用该类药物是否也可能导致相似的耳毒性作用仍不明确，仅有几例关于前庭和耳蜗毒性的报道。氨基糖苷类药物的耳毒性作用使其成为第二线药物，只有使用第一线药物喹诺酮类存在禁忌或过敏时才考虑使用。出于喹诺酮类药物的安全性考虑，12岁以下的儿童不允许全身应用喹诺酮类药，已有关于它在年幼动物中引发关节毒性的报道。喹诺酮类药物和关节毒性的因果关系尚不确定，以往31项回顾性研究接受过环丙沙星、氧氟沙星或萘啶酸治疗的成人和儿童共7000人，均未发现喹诺酮伴随的关节病。其他局部应用后具有耳毒性的药物还包括丙二醇、氯霉素、多黏菌素B、氯己定、乙醇和聚维酮碘。

2. 外科治疗

药物治疗无法控制慢性中耳炎时，应考虑外科手术。对于选择何种外科策略的考虑是多方面的。要牢记各种手术方案的优势与风险，对于特殊的患者要考虑全身状态，对于患有糖尿病的老年慢性中耳炎患者或免疫缺陷患者，应综合考虑风险后采用相应的手术方案。

对于唯一能听耳的慢性中耳炎患者，如患耳病变呈渐进性不可控制的趋势，可考虑对该耳进行手术，其目的是阻止疾病进展（如渐进性的胆脂瘤或不伴胆脂瘤的进行性损害）。当出现颅内并发症时，也应考虑手术。然而，纠正慢性中耳炎导致的传导性耳聋不是唯一能听耳的手术指征。

如果慢性中耳炎需行手术治疗，术式选择依赖于病变性质和范围，对于不伴有胆脂瘤的慢性中耳炎患者，手术设计应能解决中耳、上鼓室、鼓窦和乳突气房通气问题并修复穿孔鼓膜。手术操作可能包括经面神经隐窝或不经面神经隐窝的乳突切开，目的是去除病变黏膜与肉芽组织，改善乳突通气情况。不伴有胆脂瘤的慢性中耳炎很少采用上鼓室切开的术式。进行鼓室成形术的同时常一并行保守的乳突手术。

伴有胆脂瘤的慢性中耳炎手术时，其性质与范围必须加以考虑。局限于上鼓室区域的胆脂瘤，尤其是锤骨头和砧骨体内侧面的病变，可通过上鼓室切开术入路，并施行缺损部位的重建。

如果胆脂瘤延伸至鼓窦和乳突，向内侧穿过听骨，最适合的方法是根治性乳突切开，面神经隐窝开放，以完整切除胆脂瘤。此方法能很好地暴露整个胆脂瘤及其所累及的上鼓室、鼓窦和乳突。

保留外耳道壁并重建听力的手术有望保留生理上相对正常的中耳，但这类手术的缺点是在闭合的术腔可能遗留角化上皮，不符合正常乳突的生理结构。术中是否保留外耳道壁，依赖于外科医生对于完全切除胆脂瘤基质的把握和患者安全性等因素。

当胆脂瘤广泛侵及鼓窦和乳突，完壁式手术是不安全的。此时应选择切除外耳道后壁的乳突鼓室成形术。与完壁式手术相比，外耳道后壁切除后，便于术后检查和治疗复发的胆脂瘤。切除外耳道壁的手术指征包括胆脂瘤破坏外耳道后壁、硬化型小乳突、复发胆脂瘤和“胆固醇沉积变性”（乳突内有广泛角化的上皮斑块，斑块含胆脂瘤基质，自然清除是不可能的）。

3. 鼓室成形术

鼓室成形术可用于修复鼓膜穿孔和重建听骨链，通常在慢性炎症得到控制后进行，或与乳突内清除病变黏膜同时进行。鼓膜修复和听骨链重建的方法与外伤或手术所致鼓膜损伤的修复方法基本相同。

4. 完全乳突切开术

适用于存在或疑似乳突胆脂瘤的患者，不伴胆脂瘤的慢性中耳炎存在阻塞时（即上鼓室、鼓窦入口），或有持续炎症，存在胆固醇肉芽肿与炎性肉芽组织的患者。乳突皮质切开后，鼓窦和砧骨可得到良好显露。

5. 上鼓室切开术

局限于上鼓室的胆脂瘤切除可用上鼓室切开缺损重建或保留外耳道壁的乳突切开。如选择上鼓室切开术，则必须暴露整个胆脂瘤囊壁，应谨慎予以切除，遗留的缺损须用耳屏或耳郭软骨重建。

6. 完壁式乳突切开术

完壁式乳突切开的优点是能保留外耳道后壁的正常结构，无须盾板的切除和重建，这类手术常用于后天原发性胆脂瘤侵及上鼓室和鼓窦的病例。完全切开乳突皮质，进入乳突腔。术中应注意胆脂瘤基质，切除病变要沿基质外侧进行。这样胆脂瘤能被完整切除而不残留基质。此法能最大程度避免角化上皮残留，减少复发可能。如胆脂瘤病变极为广泛，基质层稀疏，将基质层从骨组织表面切除则较困难。遇此情况通常选择6~12个月后施行“二次探查手术”。很难完全切除胆脂瘤基质时，可选择切除外耳道壁的术式。

进行完壁式手术时，无须切除所有气房和黏膜（轮廓化），也不需要磨平乳突腔的边缘。因完壁式手术不同于切除外耳道壁的术式，前者保留乳突腔正常黏膜和小梁解剖结构，有利于乳突愈合和气腔再形成。切除外耳道壁的手术去除所有气房，使乳突腔碟形化，尽量消除乳突腔内的任何间隔。

7. 切除外耳道壁的乳突切除术

清除所有气房在切除外耳道壁的乳突手术中非常关键，因为残留的气房黏膜可能再次致病。此外，这些黏膜可能具有分泌性，使乳突腔长期潮湿难以处置。面神经管周围的骨质（即面神经嵴）也应切除，以降低炎性病变潜伏于面神经周围的概率。

乙状窦区域的乳突皮质应磨薄，以彻底去除局部的乳突气房。在多数切除外耳道壁的乳突手术中，乳突尖气房应完全清除，连同乳突尖一并切除，目的是避免在乳突腔深部残留病变。

应用骨粉填充方法可进一步缩小乳突腔。骨粉可用来填塞乳突腔深部，尤其是迷路后部，骨粉须以软组织覆盖。外科医生可选择使用Palva瓣，旋转覆盖骨面，为乳突腔提供一个光滑的内衬。耳道成形常用于切除外耳道壁的乳突成形术，也适用于完壁式手术。

切除外耳道壁的乳突成形的基本目的是形成足够大的耳道，便于检查复发病变，并使外耳道和乳突腔之间通气良好，最终形成的乳突腔应尽量较小，有上皮覆盖。切除外耳道壁的乳突成形常与中耳重建和鼓室成形同步完成。另一个耳道重建方法是术中将外耳道壁整体切除，需重建时再置回原处。

第四节 咽鼓管功能障碍

咽鼓管的主要功能是中耳腔的通气和引流，并能起到防止液体由鼻咽反流至中耳腔，以及消除感知自体声音的作用。中耳腔能否良好传导声音，有赖于咽鼓管功能是否正常发挥。早在16世纪中期，Eustachius已经对咽鼓管进行描述，现在人们对其解剖、生理及病理有了长足的认识。本节我们主要对咽鼓管的解剖、生理及病理，包括咽鼓管功能障碍及咽鼓管异常开放症进行探讨。

一、历史

早在公元前400年，希腊斯巴达人Alcmaeon就曾经提到过咽鼓管。1562年，Bartolomeus Eustathius发表文章，对咽鼓管的结构及功能进行了详细描述。Valsalva在此基础上进行了进一步的研究，将咽鼓管分为软骨部和骨部，并最先提出腭帆张肌起到开放咽鼓管的作用。他同时提出了Valsalva动作，现在临床中仍在应用。Toynhee对咽鼓管周围肌肉进行大量研究，并加深了我们对其的理解，Politzer则为我们全面了解咽鼓管及咽鼓管在中耳发病机制方面的作用做出了重要贡献。

二、解剖

咽鼓管近端起自中耳腔，远端止于鼻咽腔。远端部分是由软骨组成，而近端是骨性结构。骨性部分占咽鼓管总长度的大约1/3，呈漏斗状；宽大部开口位于中耳腔的前方，狭窄端又称峡部，位于骨部和软骨部的交界处，是整个咽鼓管最狭窄的部分。骨性部分一般是开放的，不像软骨部那样能开放和关闭。软骨部组成了咽鼓管远端2/3的部分，由峡部走行至鼻咽腔。它由一块软骨组成，软骨上缘附于蝶骨底部、近骨部的软骨部分相对固定，远端进入鼻咽腔的部分能活动。软骨部远端伸于鼻咽腔，又称内侧软骨板。内侧软骨板可活动，在咽鼓管开放时向内侧旋转，使管口开放。咽鼓管圆枕又称隆突或后垫，是咽鼓管口的组成部分，内侧软骨板为其提供了支架（图1-1粗箭头所示）。咽鼓管口主要由外侧软骨板组成，它是一种活动结构，又称钩部或J部（图1-1虚线箭头所示）。咽鼓管口的其余部分由纤维膜性结构组成，它牢牢地附着于蝶骨底。咽鼓管口位于软骨内外侧板之间（图1-1细箭头所示）。内侧软骨板后方颈内动脉内侧是Rosenmuller窝，是一重要之处，其内有淋巴组织。腺样体位于Rosenmuller内侧，占据了鼻咽腔的中线部分（图1-1三角箭头所示）。

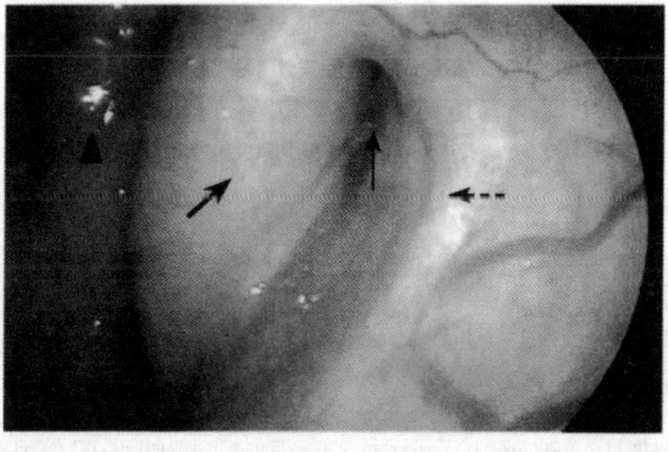

注：腺样体（三角箭头）、圆枕（粗箭头），咽鼓管口，瓣膜关闭（细箭头），外侧软骨板（虚线箭头）

图 1–1　正常左侧咽鼓管，关闭状态

儿童的咽鼓管与成人有诸多不同。儿童的咽鼓管比成人的要小，软骨部横断面积、宽度和长度都比成人要小很多，儿童咽鼓管长度仅是成人的一半左右（3个月大时21mm，成人37mm）。咽鼓管在大约7岁时达到成人的长度，31~38mm。另一个不同就是咽鼓管从中耳腔到鼻咽腔的角度。儿童咽鼓管几乎是水平的，而成人咽鼓管斜向下走行，与水平夹角约呈45° 。其他的不同之处还包括软骨容积、Ostmann脂肪垫、黏膜皱襞、腔内腺体及中耳容积等（表1-3）。

表 1–3 儿童及成人咽鼓管和中耳的区别

咽鼓管和中耳的解剖学特征	婴儿与成人解剖特征的区别
咽鼓管长度	更短
咽鼓管与水平面的夹角	10° vs 45°
腭帆张肌关于软骨的角度 / 长度	变异较大 vs 角度固定，附着更少
管腔	面积和容积更小
软骨容积	少
软骨细胞密度	更大
交界部软骨弹性	小
Ostmann 脂肪垫	相对宽
黏膜皱襞	更大
腔内腺体	多种类型
管外侧结缔组织	不同
中耳容积	小

三、生理

虽然咽鼓管的骨性部分保持开放状态，但软骨部分在静止状态下保持关闭状态，只有很短的时间是开放的。它能防止胃内容物反流至中耳，并能起到消音作用，还可以防止自体声音的异常感知，如自声增强、对呼吸音及其他内在声音的感知。自声增强即在发声时声音能内在地传入中耳，被感知后自觉声音很响。腭帆张肌体积大，当其松弛时能关闭咽鼓管口。另外咽鼓管黏膜和黏膜下层非常有弹性，也能缩小管腔。咽鼓管的后外侧壁含有脂肪，又称Ostmann脂肪垫，它与坚硬的外侧软骨板一同协助关闭管口。这些黏膜、黏膜下层、Ostmann脂肪垫及腭帆张肌共同组成了软骨部管腔内的“瓣膜”，关闭时黏膜是相互紧贴的。

对于一个正常人来讲，咽鼓管间歇性、短暂、周期性开放对于中耳通气是必需的。咽鼓管的开放和关闭是管周肌肉收缩引起的，包括腭帆张肌、腭帆提肌、咽鼓管咽肌和鼓膜张肌。使咽鼓管开放最重要的肌肉是腭帆张肌，该肌大部分起自蝶骨底部，小部分起自外侧软骨板，向前下方向走行，绕过翼钩时则在其深方，止于软腭。在纵向方向沿咽鼓管软骨部走行。当腭帆张肌收缩时，咽鼓管的膜性部分被牵拉向外，使咽鼓管开放。腭帆张肌的延伸部分又称咽鼓管张肌，起自咽鼓管膜性部分的前外侧，能协助开放咽鼓管。

腭帆提肌对于咽鼓管的开放也起到重要作用。它起自颞骨底部，止于软腭。呈条带状沿着内侧软骨板下方和膜性咽鼓管底部的下方走行。肌肉收缩会使软腭上提，并使内侧软骨板内旋，从而使咽鼓管口开放。

用高速摄像技术研究咽鼓管开放过程时发现，咽鼓管开放的过程可分成4个阶段。

（1）软腭上提，内侧软骨板及后内侧壁内旋，由腭帆提肌收缩完成，这是咽鼓管口开放的初始阶段。腭帆提肌在整个咽鼓管开放过程保持收缩，并为腭帆张肌开放瓣膜提供了支架。

（2）咽上缩肌收缩，使咽外侧壁向内侧移位，致使一过性的咽鼓管口狭窄。

（3）腭帆张肌收缩，通过对咽鼓管膜性部分的牵拉使管口开放。

（4）腭帆张肌收缩至最大程度，使咽鼓管口前外侧壁变平，此时咽鼓管口呈圆形。整个咽鼓管开放的4个阶段持续约400ms。

咽鼓管开放过程由鼻咽部开口开始，经“瓣膜”向峡部方向开放。咽鼓管的关闭与该过程相反，由近端（峡部）开始，逐渐向远端（鼻咽部）关闭，这样能起到引流的作用，清除中耳腔及咽鼓管内的分泌物。咽鼓管的关闭是由腭帆张肌和腭帆提肌的相继松弛来完成的，前外侧壁凸起，咽鼓管口恢复至原有形状。

咽鼓管在吞咽或打呵欠时才能开放。研究发现中耳腔内存在着压力感受器和化学感受器，能通过自主神经系统，使咽鼓管周期性和非自主性地开放。当咽鼓管关闭时，在中耳腔和黏膜之间进行气体的交换。静脉血含有少量的溶解状态的氮气，压力比大气压稍低一些，这就会产生氮气在静脉内外的压力梯度。因此，氮气会逐渐由中耳腔内向静脉血中弥散。中耳气体被逐渐吸收，与周围大气压相比负压会逐渐增加。中耳腔中每种气体弥散至黏膜的溶解度都有所不同。二氧化碳最易弥散，几乎是氮气的40倍，氧气约为氮气的2倍。因此，二氧化碳和氧气在短期压力效应中起更大作用，理论上讲，氮气在长期效应中发挥更大作用。这种气体向中耳及乳突腔黏膜内的毛细血管的弥散过程会导致负压持续增加，直到咽鼓管周期性的开放。

咽鼓管和中耳腔内存在表面活性物质，它能使气体更容易通过黏膜屏障进行交换，并使咽鼓管口的开放更加容易。使表面张力降低的物质称为表面活性物质，体内的表面活性物质是磷脂类，能加速气-液间的交换。表面活性物质在肺部的作用尤为重要，在中耳及乳突腔中也同样如此。当咽鼓管开放时，鼻咽部气体与中耳气体进行交换，完成中耳腔的通气，这使鼓膜两侧的压力相等。咽鼓管每分钟大约开放1.4次，每次持续0.4~0.5秒，常在吞咽或打呵欠时发生。咽鼓管并不是在每次吞咽或打呵欠时都能开放。对于清醒状态的健康成年个体而言，在咽鼓管开放间期，中耳腔气体被呈网状的吸收系统吸收，导致负压逐渐增大，中耳压力维持在约50cmH_2O。

咽鼓管除了通气功能外，还有中耳引流的作用。中耳的感染及分泌物主要由两个清除机制来完成。第一个清除机制是黏膜纤毛清除作用，这与呼吸系统相似。咽鼓管靠下方的部分或软骨部分覆盖有纤毛柱状上皮，而上方部分或骨性部分由呼吸性立方上皮覆盖。这些纤毛上皮细胞能将碎屑和分泌物沿咽鼓管排至鼻咽腔。第二个清除机制是肌肉泵作用。当腭帆张肌松弛时，咽鼓管瓣膜由峡部向鼻咽部开口逐渐关闭，形成肌肉泵。它与黏膜纤毛转运作用协同，使液体和分泌物通过咽鼓管排出至鼻咽腔，继而被咽下或排出体外。

咽鼓管的第三个功能是防止胃食管反流的液体进入中耳腔，并阻止发声时声音进入中耳腔。因为咽鼓管除了少数周期性开放的时间外，大部分时候是关闭的，管腔的关闭为阻挡液体反流及消除体内声音的主要机制。在咽鼓管开放期，声音及液体的反流受中耳腔中的反向压力限制，又称气垫效应。

四、评估

怀疑有咽鼓管功能障碍时，首先应当对患者进行全面的病史采集及体格检查。在病史采集时要注意可能导致咽鼓管黏膜肿胀及炎症的疾病，如咽喉反流、过敏性疾病、Samter三联征（哮喘、鼻息肉及阿司匹林不耐受）及鼻窦炎等。影响纤毛运动的疾病如囊性纤维变性和Kartagener综合征也应当考虑在内。应当对既往手术史，尤其是腺样体切除术的手术史进行询问。中耳炎患儿，要询问有无接触吸烟环境、燃烧木材的炉子及幼儿园日托情况。采集病史时应当注意呼吸系统严重的感染、免疫系统缺陷、食物或环境过敏病史、家族性咽鼓管功能障碍病史等。采集个人史时，应当注意询问吸烟史或吸二手烟史，因为这些因素对于黏膜纤毛的清除功能有害。详细询问用药史亦很重要，尤其应当询问鼻腔用药情况，例如鼻腔局部应用糖皮质激素、羟甲唑啉、全身应用糖皮质激素和抗过敏药物。

应当进行全面的体格检查，尤其对头颈部用耳镜、鼻咽镜等进行细致的检查。耳镜检查最好使用双目显微镜，注意观察鼓膜有无内陷、内陷袋形成、胆脂瘤、鼓膜穿孔、鼓膜萎陷、鼓室硬化或鼓室积液情况。鼓气耳镜的检查亦很重要，根据鼓膜的活动度可判定有无鼓膜内陷、内陷程度、中耳负压情况并提示咽鼓管功能损害程度。如果鼓膜内陷及部分粘连，而鼓膜周围部分在正压或负压变化时活动良好，说明粘连是既往咽鼓管功能障碍的后遗症，这一重要因素就决定了是否需要手术干预。应当行听力学检查，首先进行纯音测听，用于确定传导性或感音神经性耳聋。鼓室导抗图可用于确定中耳内的静态压力。

咽鼓管内镜检查对于确定咽鼓管功能非常重要。内镜应当放到接近咽鼓管口的位置，视线与咽鼓管的长轴平行，向上与鼻腔底呈约45° 。在吞咽或打呵欠过程中检查咽鼓管的开放和关闭情况，能看到软骨部瓣膜内黏膜皱襞舒展状况。

内镜的检查还包括鼻咽镜和喉镜，鼻咽镜可采用硬性或纤维鼻咽镜。注意检查鼻腔情况，硬镜能获得最好的图像和清晰度，而光导纤维内镜更容易被患者耐受。检查时应让患者坐在椅子上，进行局部喷雾麻醉，麻醉剂可用4%利多卡因和4%去氧肾上腺素等量混合而成。先选用多功能纤维鼻咽喉镜检查鼻腔、鼻咽、口咽及喉咽部。检查鼻腔黏膜情况能提示过敏、炎症、肉芽肿性疾病或其他病变。喉部检查能提供咽喉反流的一些证据，如杓状软骨、杓区、喉室带或声带情况，尤其是声门下情况。使用多功能纤维鼻咽喉镜从对侧鼻孔进入鼻腔，绕过犁骨后缘，调整角度后能清楚地看到咽鼓管的管腔。内镜应尽量接近咽鼓管口，指向管腔长轴的方向。然后再用硬性镜进行对咽鼓管更加直接和细致的检查，采用30° 或45° 的4mm内镜检查咽鼓管口的情况非常重要。在肌肉松弛、咽鼓管关闭时，瓣膜黏膜在管腔内呈S形弯曲。在咽鼓管开放时瓣膜呈圆形。正常情况下前外侧壁膨出，而咽鼓管异常开放症患者的咽鼓管前外侧壁凹陷或呈舟状下陷。

在内镜下动态观察咽鼓管口能帮助确定咽鼓管功能障碍的病因，是黏膜问题造成的阻塞抑或是肌肉舒张障碍。咽鼓管功能障碍可分为阻塞性或动力性异常。首先，在直视下，要求患者连续多次重复发辅音“k”，评估提腭运动和腭帆提肌使咽鼓管后垫内旋时的功能，此时瓣膜并不开放。如测试咽鼓管的开放，则要求患者做一系列的吞咽动作；如测试最大开放功能，要求患者做一系列的打呵欠动作，此时能看到咽鼓管口内由关闭时的S形变成圆形，并可见到开放的管腔，之后恢复到静止时的关闭状态。在内镜下进行高速摄影技术，能评估咽鼓管的开放，尤其是那些慢性咽鼓管功能障碍患者的咽鼓管开放情况。所得图像经过慢速播放可观察咽鼓管开放的细节。此技术可单独评估咽鼓管口在开放过程的4个阶段中腭帆张肌和腭帆提肌的活动情况。

咽鼓管功能的检测：过去有许多方法通过测量外耳道压力或鼻咽部正负压力来评估咽鼓管功能，这些方法由于临床意义不大，故目前在临床中未能广泛应用。加压反应试验能测试使咽鼓管开放时所需的压力，需要鼓膜置管或鼓膜穿刺。外耳道用鼓室测压探头密封，不断加压直至压力骤减。通气-放气试验是在进行吞咽动作咽鼓管开放时，利用外耳道探头记录压力的变化。有一项研究用加压反应试验和通气-放气试验评估鼓室成形术前的儿童咽鼓管功能。咽鼓管功能与鼓室成形术的手术疗效有关，但咽鼓管功能障碍并不一定与鼓室成形术后的结局相关。另一种测试咽鼓管功能的方法为咽鼓管声音测法，将扬声器放入鼻腔和口腔发声，外耳道放置话筒，当鼻咽部声音越来越大直至能检测到声音时，用此方法来检测咽鼓管的开放情况，但该方法存在信噪比问题，限制了它在临床上的使用。

咽鼓管测压法是在外耳道放置声导抗的探头，让患者闭嘴和捏紧鼻孔以增加鼻咽部压力，记录吞咽时的阻抗情况。研究发现，开放咽鼓管所需要的压力与中耳病变的程度相关，但其临床使用仍然有限。

五、病变及治疗

一般来说，咽鼓管的功能障碍可分为两大类：一类为咽鼓管不张，一类为咽鼓管异常开放。咽鼓管功能障碍在本章特指咽鼓管不张，临床中最常见。咽鼓管异常开放症是指咽鼓管口一直保持在不适当的开放状态。下面将对这两类进行讨论。

（一）咽鼓管功能障碍

咽鼓管功能障碍可能是解剖方面的阻塞或生理上的原因所致。咽鼓管功能障碍主要由下列因素导致。

（1）家族遗传性耳病。

（2）黏膜炎症或水肿伴阻塞或开放不能。

（3）肌肉疾病导致动力性开放功能障碍。

首先，应当排除解剖性梗阻，尤其是有单侧症状的患者。恶性肿瘤可导致梗阻，如鼻咽癌、淋巴瘤、软骨肉瘤等。鼻咽癌的临床表现中除了颈部肿块外，分泌性中耳炎亦是常见的临床表现。机械性梗阻的良性病变包括腺样体肥大、黏液潴留囊肿、Tornwaldt囊肿、腺样体切除术后粘连及其他的手术操作所导致的粘连。

咽鼓管的生理性阻塞比解剖性梗阻更常见。生理性功能障碍常见于黏膜炎症，往往是过敏或咽喉反流所致。咽鼓管黏膜的过敏反应会导致水肿和管腔狭窄，继而导致功能障碍，病变可发生在咽鼓管口或整个咽鼓管。咽喉反流物质进入咽鼓管口会导致黏膜水肿、炎症、狭窄和功能障碍。吸烟会导致正常纤毛清除功能的丧失，是导致咽鼓管功能障碍的常见病因。激素对咽鼓管的影响在妊娠时较为明显，尤其是在妊娠最后3个月，孕激素水平达到高峰。孕激素可直接作用于咽鼓管的黏膜，使其水肿而导致功能障碍。

一旦咽鼓管出现功能障碍，咽鼓管无法正常开放，中耳负压增加，此时症状表现为耳闷胀感，并伴有不同程度的传导性耳聋。中耳负压还会导致其他后果，如内陷袋形成、鼓膜粘连、鼓膜穿孔、胆脂瘤、分泌性中耳炎及慢性中耳炎等。

如果表现出长期的耳闷胀感，检查见鼓膜正常，运动良好，无内陷和渗出，鼓室导抗图正常，则不应当考虑咽鼓管功能障碍，而应当寻找其他导致耳闷胀感及耳痛的原因。应当评估颞颌关节的功能，这是最常见的原因，其次应考虑前半规管裂综合征及内淋巴积水。

大量证据表明，咽鼓管功能障碍主要是软骨部功能障碍导致的。一项研究采用高速摄像技术，对40名成年患者进行了评估，发现存在咽鼓管软骨部明显的病变和开放功能不良，83%的患者有黏膜水肿，74%的患者存在前外侧壁运动减退。肌肉功能障碍主要是腭帆张肌功能障碍所致，腭帆张肌力量减弱可引起前外侧壁开放功能减退。

在内镜下采用高速摄像技术研究发现，腭帆张肌和腭帆提肌功能亢进或功能障碍可导致动力性咽鼓管功能障碍。两块肌肉中任何一块的力量减弱都会导致瓣膜开放不良。过度收缩会产生一种容积效应，反而在瓣膜应当开放时妨碍其开放。有些情况下肌肉收缩失去协调性，例如当腭帆张肌准备收缩时腭帆提肌过早松弛，会使瓣膜部分关闭。腺样体肥大时不一定需要遮盖咽鼓管口就能导致明显的功能性阻塞。在吞咽时，咽缩肌收缩会使一个非阻塞性的腺样体向咽鼓管后垫方向挤压，使其在前方把本应开放的咽鼓管口阻塞。Nguyen及其同事认为，在腺样体与咽鼓管口后垫接触的情况下，分泌性中耳炎最好的治疗方法是腺样体切除术。动态观察发现，咽缩窄术后腺样体被压向后垫可导致咽鼓管功能障碍，Nguyen等的发现与此一致。咽鼓管功能障碍的治疗方案有赖于其病因的确定。咽喉反流的治疗首先应当进行饮食调整，如避免食用使食管下括约肌松弛的食物、避免食用产酸的食物等。应当使用抑酸药物，如质子泵抑制剂，每天1~2次，睡前服用H2-受体阻滞剂。难治性病例，睡眠时采用头高位，最后可考虑胃底折叠术。

应当注意过敏有关的病史和体征。避免过敏原是有效的方法，但常常做不到。口服二代抗过敏药，使用糖皮质激素类鼻喷雾剂或联合治疗也许能有效减轻过敏表现。难治性病例可能需要免疫疗法。解剖性梗阻应就其病因处理。鼻咽癌往往是放疗处理，良性肿块如腺样体组织肥大可切除。感染应当用适当的抗生素控制，反复的感染应当考虑鼻或鼻窦疾病，及免疫抑制、免疫功能缺陷或原发性黏膜疾病（如Samter三联征、Wegener肉芽肿）的可能。肉芽肿性疾病常规用免疫抑制剂治疗。

（二）咽鼓管病变的外科治疗

在对病情进行了充分的了解，用最大剂量的药物不能控制中耳炎或鼓膜内陷粘连时，就需要采用手术干预措施。鼓膜置管术是治疗分泌性中耳炎的有效方法，并能防止鼓膜的内陷、粘连和其他咽鼓管功能障碍导致的后果。如置管后渗出或炎症仍然持续，原发性黏膜疾病的可能性很大，而不单纯是咽鼓管功能障碍的问题。如果稠厚的蛋白质性的“胶样”渗出液经常堵塞引流管，而且口服或局部用糖皮质激素有效，那么原发性黏膜疾病的可能性就比较大。针对长期持续性咽鼓管功能障碍，反复鼓膜置管很有必要，此时要放置大号T形管，但长时间置管有发生永久性鼓膜穿孔的风险。

对于成年患者患有难治性咽鼓管功能障碍的病例，内科治疗失败后是否需进行鼓膜置管术和咽鼓管成形术，目前尚在研究之中。对于那些内科情况已经得到控制，可仍然存在不可逆的黏膜病变所致的咽鼓管阻塞和无法开放时，咽鼓管成形术似乎是最有效的方法。对那些慢性分泌性中耳炎，并已经接受了多次鼓膜置管术，伴有或不伴有明显鼓膜不张的患者，采用激光咽鼓管成形术去除咽鼓管口后内侧肿胀组织是一个较好的选择。用激光对咽鼓管后唇部分的管腔黏膜和黏膜下组织进行切除直至内侧软骨板，从鼻咽部开口的游离缘开始一直向近端延伸直到瓣膜。在内镜下使用高速摄影技术，对梗阻及动力状况进行评估，确定瓣膜处黏膜应当处理的程度。即使手术成功，患者仍应当警惕其潜在的疾病状况并应继续用药。如果停止对过敏和反流的治疗，渗出有可能继续发生。总体而言，患者能很好地耐受手术，无明显并发症发生，但长期的疗效及对照研究仍需完善，并以此来评估该手术对于由慢性咽鼓管功能障碍所致的难治性中耳炎究竟作用如何。对于儿童患者是否建议行咽鼓管成形术，尚需进一步对咽鼓管功能进行生理和病理方面的研究后再定。

（三）咽鼓管异常开放症

如果咽鼓管在正常的短暂开放期，如吞咽和打呵欠时之外，仍然保持一段时间的开放，这样一种状况叫作咽鼓管异常开放症。当咽鼓管异常开放时，患者常会主诉听到响亮的、烦恼的自体声音及鼻呼吸声，并伴有耳闷胀感。大多数患者描述这种症状就像在一个桶中说话一样，回声严重。医生可用听诊器来模拟这种感觉，他们可直接用嘴对着听诊器膜说话和呼吸，并用听诊器去听。遗憾的是，很多患者只简单向医生说他们“耳朵堵闷”，致使医生长期和不恰当地当成咽鼓管阻塞来处理。这种情况可能自发产生，或在运动时发生，可能是与运动相关激素带来的脱水或减轻充血所致。当患者躺下或压迫同侧颈内静脉时，因为静脉怒张使开放的咽鼓管关闭，症状往往会减轻。症状一般是间歇性的，可持续几分钟到几小时，严重的持续可整个白天不缓解。患者会发现使用鼻腔减充血剂时症状加重，而上呼吸道感染时症状减轻。症状往往会因为体重急剧下降而产生，如产后、恶性病变、节食后或手术后体重减轻等。有学者报道，1/3咽鼓管异常开放症的患者均有体重减轻史，1/3有相关的系统性风湿性疾病，剩下的1/3是原发性疾病。

咽鼓管异常开放症必须通过体检来证实。但症状常是间歇性的，如果患者在检查时没有多发的自声增强现象，可能会遗漏这种体征。如果怀疑患者有咽鼓管开放症，但就诊时没有自声增强的表现，可让患者运动几分钟（如上下台阶）来引出症状。耳镜检查时嘱患者堵塞对侧鼻孔，并让患者做患侧鼻腔深吸气和呼气动作，如发生自声增强，则需检测鼓膜随通气的运动情况，这是鼓膜异常开放症的特征性表现。该特征在仰卧位静脉充血时减轻，因此检查应当在患者坐直时进行。咽鼓管的内镜检查对于诊断是有辅助意义的。患有咽鼓管异常开放症的患者常在纵向沿咽鼓管瓣膜的方向存在组织缺失，看起来像前外侧壁的上部出现凹陷或舟状的缺损。专家根据经验提示，这些缺失的组织可以是黏膜、黏膜下层、Ostmarm脂肪、腭帆张肌、软骨外侧板或几种的组合缺失。在内镜下可观察到静态咽鼓管口前外侧壁的凹陷缺损。但这可能会有误导性，因为许多患者尤其是体型较瘦的个体会有类似表现，应当在患者连续做吞咽动作时，对咽鼓管瓣膜进行全面的观察。多数情况下很难通过内镜从瓣膜处检查到骨-软骨交接处，所以仅用内镜检查是不够的。

咽鼓管异常开放症的主要治疗方式为增加黏膜厚度或重建咽鼓管

瓣。如果患者正在使用减充血剂或鼻腔局部糖皮质激素，应当停止使用。只有在患者营养不良时才建议增加体重。业已证明，良好的鼻腔鼻咽部冲洗疗效确切，可通过鼻腔滴用盐水或用盐水冲洗，白天任何时候出现症状都可滴入盐水。应首先指导患者保持鼻部垂直，滴入盐水，然后使头部向外倾斜45°，使液体最大限度地接触咽鼓管口，将头固定不动几分钟。此法往往有效，至少是短时间内有效。自声增强常在说话多时发生，按压同侧颈部颈内静脉有时可能会减轻症状，也有人使用雌激素滴鼻剂（结合雌激素—倍美力，25mg瓶装注射剂溶入30mL普通生理盐水中）或雌二醇滴鼻剂（环戊丙酸雌二醇5mg注射剂溶入30mL普通生理盐水中），每天3次，每次3滴，持续6周，可使咽鼓管口周围局部性水肿症状缓解。局部用刺激物，如阿司匹林或硼酸粉，将其吹入咽鼓管口能有效地改善管口局部的炎症性水肿。遗憾的是，这种改善往往是短时间的。如果患者可以耐受，持续每天局部应用刺激性药物治疗，如使用含氯滴鼻剂，可能会延长疗效。使用碘化钾可有效增加黏膜分泌。放置通气管只能使半数患者有所缓解，但难以缓解自声增强现象。

对于咽鼓管异常开放症，早期的手术纠正主要是向管周注射聚四氟乙烯（Teflon）糊剂，这能明显地给予症状短暂的缓解，注射位置是圆枕部位或管腔底部。这种方法后来被停用了，因为出现了几例因不慎注入颈内动脉导致死亡的病例。鼻腔内将针置入咽鼓管口后方会使针与颈内动脉呈一条直线。目前认为咽鼓管异常开放症的病变部位主要位于咽鼓管的前外侧壁，故又有了一些新的注射尝试。但由于前外侧壁的周围组织，尤其是腭帆张肌周围的组织非常松弛，不能使注射物固定在原处，致使注射物从蝶骨底流入咽周间隙。彻底堵塞咽鼓管对于咽鼓管异常开放症的疗效是非常显著的，但需要长期鼓膜造孔置入通气管来控制中耳渗出的发生，堵塞术可经鼻或经中耳进行。

更近期的研究尝试在内镜下手术，试图既能保持咽鼓管功能，又能对咽鼓管异常开放症患者进行缺损部位的重建。研究发现鼻内镜和经口联合径路的手术能长期缓解症状。该技术将耳郭软骨移植到前外侧壁下陷处，并建立一个凸形结构以重建瓣膜的功能。由于需要缝合黏膜切口以固定移植物的位置，故需要使用特殊的工具进行缝合。虽然缺少长期随访的数据，但是有一项5年的随访资料表明手术治疗有效，不会导致症状的复发或咽鼓管功能障碍。专家手术的病例中，14例患者采用异体真皮移植物移植，有93%的患者有效地减轻了症状，43%的患者对疗效满意，在其余的57%不完全满意的患者中又进行了前外侧壁隆起的手术。异体真皮移植物随时间延长会丢失相当数量的体积，最新的研究正在考虑使用软骨移植物。这种咽鼓管异常开放的重建术为那些药物治疗效果不佳的患者提供了一个相对低风险的治疗选择。

自声增强的另一个很重要的病因是上半规管裂综合征（第三窗综合征）。患者会描述耳“堵”或有耳闷胀感及自声增强，这与咽鼓管异常开放症难以鉴别。上半规管裂综合征的患者骨传导异常增强而导致自声增强，涉及咀嚼、脚步声甚至眼球的运动声音。一个重要的鉴别点在于，上半规管裂综合征患者的鼻腔呼吸声并无增强，而咽鼓管异常开放症患者的鼻腔呼吸声存在增强且非常扰人。另外，上半规管裂综合征患者除了在夜间外，自声增强常突然发生，然后持续一段时间。咽鼓管异常开放症的患者会有更加频繁地发作和症状的波动，中间有缓解期。另外一个易混淆之处在于二者的自声增强现象都能通过仰卧位或头低位缓解。鉴别二者最重要的方法是当患者有持续活动性的自声增强时进行鼓膜检查。鼓膜异常活动是咽鼓管异常开放症的特异性体征，如果存在自声增强时不伴有鼓膜异常活动，则可排除咽鼓管异常开放。其他导致自声增强的原因应进行排序，其中上半规管裂综合征是首先要考虑的，其次是膜迷路积水。上半规管裂综合征可能与下列症状有关：低频传导性耳聋、骨导阈值在低频高于正常值（0~25dB）；完整的镫骨肌反射、眩晕、听声失真、Tullio现象、瘘管试验可见扭转型眼震。专家研究发现，18名上半规管裂综合征患者最常见的症状为自声增强，占94%。传导性耳聋只占72%。

六、结论

咽鼓管具有重要的生理功能，它能维持中耳通气，防止反流及引流。咽鼓管的功能障碍包括两类：一是咽鼓管不能适当地开放，二是咽鼓管不适当地保持开放状态（咽鼓管异常开放症）。潜在的病因包括喉咽反流、过敏、原发性黏膜疾病（如Samter三联征或肉芽肿性疾病），机械性梗阻（如增生性病变）、良性肿瘤和恶性肿瘤等。当咽鼓管不能适当开放时，中耳负压增加，导致耳闷胀感及传导性耳聋，进一步可导致其他病变，如鼓膜内陷、鼓膜穿孔、鼓膜内陷粘连、分泌性中耳炎和胆脂瘤的形成。应就患者的潜在病因进行治疗，能成功缓解多数功能障碍所导致的临床表现。难治性咽鼓管功能障碍应当行鼓膜置管术。如果多次鼓膜置管后咽鼓管功能障碍仍然持续存在，需要考虑咽鼓管存在不可逆的黏膜病变。成年患者可考虑行咽鼓管成形术。

咽鼓管异常开放症会导致恼人的自声增强及耳闷胀感。当出现自声增强时，咽鼓管瓣膜的前外侧壁可见凹形缺损及咽鼓管的异常开放。咽鼓管异常开放症的内科治疗包括增加体重（如果可能的话），用水、盐水冲洗或用药物滴鼻，使用黏膜增厚药物等。鼓膜置管术常不能控制症状。内科治疗失败的难治性咽鼓管异常开放症患者，可采用手术治疗，用软骨或同种异体移植物垫起咽鼓管口的前外侧壁。

上半规管裂综合征同样可有自声增强和耳闷胀感的表现，常伴有传导性耳聋。前半规管裂综合征的患者不会有呼吸时的自声增强现象，在出现自声增强时不伴有随鼻呼吸时的鼓膜异常活动的体征。

第五节　噪声性耳聋

噪声性耳聋非常常见，常规内科治疗疗效不佳，其后果会影响患者正常交流和生活质量。理论上，噪声性耳聋是可避免的，但实际生活中，高强度声音暴露是永久性感音神经性听力损失和内耳损害最普遍原因之一。虽然噪声性耳聋常因反复暴露于高强度噪声环境中逐渐累积引起，但单次损伤性的噪声暴露可造成立即或永久性听力下降。噪声性耳聋的影响因素主要有两方面。

（1）噪声接触史。

（2）个人易感性：尽管研究人员在防治噪声性耳聋方面进行了许多宣传、教育及研究工作，但噪声性耳聋的发病率仍在不断增加，并趋于年轻化。噪声及年龄因素所致耳聋在人群中所占比例不断增加，给社会造成了沉重的负担。

噪声性耳聋备受流行病学部门的关注。美国国立卫生研究院、国家疾病控制与预防中心、世界卫生组织、欧洲委员会及许多相关组织均把研究噪声性耳聋作为其战略性目标。

一、噪声性耳聋的流行病学

接触噪声的机会在工作及娱乐活动中十分常见。世界卫生组织把过大的噪声描述为“世界范围内永久性听力损害大部分可能避免的原因”。据美国国立耳聋研究所及其他相关组织统计，在美国已有永久性噪声性耳聋患者1000万，同时有3000万人暴露于潜在噪声环境中。职业性噪声接触是世界性问题。在美国，噪声性耳聋是工人为工伤寻求医疗援助和申请工伤赔偿的最常见原因。2003年，美国退伍军人申请赔偿的疾病中，听觉相关的疾病排在第2位。2004年，每月用于支付听力损失为主的残疾退伍军人的补偿为66亿美元，支付耳鸣的赔偿为19亿美元。

二、噪声损伤的病理生理学及组织病理学

一个系统有微小移位时就能发生改变，那么在接触到更大数量级移位时发生敏感性减退和结构损害也就不足为奇了。尽管噪声性耳聋十分普遍，但其生理学、组织学的研究仍不完善，这主要受制于回顾性评估患者噪声接触剂量时，众多混杂的、不明显因素的影响难以得到很好的控制，当然，难以取到内耳组织也是其中一个因素。已知噪声对内耳影响的动物模型已经建立，并应用于噪声相关的敏感性研究和组织病理学研究。

（一）病理生理学：暂时性和永久性阈移

噪声暴露可对听功能产生暂时或永久的影响。噪声所致听觉敏感性改变在接触噪声数小时或几天内恢复了，称为暂时性阈移（TTS），这样的阈移随暴露后时间延长而呈指数性恢复到一个稳定状态，即称为“最后”的永久性阈移（PTS）。听力减退程度和频率范围改变及恢复时间与噪声频率的组合、水平、时态特征、暴露时间及个人易感性相关，这部分将在之后的章节讨论。

短时、低强度噪声（≤40dB）接触者听觉阈移可在暴露后短时间内恢复，而长时间接触噪声所致的听力损伤则不能恢复。随着接触噪声时间的延长、初始阈移的增加、恢复时间的延长，这种阈移当然可变为永久性的。

长时间噪声接触后的听敏感性降低称为永久性阈移。分别测试幼

年CBA/CaJ小鼠在接触噪声24小时和2周后同一耳的暂时性和永久性听性脑干反应结果显示，接触低强度的噪声（94dB、97dB）所致的轻度听觉阈移大部分将在2周内恢复，残留的不可恢复的阈移多出现在接触高强度噪声（>97dB）的情况下。100dB和103dB SPL的噪声常导致进行性、较大的暂时性阈移，并大大超过其试验频率范围。在这些情况中，重要的永久性阈移在与噪声接触2周后仍持续存在。在大多数哺乳动物中，永久性阈移随接触噪声水平增加而快速增长，如实验结果所示，这一趋势十分明显。单纯2小时的噪声暴露（97~100dB），若增加3dB噪声，会产生至少40dB差别的永久性阈移。

噪声所致的最大听觉阈移并不表现在噪声最大频率暴露处，而是在其上约一个半音级，尤其是窄带噪声（包括纯音）和高强度噪声。“半音级阈移”起源于耳蜗基膜对高强度噪声的非线性机械振动。这种听觉敏感性减低的上移可通过基膜反应、电生理实验和动物对声音的行为反应看出来。此外，在阈移改变的耳蜗相应部位还会有组织病理学的变化。除了上述张力“专属”损害的观点，文献还提供了听觉阈移和噪声暴露后耳蜗损伤张力“不专属”损害的例子。通常，耳蜗损伤发生在耳蜗基底区或“钩”区，这一区域对声损伤极度敏感。随着声损伤频带宽度的增加，最严重的损伤发生在耳蜗基底部。

噪声所致的暂时性、永久性阈移在同一研究组内年龄、噪声暴露及品系背景相同的动物中存在很小的变异性，但却发现噪声导致的暂时性或永久性阈移和耳蜗损伤在不同遗传背景、不同年龄、不同性别的动物中有显著的异质性。可推测，这些因素在人噪声易感性中起一定的作用。这些个体差异将在后面章节进行讨论。

（二）组织病理学：暂时性和永久性损伤

通过组织病理学可评估过度接触噪声后耳蜗各类型细胞改变情

况。毛细胞静纤毛破坏、内毛细胞肿胀和空泡形成、毛细胞丢失、支持细胞倒伏、纤维细胞丢失、血管纹损伤、神经细胞丢失等，这些现象均可在噪声性耳聋患者的耳蜗中发现。尽管暂时性和永久性阈移在组织病理学表现上有重叠的地方，但较大的、可逆的阈移（例如40dB噪声暴露12小时）和相对永久性阈移（例如40dB暴露2周）的产生机制是不同的。通过前者的表现来预测随后的变化，结果常常会令人失望。

短暂噪声暴露后，组织学检查常发现毛细胞静纤毛的改变。静纤毛的转向影响了顶端连接的紧张性，正常的顶端连接可开启机械门控通道。高强度的噪声可引起静纤毛束的排列混乱和相互融合，并破坏顶端连接。静纤毛的损伤和丢失与它的分布及噪声频率范围和响度有关，这可通过听觉损失程度来衡量。

内毛细胞和螺旋神经节细胞末梢之间的传入神经突触是以谷氨酸作为神经递质的，递质谷氨酸兴奋性的类型似乎在耳蜗对噪声的急性反应中普遍存在。过多接触噪声后，大量谷氨酸递质释放并激发突触后受体及谷氨酸清除机制，表现出经典的谷氨酸兴奋性中毒。在接触噪声0~12小时后，可有以下现象：内毛细胞下的传入神经树突空泡形成和肿胀、螺旋神经节细胞和（或）Rosenthal小管内的星形细胞鞘肿胀。无论噪声所致的只是暂时性阈移还是暂时和永久性两者均有的听觉阈移，即使在没有毛细胞丢失的情况下，也可发现谷氨酸兴奋性中毒在组织学的证据，且耳蜗的谷氨酸兴奋性中毒损害可长期存在。Puel及其同事在研究中发现，这样的改变可能是在老年性耳聋中看到的耳神经元变性的病理基础。

耳蜗血管纹肿胀是噪声暴露的急性表现，但这种改变对功能的不良影响尚不清楚。血管纹，顾名思义，是位于耳蜗外侧壁的高度血管化组织，它在维持离子环境和耳蜗内电位（EP）方面起着重要作用，耳蜗内电位及离子环境对正常毛细胞信息传导过程至关重要。噪声损伤后形态改变可能使血管纹功能也受到影响，尽管耳蜗内电位在接触噪声后快速恢复，但血管纹的边缘细胞和中间细胞的退化可使阈移处于稳定状态。

强噪声接触后的急性期也可观察到支持细胞的萎缩，在对豚鼠和毛丝鼠的研究中发现上述结构的可逆性损伤与耳蜗电位可逆改变有关。支持细胞的这种可逆性结构改变在噪声接触后的暂时性阈移小鼠耳蜗也可观察到。

组织病理学显示接触噪声数周到数月后耳蜗细胞损伤情况与急性噪声损伤时明显不同。噪声所致细胞损伤修复迅速，例如，在接触噪声过程中，毛细胞损伤后被非感觉细胞（支持细胞）代替，在耳蜗感觉上皮表面形成指状的瘢痕。

外毛细胞在噪声损伤中特别易受累，其功能退化对于噪声接触后耳蜗功能变化有重要影响，这一点已达成广泛共识。外毛细胞可放大动作电位以增强耳蜗对于低强度声音信号的反应，内毛细胞充当感受器。噪声所致外毛细胞损伤可使听阈升高和调频变宽，而内毛细胞损伤则切断了耳蜗与传入神经元之间的联系，导致无反应区域。

组织病理学观察发现噪声所致损伤主要集中于局部的外毛细胞，表现为细胞的受损和缺失，对于接触更强噪声者则是内毛细胞和支持细胞均受累，紧随其后的是传入神经元和螺旋神经节细胞退变，但是后者也可在没有前面损伤的情况下发生。很显然，即使有40~50dB的永久性听觉阈移也并非只有毛细胞的损伤，可能也有静纤毛的损伤。急性声损伤的小鼠，其静纤毛的损伤持续存在，这是耳蜗功能减低而产生永久性阈移的最重要的结构损伤。

许多实验室对于不同种属动物在接触噪声后耳蜗细胞功能和细微结构的变化进行了研究。例如，在接触噪声后小鼠耳内纤维细胞在螺旋韧带中消失是非常常见的，这些细胞消失对于听觉功能的影响还不得而知。大的纤维细胞消失可致最小的听觉阈移，反之亦然。在声音刺激过程中，耳蜗外侧壁纤维细胞与内淋巴液K^+循环有关，内淋巴液K^+循环在耳蜗接受过度声刺激过程中尤其重要。在这一循环中，K^+进入和离开外毛细胞，随后穿越纤维细胞，最终汇集于血管纹。

三、噪声性耳聋的影响因素

临床表现、分类、噪声所致功能和耳结构损伤取决于接触噪声的特点、个人因素及二者间的相互作用。这些因素将在本节分别进行阐述。

（一）与噪声暴露有关的变量

噪声性耳聋的危险因素在个人及人群中的危害与其所接触噪声的特点有关。虽然在实验室研究中相对直接，但在日常生活中去评估噪声则是一项艰难的工作，可通过测量声音的响度和持续时间来量化工作环境中人耳接触的噪声。声级测量，包括用便携式噪声计测得的声级通常通过“A”频加权音阶来完成，用以估计人耳对声音的频率反应。声级的结果以dBA显示。对噪声量的计量尤其引人关注，这与声级水平及暴露时间两个因素均有关，这些信息在职业噪声监测中较容易获取。

接触噪声变量主要由噪声频率、响度、噪声暴露的模式及接触时间等组成，所有这些因素均是噪声性耳聋的危险因素，并可造成耳蜗组织病理学变化。简而言之，耳蜗感觉上皮的机械特性、张力排列分布和噪声的频率容量，共同决定了噪声性耳聋耳蜗基底部到蜗顶损伤的具体部位和频率范围。随着噪声的加大，暂时性和永久性听力丧失与耳蜗损伤的危险也随之加大。噪声暴露水平影响噪声致伤的频率范围，越高水平的噪声暴露引起的耳蜗上皮损伤范围越大。随着暴露时间的延长，耳蜗损伤的风险加大。在许多暴露中存在时间-强度关系，即越高水平的暴露引发耳蜗损伤所需时间越短。然而，上述规律受噪声暴露时特点的影响，包括噪声是持续的还是间断的。

从噪声声能总量来说，间断噪声暴露引起的永久性阈移远少于持续性噪声暴露。噪声间期的安静时期足够长，会对噪声所致的耳蜗损伤具有一定保护作用。相反，脉冲噪声较同一频谱和强度的持续性噪声的危险性更大。另一重要变量是噪声的振幅峰值。

（二）声创伤

这一部分主要关注持续接触噪声后的结果。短暂接触或仅仅偶然接触损伤性噪声，例如，爆炸、射击、火警警报等均可引起声创伤而导致噪声性耳聋。机械性损伤可导致耳结构破坏、不同频率听力改变，这种情况下的听力恢复与长期持续慢性噪声接触引起的耳聋的恢复也有所不同。其耳结构性损伤包括鼓膜穿孔、中耳及内耳结构破坏，持久的听力丧失是常见的结果。

（三）噪声接触史与噪声性耳聋

将噪声接触史与个体情况联系起来可评估罹患噪声性耳聋的可能性。有慢性噪声暴露的情况时，有效的防护方案可使阈移在一定程度上降低，这被称作内耳的“调节”或“强化”功能。这一噪声保护机制通过不同的试验进行研究，其中分为不同强度等级的两个部分。第一个实验：首先将一组动物暴露于中等强度的噪声中，造成轻度暂时性损伤。在恢复期（休息期）后，再给予实验动物短暂致伤性噪声，一般与上次噪声频率相同但声强更高。由于这种保护机制，预先接受较低强度噪声刺激的动物的永久性听觉阈移（和耳蜗损伤）比没有预先接受较低强度噪声刺激而直接接受高强度噪声刺激的动物的永久性听觉阈移小。第二个实验：一组动物每日接触适度的损伤性噪声，持续时间从早6点至晚6点，内耳的“强化”功能体现在每天都能测到阈移，这一阈移在声损伤后很快发生，但随噪声累积量的增加逐步改善。在大多数同类研究中，在噪声暴露进行性恶化前，都可检查到听觉阈移变化，在接触噪声几周后，即便噪声终止，实验动物仍可检测到永久性阈移改变或耳蜗不可逆损伤。可见，内耳的“适强化”功能包括混合性阈移的下降，即较小幅度的永久性阈移的下降和较大幅度的暂时性阈移变化。

复合暴露：在同时接触某些治疗性药物（如氨基糖苷类药物和顺铂）和在工业、军事部门工作中接触化学试剂（如溶剂、化学窒息剂和重金属）时，噪声暴露个体患有噪声性耳聋的危险将增加。以上因素能与噪声相互作用，从而增加噪声性耳聋的发生。某些因素可单独致聋，当其作用于噪声暴露个体时，噪声性耳聋的临床表型将有所不同；其他因素将增强噪声对听力和耳蜗组织病理学的影响，但其本身对听力的影响却非常小。这种共同暴露的协同作用可很好地用毒理学理论进行解释，并且能进行简单的鉴定和量化，例如可简单地预测和预防针对同一靶器官或相同代谢途径的两种化学药物的作用。

（四）个体差异

不同种族人群接触噪声后听力下降水平明显不同。导致听力下降水平不同的原因有很多，包括以上描述的差异，以及内在因素和环境因素影响等，这些因素可致他们自身听力下降，或可增加噪声性耳聋的易感性，其中许多因素已经得到多年研究。除了以上研究外，研究者还利用低变异鼠模型分析了噪声性耳聋的遗传易感性。随着遗传变异最小化，其他的个体差异在噪声性耳聋结果上的影响将被分离出来。随着遗传因素对噪声性耳聋和其他易感性影响结果的澄清，这样的研究工作也用在对人类的研究。

1. 噪声易感性的遗传因素

在研究人类噪声性耳聋时，许多研究学者应用动物模型排除内在混淆因素后，研究了噪声对内耳的损伤作用。尽管增加了一些实验对照的方法，例如，仔细制订和控制暴露参数，这样可减少变异性，但远亲杂交种类动物的特定暴露变异性仍然很高。比较而言，近亲杂交鼠的噪声诱导的听觉敏感丧失程度和组织病理学改变均较少。遗传学差异导致了个体间噪声性耳聋遗传易感性的差异。

种系内部表型的差异使得种系间的噪声性耳聋易感性不同。在特定的年龄和噪声暴露水平下，一些近亲杂交鼠，如129S6/SvEvTac和MOLF/Ei种系，具有明显的噪声性耳聋抗拒性；然而，其他种系鼠（B6、BALB/cJ）表现为明显的易感性。因此，从遗传学方面确定动物种系后，表型差异可能会为揭示这种易感性差异的发生机制提供重要线索。此外，由于鼠类和人类听觉系统及基因组具有相似性，因此，这种发现对人类噪声性耳聋易感性分析提供了重要的线索。

2. 暴露时的年龄

目前研究普遍认为，在耳蜗结构和功能显著成熟之前，其对噪声和耳毒性药物的损伤具有高度易感性。然而，在排除遗传因素后，并没有发现噪声暴露的年龄对易感性的影响。直到成熟期之前，噪声暴露与易感性无线性关系。这种易感性不仅不能用基础敏感性揭示，也不能将其归结于中耳的传导差异。对此还需要进行年龄与噪声性耳聋易感性关系的进一步研究。

3. 传出神经的影响

橄榄耳蜗束是由下行神经系组成的，起源于上橄榄核，通过直接或间接反射投射于耳蜗。基于橄榄耳蜗束活性的观察研究可控制以外毛细胞为基础的耳蜗放大作用，从而使耳蜗的敏感性降低。传出神经具有保护内耳、免于高频声音损伤的作用。无论是急性还是慢性噪声性耳聋，橄榄耳蜗束的活性或被药物作用阻断，或调节橄榄耳蜗束功能的受体失效，使得橄榄耳蜗束传导通路均被较大程度地阻断了。这些实验研究为中枢橄榄耳蜗束与外周橄榄耳蜗束神经元的保护作用的比较和保护机制的揭示提供了重要线索。

传出神经保护强度的个体差异可能会导致噪声性耳聋的表型差异。目前研究已发现，利用以DPOAE为基础的传出神经反应强度评估体系，可以发现豚鼠噪声暴露的强度与随后发生的听力下降呈负相关。这些数据至少部分表明，神经橄榄耳蜗束的反射强度可用来区别“强健”和“温和”内耳。自从能通过耳声发射无创性分析神经橄榄耳蜗束反射之后，将其应用于人类分析噪声性耳聋的易感性成为可能。

四、噪声性耳聋的评估和治疗

在临床和工作场地，通常将纯音测听的行为阈值作为分析噪声对听力影响的标准。应用纯音测听阈值分析人类的听觉敏感性已有几十年历史，测量方法已经标准化和有效化。与能评估个体的敏感性不同的是，这些测量方法形成了人群敏感性的基准。此外，已经在每个存在的噪声性耳聋暴露标准的基础上，应用听力检测数据建立了噪声性耳聋危险模型。

（一）听力检测的“噪声切迹”

常见的听力检测曲线图会揭示个体的噪声暴露史：在3kHz~6kHz期间，听力检测曲线上有明显的切迹状，听力下降时低频听力可能正常，在8kHz时高频听力有所提高（图1-2）。同时，也有其他不同情况，特定内耳的听力下降情况受到以上诸多变异因素和已存在的病理学情况影响。

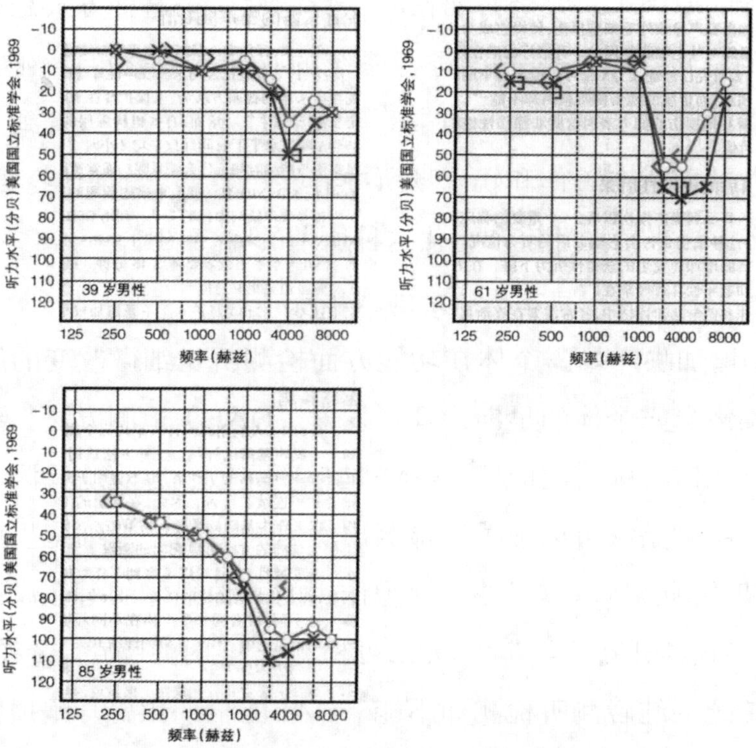

图 1-2　3 位具有噪声暴露史男性的纯音测听结果

每个听敏度图结果都显示出了切迹样下降，下降的最大范围为 3kHz~6kHz。右侧图表显示老年性耳聋和噪声性耳聋同时存在于个体的同一耳，很难将二者区分。

有关噪声切迹听力曲线已有多种解释。人耳经常暴露的噪声为宽带信号，通过外耳和中耳的传导，这些信号将具体化（一些被放大，其他的被过滤），这些信号刺激耳蜗敏感区域。相关文献报道，噪声频率依赖性的衰减将活化听觉反射，有助于观察听力下降的过程。噪声导致的不同频率听觉阈值下降的差异与噪声组成和声音传导途径不同相关。

噪声性耳聋尚无公认的诊断标准，但在噪声暴露耳的3kHz~6kHz频率中显示出的切迹通常被认定为具有噪声暴露史。然而，在确定噪声性耳聋的原因来决定经济赔偿时，特定性应用这种方式是有争论和有问题的，可结合其他原因进行系统的临床鉴别诊断，例如遗传因素、耳毒性因素和年龄相关因素等。综合性观察的方法得到了广泛的应用，尤其面对在工作和娱乐场所中有噪声暴露史的个体。学者已经提出许多方法来辅助鉴定和量化这种所谓的噪声切迹。

（二）耳声发射是否为一项敏感指标

为了增加噪声暴露个体在功能方面检测听觉细微改变的敏感性，尤其是噪声暴露个体的早期，耳声发射（OAE）检测方法得到一些研究者和临床医生的广泛应用。OAE是一项灵敏、客观地检测耳蜗功能的方法，特别是它可以敏感地检测出噪声导致的外毛细胞损伤，是可用于早期检测噪声暴露对外毛细胞作用的一种很好的潜在候选方法。事实上，很多研究已经证实OAE可检测出早期的噪声导致的听觉阈移，而传统的纯音测听检测却不能。OAE能早期预警耳蜗损伤的能力表明这些非损伤性检测具有保护听力的作用。

（三）噪声暴露后的迟发性后果

一旦人耳受到噪声损伤，一个重要的临床和公共卫生领域的问题为：这种损伤是否会影响以后的听力情况。例如，那些随着年龄的增加而发生的获得性听力下降。在人群中，噪声性耳聋和老年性耳聋经常同时存在。因此，在现在的临床和医学法律评估中，经常需要在逐渐加重的听力下降中区分噪声诱导性听力下降和老年性耳聋，需要应用一些方法来明确听力下降的原因。Miller及其同事们均支持这种观念，并发表了其记录到的若干周和若干个月的噪声暴露后阈移曲线。如果最初噪声诱导的阈移稳定，年龄相关性改变可能加重听力下降。

然而，现在还没有噪声性耳聋的暴露后时间的延长对于老年性耳聋发生时间的影响的相关动物研究。

现在有两种不同的观点，除了上述的噪声性耳聋将加剧随后发生的老年性耳聋的观点外，另一种观点是二者是相互独立发生的。在Gates的研究中，观察听力曲线发现，具有噪声暴露史（3kHz~6kHz的噪声切迹）的个体，15年后的噪声切迹区域的听力改变很小（推测与早期的听力下降和耳蜗损伤相关），然而在听力下降区域以外的频率区域听力下降较重。通过分析伴和不伴职业噪声暴露史的老年个体的每年听觉阈值改变情况，研究人员得到了以上结论。相反地，现在的一项纵向调查研究表明，在3~11.5年内，伴和不伴职业噪声暴露史个体的听觉阈值改变没有显著差异。因此，尽管现在普遍认定噪声暴露也是老年性耳聋发生的重要因素，但明确二者的特定关系却很难。

现在以低度变异鼠模型进行的研究工作直接检测并支持了噪声暴露具有显著和远期后果的观点。这些研究显示，随着年龄的增加，最初的噪声暴露将加剧老年性耳聋和神经元的退行性改变。在评估人群中噪声的危害时这些发现将具有重要意义。

（四）严重的听觉敏感性下降

依据听力下降的程度、频率分布的区域和潜在的组织病理学改变的程度及性质，噪声对听觉改变的影响程度可分为轻度至极重度。在此处讨论的焦点是听阈改变将损害阈上听觉，例如言语识别率。纯音测听并不是反映这些阈值的最好方法。针对严重的噪声性耳聋患者，我们应该综合性评估他们听觉敏感性下降的程度，为治疗提供合适的依据。

五、职业噪声暴露

许多个体暴露的噪声源来自工作场所，人们已经进行了实质性的努力来保护噪声暴露下的工人。

（一）允许暴露的噪声极限值

多年来，评估噪声暴露的水平和持续时间的模型已经得到广泛应用，并且已经与预测噪声性耳聋模型进行了合并。现在所采用的普遍标准为：未保护耳在90dB(A)噪声水平下稳定暴露8小时。然而，有些机构采用的是更紧急的方式，85dB(A)噪声水平下平均时间8小时。这些允许暴露的极限值与持续时间是什么关系呢？通常情况下，交换速率[5dB（OSHA）、3dB（NIOSH）]被用来预测暴露水平和时间所产生相等噪声量与损伤的关系。利用OSHA的5dB交换速率，90dB(A)水平下暴露8小时相当于95dB(A)水平下暴露4小时，而仅相当于在115dB(A)水平下暴露15分钟。最近一篇相关文献报道，在3dB交换速率、85dB(A)噪声水平下暴露计权平均8小时，得出噪声的慢性暴露（多年中每天工作8小时每周工作40小时）比85dB(A)噪声水平下计权时间平均8小时对人类的听力损害更大。

（二）暴露预测

传统上，人们用单位时间完全阈移进行行业或工作场所中噪声暴露的评估。此种方法适用于工作环境中有稳定和持续噪声暴露的工作者，但不适用于间断、多变噪声的暴露者和不连续工作者。因此，在特定的工业行业中，例如建筑业，人们应用了以工作为基础的暴露评估策略。由于以工作为基础的方法可靶向地测量工作中最高的噪声暴露水平或变异性，并且可考虑工作整体范围和暴露时间，因此，此方法具有独特的优势。同样工作的个体噪声暴露水平不同，或者同一个体在不同环境中进行工作，都可导致不同的测量结果。

应用听力保护装置时，其声音衰减具有变异性，使得暴露评估非常具有挑战性。据报道，44名应用泡沫内耳置入式耳塞的建筑工人接受的噪声平均衰减20 ± 10dB，此结果证明了个体应用听力保护装置的有效性。此外，研究还对另外557名建筑工人应用听力保护装置面对噪声暴露后的听觉阈移进行了评估，其中仅有17.1%的个体有85dBA的听觉阈移（范围0~100%，标准差34.9%），此结果再一次证实了听力防护装置的有效性。实际上，个体听觉防护装置声音衰减的有效性和应用防护装置时间的不同使得在评估个体暴露情况时具有一定的误差。当然，之后我们还会讨论这些装置带来的听力保护获益情况。

（三）非职业性噪声暴露

极少部分人并不同意非职业性噪声暴露可潜在导致噪声性耳聋的观点。有些人还争论，不断增加的噪声暴露率将导致噪声性耳聋患病率相对稳定或在工作环境中增长。据报道，在没有接触职业噪声暴露的青少年中，噪声性耳聋的发生也占有相当大的比例。近年来，由于对立体音响系统或多或少的接触，青少年中噪声性耳聋高发的问题越来越普遍。拉比诺维茨及其同事们研究了20年青少年听力下降的患病率，并没有发现患病率提高的证据。

然而，在不同年龄阶段，个体存在着不同种类的潜在的噪声暴露危险。人们针对非职业性暴露是否增加了职业性暴露后患有噪声性耳聋的危险也进行了一些研究。研究结果表明，对于一些个体来说，非职业性噪声的水平很高，但暴露的时间却很短。此结果已经被Neitzel学者及其同事进行的有关不同建筑行业噪声暴露的工人的研究所证实。他们得出的结论是，对于大多数工人来说，非职业性暴露仅导致极少的危害，它仅仅是人们接触到的噪声中的一小部分。

六、听觉保护和教育

在美国，由政府建设的在特定场所谨慎安全工作的听力保护项目的完成，将保护工人听力，防止噪声性耳聋的发生。此项目包括调查噪声暴露水平、控制和减少设备噪声、减少高水平噪声接触时间、培训和使用个人听力防护设备和通过测听技术的检测。现在，在超过85dB的噪声水平环境中，美国职业安全和卫生管理局（OSHA）需要启用这样的听力保护项目。在大多数部门，主要的努力方向为关注常规的听力学筛查和听力防护装置的应用。

关于噪声的危害和来源的教育工作应该作为任何听力保护项目的一部分在广大公众中进行宣传和教育，描述过度暴露的体征和症状，强调进行性听力下降的特点和本质，明确噪声损伤后的永久和显著性听力下降的后果。尽管在工作和非工作中应用听力防护装置可显著地减少发生噪声性耳聋的风险，但需要明确的是，在实践中存在许多障碍限制了其使用的有效性。有效并持续地进行有关听觉防护装置应用的训练也成为听觉保护项目的一部分。噪声衰减率可用来指导听觉防护装置的选择，最终将指导人们持续和正确地佩戴最有效的听觉防护装置。

近年来，通过各种努力得出的信息，已经借助电子信息（网络基础），通过政府和专业的私人单位，进行了广泛的传播和应用，并且通过媒体进行了公众噪声性耳聋知识和行为的调查分析。但是不幸的是，目前的工作结果表明，社会个体对噪声高危害性的意识却非常低。通过网络调查对有关高声音乐可导致噪声性耳聋的态度和认识的结果显示，大部分人在接触高声音乐以后有过耳鸣和听力下降的症状，但很少有人关注。有关高声音乐可导致噪声性耳聋的宣教工作可促进他们保护自己的听力。以网络为基础的教育工具将是一种非常有效的传播知识的途径。

七、治疗

现在针对噪声暴露后发生的永久性听力损失，佩戴助听器是最常用的治疗方法，很多人就此而获益，但还有很多人认为助听器对其帮助有限。更重要的是，这种方法不能防护听力下降或减缓听力下降的进展。即使佩戴的是最佳装置，也不能改善受损耳的基本能力。

最近，在药理学和分子生物学方面，正在寻求新的有效预防和最小化听力损失的方法。在不久的将来，从这些发现中产生的药物治疗方法将应用于减少噪声暴露后细胞因成分损伤导致的死亡，或者促进内耳损伤后细胞的再生或替换，包括噪声暴露后。

动物模型的研究工作正在进行，噪声暴露后损伤的细胞成分已经明确，并且已经证实，这些成分可减少噪声暴露后的听觉阈移和耳蜗损伤。

第六节 突发性感音神经性聋

一、定义、临床表现和预后

突发性感音神经性聋这一概念并没有被阐述得十分清晰。大多数患者描述出前一天睡前听力没有下降，晨起醒来时即出现听力下降，甚至能说出听力下降发生的准确时间。尽管如此，从前学界一致认为只要病程小于3天的就属于“突发”。

无论是突然发生还是逐渐发生，听力下降的范围可从几乎勉强检测到一直到极重度耳聋，但目前的突发性感音神经性聋的定义是：在至少3个相邻的听力测量频率内听力下降大于30dB以上。偶尔可通过对比现在和以前的听力图来评估听力下降，更多的时候是在假定发病前两耳听力相同的条件下，将发病耳与未发病耳进行比较。好在突发性感音神经性聋几乎总是单耳发病。

据报道，在美国每年每1万人中就会有1人发生突发性感音神经性聋，这意味着每年有超过2.5万人发病。但Hughes及其同事则估计，在美国每年只有4000人发病。男、女均可发病，发病的高峰在30~60岁。

该病通常伴有耳鸣（>90%），眩晕也经常出现，常表现为自发的（就像急性前庭神经元炎）或是孤立的位置性眩晕。65%的患者即使不经过治疗在2周内也可完全康复。低频听力下降的预后要好于高频听力下降。当然，不只是突发性感音神经性聋，这适用于所有的快速进展性和波动性感音神经性耳聋。

二、病因

因为该病是突发性的，所以病例的病因都不是十分清楚。尽管如此，仍有相当多的人推测它是由病毒感染和血管因素引起的，并且更多的证据倾向于前者。

（一）病毒感染

许多耳科学家认为病毒感染（或者潜在病毒的复苏）是突发性感音神经性聋最重要的病因。这种观点的证据是：①腮腺炎等多种病毒感染，可导致先天性或突发性感音神经性耳聋；②这些疾病的耳蜗组织病理学与突发性感音神经性聋后的耳蜗组织病理学类似；③突发性感音神经性聋的患者经常存在病毒感染的免疫学证据；④单纯疱疹等病毒可在神经组织内蛰伏数年，并已经在人类的螺旋神经节中分离出来。

子宫内的病毒感染可引起多器官损害，在1964—1965年流行的风疹（德国麻疹）导致了上千例的先天性耳聋。大多数患者出现包括眼、心脏及大脑畸形的综合征。自从腮腺炎—麻疹—风疹疫苗得到应用，实际上先天性麻疹综合征在美国已经消失。

目前导致先天性耳聋的最重要病毒为巨细胞病毒，它是疱疹病毒的一种。在被感染的实验动物的内耳中已经培养出巨细胞病毒，并证实其可造成耳蜗的损害。先天性巨细胞病毒综合征包括听力下降，及眼、大脑、肝脏和脾脏的损伤。但值得注意的是，大多数感染巨细胞病毒的新生儿并不完全表现为巨细胞病毒综合征。实际上，无伴随症状的巨细胞病毒感染导致的听力下降要多于有伴随症状的（综合征型）巨细胞病毒感染。新生儿的巨细胞病毒筛查（尿液病毒培养）显示感染率为1.3%，这些病例中的10%有先天性或进行性耳聋。大多数患儿由于其他方面是健康的，很可能被传统的先天性耳聋的高危评价标准所遗漏。目前没有疫苗能用来减少或者消除巨细胞病毒所致的耳聋。

新生儿单纯疱疹病毒感染导致的耳聋约占10%。

腮腺炎（病毒性腮腺炎）是导致儿童期突发性单侧耳聋的典型疾病。自从腮腺炎—麻疹—风疹疫苗广泛应用于临床，现在该病已非常罕见，每1万例腮腺炎约有5例出现腮腺炎性耳聋，通常为单侧。同巨细胞病毒一样，腮腺炎病毒已经能在实验动物的内耳中培养出来，腮腺炎病毒也会导致实验动物的耳蜗损伤。在使用腮腺炎—麻疹—风疹疫苗以前，麻疹（麻疹病毒）导致的儿童单侧耳聋占3%~10%。

水痘带状疱疹（或带状疱疹）病毒在儿童中可引起水痘，在成人中可引起带状疱疹。当累及膝状神经节，同时伴有面神经麻痹及耳部水疱时，称为耳带状疱疹或Ramsay-Hunt综合征。约6%的耳带状疱疹患者表现为感音神经性耳聋，这使耳带状疱疹很可能成为导致成年人耳聋的最常见病因。在这些患者中，存在病毒感染是相当确定的，已经在1名患有耳带状疱疹的突发耳聋患者的颞骨组织中分离出带状疱疹病毒DNA。

人类免疫缺陷病毒可直接导致听力下降，但最常见的形式是使宿主更易感染其他病毒，就像其他的传染源一样，许多病毒（巨细胞病毒、单纯疱疹病毒、腺病毒）能在人类免疫缺陷病毒感染的内耳中培养出来。

Schuknecht和Donovan首次提出，突发性感音神经性聋的患耳存在内耳螺旋器和耳蜗覆膜的萎缩，及螺旋神经节的缺失。这个结果与那些病毒（腮腺炎、麻疹）感染导致耳聋的结果类似，与缺血性疾病导致的病理（纤维及骨质增生）结果不同。但最近Merchant及其同事对来源于同一实验室的突发性感音神经性聋的15只患耳进行颞骨组织病理学研究，他们没有发现病毒性耳蜗炎的直接证据，例如电子显微镜下的病毒颗粒。这些观点证明核因子参与的病理性耳蜗细胞应激可能是引起突发性感音神经性聋的病因之一。

尽管突发性感音神经性聋和病毒感染导致的耳聋之间的耳病理学可

能类似，研究者仍然在突发性感音神经性聋的病例中寻找病毒感染的免疫学证据。Veltri及其同事提出，突发性感音神经性聋的患者对一些病毒有血清抗体转换现象（抗体水平增加），包括腮腺炎、流感（可能是巧合）、麻疹、单纯疱疹病毒、风疹和巨细胞病毒。Wilson尤其专注于研究单纯疱疹病毒，注意到有16%的突发性感音神经性聋的患者表现为血清抗体转化，而正常对照组只有4%。人类螺旋神经节中单纯疱疹病毒的DNA鉴定，以及对抗病毒药物治疗有反应的单纯疱疹病毒神经迷路炎的动物模型的发展，进一步支持了病毒感染是突发性感音神经性聋的重要病因。Pitkaranta及其同事注意到许多血清学研究没有涉及单纯疱疹病毒或者其他病毒，但也注意到长期静止的嗜神经病毒能再活化，并且在不触发全身免疫反应的情况下导致局限性疾病，疱疹性口疮就是如此。此外，还有可能发生突发性感音神经性聋、Bell面瘫、前庭神经元炎。但由于内耳培养和组织活检很困难，因此很难用个别病例证明这种假说。

（二）血管因素

血管疾病影响许多器官系统，在发达国家，血管疾病是引起死亡或残疾最重要的病因之一。血管疾病的高危因素包括糖尿病、高血压、肥胖、高脂血症。控制这些高危因素能减少心脏病发作，减少卒中、失明、肾衰竭和早产儿死亡的发生。还有一些同样重要但不能控制的高危因素，包括年龄、性别和家族史。因为器官在没有充足血供的条件下无法生存，并且血管疾病可影响多个器官系统，所以很自然的，研究者在寻找感音神经性聋与血管疾病或其高危因素有关联的证据时，尽管他们非常努力，证据却非常少。

在其他器官系统，血管疾病可引起渐进的或突发的功能减退，一些患者可能在不知不觉中发展为充血性心力衰竭，另一些患者则可能会突发心肌梗死。例如，动脉粥样硬化性狭窄。即使疾病的发展是平缓的，但到达一个临界点或者发生类似于血栓形成或栓塞完全切断了血流的情况时，也会经常出现突发性功能障碍的症状和迹象。如果血管疾病对特殊的器官影响较大，例如耳蜗，预计它也可能导致突发的或逐渐发生的功能改变。

由于在临床实践中耳科医生还不能测量耳蜗的血流，所以不能确定患者（或患耳）是否存在耳蜗缺血，但一定要相信听力下降和血管疾病的高危因素（或机体其他器官已存在血管疾病）有关联。

研究血管因素可从年龄相关性听力下降开始。年龄不是感音神经性聋的真正病因，只是有关联，在排除感音神经性聋的常见病因（噪声、头外伤等）之后，那些感音神经性聋的成年患者中，大部分人的听力下降最有可能与年龄有关。如果血管疾病是年龄相关性听力下降的重要病因，那么年龄相关性听力下降的纵向研究可能取得阶段性进展，即一耳发生缺血，而另一耳未发生的实质上的不对称性。在年龄相关性听力下降中类似的报道稀少，早已体现出学者对血管因素假说的怀疑，但那些怀疑却被搁置一旁。人们可能会问，血管疾病及其高危因素与年龄相关性听力下降是否有关，例如，相同年龄和性别的糖尿病患者和非糖尿病患者相比，糖尿病患者中的听力下降是否更严重？多方面的研究宣称，已经对这个问题进行了总结，但结论是不确定的。即使血管病导致了一部分年龄相关性的听力下降，但它在其中所起的作用也很小。

对于突发性感音神经性聋患者，他们中的一些是否可归因于类似血栓形成、栓塞或者出血影响耳蜗之类的血管意外呢？如果血管疾病是导致突发性感音神经性聋的重要原因，那么突发性感音神经性聋的发病率应该是男性高于女性，并且随着年龄增加急剧增多，但二者都不是这样的。虽然病情随着时间推移，出现经常反复发作且双侧对称发作的情况，但大多数突发性感音神经性聋患者只发生一次，仅影响一只耳朵。对血管疾病及其高危因素的研究表明，有糖尿病的突发性感音神经性聋患者预后较差，但这些因素没有预示突发性感音神经性聋发生的可能性。

就像以前讨论过的，尽管出血或缺血后颞骨的组织病理学结果与突发性感音神经性聋患者的结果有很大的不同，在白血病、镰状细胞病、地中海贫血的患者中，伴有内耳出血的突发性耳聋很少发生，但所有这些都不能证明血管疾病与突发性感音神经性聋完全不相关。突发性感音神经性聋是不是心肺旁路手术中因栓塞引起的特殊并发症尚未可知。突发性耳聋的患者比对照的患者有更多的亚甲基四氢叶酸还原酶的基因多态性和Leiden V因子的突变，这些缺陷是血栓性血管病的高危因素。直到耳科医生能确实且非侵袭性地判断患者的耳蜗血流，我们才能知道血管疾病在突发性感音神经性聋中的作用，然而要做到及时检测将非常困难。

（三）其他因素

Simmons认为双侧内耳膜性组织破裂，是一些突发性感音神经性聋的病例的病因，虽然现有的证据很难证明他是错的，但也没有证据证明他是正确的。耳蜗膜性组织破裂的颞骨证据仅与气压伤有关。因为Simmons假设这些破裂的膜性组织中的一部分会累及卵圆窗和圆窗，产生外淋巴瘘。在20世纪80年代，出现一股在突发性感音神经性聋患者进行中耳探查，寻找外淋巴瘘的热潮。现在大多数耳科医生认为，引起感音神经性聋及眩晕的外淋巴瘘确实存在，但几乎只发生在明确存在气压伤的前提下：潜水之后、剧烈擤鼻、极度用力憋气或用不当的方法举重。缺少这样的病史，耳科医生就不会在突发性感音神经性聋的诊断时想到有膜性组织破裂和（或）外淋巴瘘，或者推荐适合的治疗方法，包括卧床休息和（或）中耳探查。

三、检查

面对没有明显诱因的突发性单侧耳聋患者，应详细询问其耳科学病史、进行体格检查及听力学评估（包括采用Stenger试验检测功能性听觉下降）。在突发性感音神经性聋时有时会出现耳声发射消失（意味着外毛细胞的缺失），但耳声发射检测在临床上是否有用，及在选择治疗时是否有帮助尚不明确。

突发性感音神经性聋的患者不一定要进行血常规检测，但突发性感音神经性聋的儿童还是应该进行血常规检测来筛查白血病，尽管这类疾病很少见。如果有临床证据支持莱姆病，应进行确诊测试。有全身疾病症状的患者，应该交给内科医生而不是接受耳鼻喉科医生选择的血液检测。如果要对近期没做过糖尿病检测的患者进行糖皮质激素治疗，应该先进行血糖测试。

突发性感音神经性聋的患者中大概有1%患者患有前庭神经鞘瘤，即使受损听力完全恢复也无法完全排除这个疾病。当受累耳的听力比对侧耳差时，Gd-DTPA对比注射的MRI可最确切地确定或排除肿瘤。听力更差耳的概念是两个或两个以上频率纯音听阈相差15dB或更多，或者言语识别率得分相差15%。不能进行MRI的患者，可选择听力学检测如听觉脑干反应检测。CT扫描能发现较大肿瘤。

MRI的普及使用使突发性感音神经性聋的病因学研究有了进一步的突破。在一些与血液病相关的少见病例中，注入造影剂前的影像能记录内耳出血。听力下降发生后的短时间内，突发性感音神经性聋的典型病例中可见到耳蜗的Gd-DTPA增强，这可能是血—脑屏障的通透性增强引起的。发病6个月或更长时间后，没有纤维化或骨增生现象

（在缺血性脑损伤可能出现这种情况）。

四、治疗

（一）糖皮质激素

Wilson及其同事在一个随机对比临床试验中发现，接受口服糖皮质激素治疗的患者大部分可痊愈（是指相对于未受累耳可恢复超过50%的听力），多于接受安慰剂治疗的患者。中度听力损失的患者治疗效果明显，其中接受糖皮质激素治疗的患者中有78%听力至少恢复了下降的一半，而接受安慰剂治疗的患者中听力有恢复的只占38%。中频听力下降的患者用不用糖皮质激素都恢复得很好，严重听力损失的患者不管是否治疗都恢复得不好。这个研究只是应用糖皮质激素治疗突发性感音神经性聋的随机试验，随后的临床试验使用口服糖皮质激素作为对照组来对比其他可选择的治疗方式。

进一步的研究也验证了口服糖皮质激素治疗突发性感音神经性聋的效果。Moskowitz及其同事进行的一个非随机研究，结果与Wilson及其同事的研究结果类似（用糖皮质激素治疗的患者89%恢复了，未治疗的44%恢复了）。如果没有糖尿病、活跃期的十二指肠溃疡、肺结核等禁忌证，大多数的耳科医生会给突发性感音神经性聋的患者应用糖皮质激素。在临床上早期的（发病2周内）、高剂量的（60mg/d服用9天，随后5天减量）泼尼松龙治疗可明显恢复听力。

最近，鼓室内注射糖皮质激素成为突发性感音神经性聋患者口服糖皮质激素治疗失败后的补救治疗措施，尽管这些研究中的大多数是不可控的（无对照研究），但少数患者可在这种治疗中获益。Xenellis及其同事公布了唯一的随机临床试验结果，实验对比了鼓室内糖皮质激素注射的患者和未经鼓室内糖皮质激素注射的患者，后者经过10天静脉糖皮质激素注射但没有效果。他们发现，经过2周4次鼓室内注射甲泼尼龙的患者的纯音听阈均值（14.9dB）有提高，在统计学上要好于对照组。采取鼓室内注射糖皮质激素作为突发性感音神经性聋的一线治疗方案的临床试验正在进行中。

（二）抗病毒药物

近年来有效的口服抗病毒药物很容易买到，但还没有发现其对突发性感音神经性聋患者有效。有两个前瞻性的随机双盲临床试验，选取了阿昔洛韦与口服泼尼松龙联合使用或者伐昔洛韦与泼尼松龙联合使用，与安慰剂与糖皮质激素联合使用进行对比，但都无法证明添加抗病毒药物能改善听力水平。

（三）其他治疗

在欧洲，血管源假说非常流行，常用的治疗方法包括口服己酮可可碱和静脉注射右旋糖酐（目的是降低血液黏稠度）、血浆分离置换法（目的是减少血液中的低密度脂蛋白）、使用10%二氧化碳和90%氧气的混合气体、使用罂粟碱（目的是扩张血管），但这些治疗方法的效果并不比安慰剂好多少。

有抗氧化性质的其他用药也已被研究，例如镁、银杏叶和维生素E。这些随机的试验应用抗氧化药物和安慰剂联合吸入90%氧气和10%二氧化碳混合气体和糖皮质激素，从中得出加用抗氧化剂能改善听力结果的结论。

当引起突发性感音神经性聋的病因被发现时（图1-3），这个病例就不是突发性的，其治疗应该视诊断而定。当治疗后恢复不完全时，对持续性耳鸣和听力下降的处理是非特异性的。一些患者选择尝试助听器，但对大多数患者来说，富有同情心的指导才是最好的方式。

中频听力损失患者中的大多数比此图中的情况更为严重，但低频和高频听力总是比中频好，不经过治疗就能恢复（$n=4$）。重度耳聋的患者（各个频率均>90dB）是否经过糖皮质激素治疗都无反应（$n=34$），剩余的患者（$n=74$）处于糖皮质激素有效的区域。

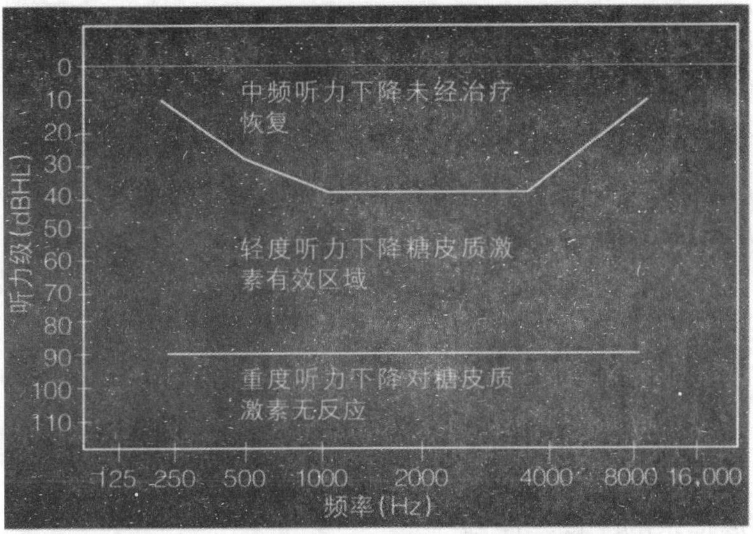

图 1-3　听力测试分型预示糖皮质激素的效果

第七节　中耳重建

一、引言

鼓室成形术是一种用于重建中耳声音传导机制的手术。20世纪50年代，Wullstein和Zollner医生开创了现代鼓室成形术，随后许多耳外科医生为鼓室成形术技术的发展和完善做出了重要贡献。鼓室成形术最常见的适应证是修复慢性中耳炎所引起的中耳结构和功能的缺损，同时也适用于其他原因如外伤和肿瘤等引起的中耳结构和功能的缺损。鼓室成形术也可联合乳突根除术，用于慢性中耳炎的感染控制。

二、鼓室成形术的生理学原理

为了更好地理解鼓室成形术成功的条件和基础，首先回顾一下中耳的正常生理功能。正常的鼓膜–听骨链系统将来自外耳道的声压放大后传递至卵圆窗，这一放大过程称为“中耳增益”。正常的中耳平均仅能提供大约20dB的增益，其中多数的增益来自鼓膜和镫骨底板的面积比，声波在面积较大的鼓膜上产生的作用力经过听骨链耦合，传递至面积相对更小的镫骨底板；仅有约2dB的增益来自传导过程中听骨链转轴两端锤骨柄和砧骨长突的长度之比。这些增益中的一部分需要用于抵消鼓膜和听骨链系统的劲度、质量和阻尼，所以最终获得的增益小于单纯的解剖数据计算，而且不同频率的增益各不相同。

中耳腔为鼓膜和听骨链的充分运动提供了一个可压缩的缓冲充气腔。当外耳道的声波推动鼓膜运动时，多数的作用力用于鼓膜、听骨链和耳蜗内淋巴液的运动，但1/10~1/3的作用力消耗于中耳密闭腔内气体的压缩和膨胀。因此，中耳腔内的声压低于外耳道10dB~20dB，并且鼓膜两侧的声压差与作用于鼓膜和听骨链的声压是成正比的。

经鼓膜—听骨链系统获得的增益与经鼓膜后达到中耳腔获得的衰减是非常重要的，这使耳蜗能感受到作用于卵圆窗和圆窗上的声压差。由于不同声音的强度和相对相位均不同，所以在耳蜗卵圆窗和圆窗之间的声压差受到两窗处声音强度差和相位差的影响。声音强度差可掩盖相位差，因此，可将此计算简化。在正常中耳，作用于二窗上的声强差至少有30dB。中耳传导系统能使卵圆窗处获得20dB的增益，而作用于圆窗的声压等于中耳腔声压，后者比外耳道声压低10dB。在正常人和鼓室成形术成功的患者的中耳处，卵圆窗处的声压强度显著大于圆窗处的强度，在这样的条件下，声音的相位差对二窗声压差影响较小。

经过上述讨论可看出，鼓室成形术应该：

（1）重建鼓膜—听骨链系统，恢复卵圆窗所获得的增益。

（2）重建完整的鼓膜和恢复充气中耳腔以减少作用于圆窗的声压，从而达到恢复卵圆窗和圆窗间的声压差这一目的。

在重建鼓膜听骨链系统时，首要任务应该是通过恢复鼓膜和镫骨底板的面积比来恢复增益机制，而不是依赖在增益过程中重要性较低的听骨链杠杆作用。值得注意的是，基于其他方面的考虑，重建的镫骨底板应该与正常的镫骨底板面积相似，因此，通过减小镫骨底板面积来保持“正常”的面积比是不可行的。建立一个充气良好的中耳腔，使重建的鼓膜能运动，并减少作用于圆窗之上的声压，是鼓室成形术成功的先决条件。

三、术前考虑

当中耳炎患者有≥30dB的传导性耳聋且耳蜗功能良好时，可考虑行鼓室成形术。此外，为了摆脱外耳道进水引发中耳炎的烦恼，也可考虑行鼓膜修补术。鼓室成形术引起感音神经性听力下降的风险较小，但鼓室成形术的禁忌证之一是对唯一能听耳或听力更佳的一侧耳进行手术。

慢性中耳炎患者手术方案的制订需个体化。要考虑的因素包括患侧和另一侧的听力水平、慢性中耳炎的病理和活动性状况、患者的年龄、健康状况和医疗条件。这些因素还需有经验的耳外科医生进行综合考虑。

为每位患者行鼓室成形术前，准确地诊断和评估慢性中耳炎的类型和病情是极为重要的。首先，应鉴别慢性中耳炎是否伴有胆脂瘤，有胆脂瘤的患者一般来说除了行鼓室成形术重建听力外，还需要进行乳突根治术或上鼓室切开术，以求彻底清除胆脂瘤，这些患者的鼓室成形术可与乳突根治术同时进行或行二期手术。不伴有胆脂瘤的慢性中耳炎患者可分为三类：有鼓膜穿孔和耳漏的活动性慢性中耳炎、有鼓膜穿孔和干耳的非活动性中耳炎及有间歇出现耳漏的非活动性慢性中耳炎。不伴有胆脂瘤的活动性慢性中耳炎应当用药物控制感染以消除耳漏，使之转变为非活动性慢性中耳炎。干耳观察期建议为4~6个月，然后选择合适的鼓室成形术。不伴有胆脂瘤的活动性慢性中耳炎若药物治疗失败，一般提示中耳和乳突内有不可逆病变（典型的如肉芽组织），因此最好联合乳突根治术和鼓室成形术进行治疗。频繁发作的非活动性慢性中耳炎需要注意避免诱因，如污水进入外耳道。如果没有明显的诱因，一般建议联合乳突根治术和鼓室成形术以去除感染病灶，如乳突、鼓窦和上鼓室内的肉芽组织。鼓室成形术常见的失败原因是未能准确判断和治疗中耳腔和乳突内的胆脂瘤或潜在感染病灶。

5岁以下患儿不宜选择行鼓室成形术，因为他们咽鼓管功能较差，再次患中耳炎会使之前的手术失去意义。对于年老和伴有严重基础疾病的患者，必须评估手术受益是否大于麻醉风险。

多次鼓室成形术失败的患者可能有不能克服的不利因素，包括咽鼓管功能丧失、中耳纤维化，以及有鼓膜移植失败和假体脱出的趋势。对于这样的患者，耳科手术的目标在于使中耳保持干燥和处于安全的状态。并通过耳道式或骨锚式助听器提高听力，而不应该再次尝试鼓室成形术。

四、术前评估

术前评估应该包括完整的耳科和全身疾病病史采集、耳科和头颈部检查及听力学评估。经过训练的医生使用耳显微镜可获得丰富的信息。应当记录鼓膜穿孔的大小和形状及与其外耳道相邻的范围，这有助于选择恰当的手术入路。有角质碎屑存留的紧张部或松弛部内陷囊袋提示胆脂瘤的存在。感染的体征表现可能很明显，如中耳腔积脓，也可能很细微，如穿孔边缘有细小的肉芽。如前所述，胆脂瘤或感染的存在可能提示除鼓室成形术外还需要考虑行上鼓室切开术或乳突根治术，以彻底清除感染灶。

耳显微镜检查还可帮助检查听骨链是否完整，如果鼓膜是完整的，鼓气耳镜可评估锤骨的活动性。通过穿孔可观察砧骨和镫骨的连续性是否完整。鼓室硬化者卵圆窗周围有白垩样斑块，表明镫骨底板固定，此时二期再行镫骨切除手术是有必要的。

咽鼓管功能对鼓室成形术的成功非常关键，但术前的咽鼓管功能检查并不能可靠地预测手术是否会成功。咽鼓管功能不良多见于双耳患病、对侧分泌性中耳炎、中耳腔和乳突气房的纤维囊性闭锁、未控制的鼻—鼻窦炎、腭裂和其他颅底畸形。

术前听力学评估包括充分掩蔽条件下的纯音测听和言语识别率检查，听力学评估可帮助临床医生估计中耳病变的病理性质，以便于术前的方案制订和会诊。鼓膜穿孔引起低频的传导性听力下降，并且下降程度基本与穿孔大小成正比。气骨导差与穿孔大小不相符合可能提示听骨链不完整或者固定。在穿孔处放置一片卷烟纸或带有软膏涂层的明胶薄膜可用来评估鼓膜修补手术前后的听力变化，放置后听力提高不明显说明听骨链有问题，如固定或不连续。

听骨链不连续且鼓膜完整时，听力图表现为相对平坦的60dB气骨导差。听骨链不连续伴有鼓膜穿孔时，气骨导差略小，为40dB~50dB。砧镫关节被吸收替代为纤维连接后，可使高频的气骨导差大于低频的气骨导差，并表现为波动性听力下降。当中耳充气良好时，鼓膜和砧骨向外移位，纤维连接紧绷，提高了声音传导，此时的听力较好。

鼓膜完整且外观正常，中耳充气良好的患者存在气骨导差时，通常说明存在听骨链固定现象。鼓室硬化或耳硬化引起的镫骨固定可造成高达50dB~60dB的气骨导差。而单纯的锤骨头固定通常仅引起不超过20dB~30dB的气骨导差。较少情况为内耳病变（如上半规管裂或前庭导水管扩大），可表现为与听骨链固定相似的气骨导差。有助于辨别是否为内耳病变所致的气骨导差的特点包括：

（1）2000Hz以下频率的骨导阈值可能高于0dB（-15dB ~ -5dB），因此，在纯音测听时，不能在骨导值到0dB后便结束，还应设法进一步判断其真实的气骨导差值；

（2）镫骨肌反射存在，这与听骨链病变时反射消失是相反的；

（3）前庭诱发肌源性电位的阈值较正常人低，高分辨率CT有助于诊断这些可疑的内耳病变，包括上半规管裂或前庭导水管扩大。

五、手术技术分类

现有鼓室成形术分类是在原Wullstein鼓室成形术分类方法上进行了修订，分为Ⅰ~Ⅳ型。Ⅰ型仅重建鼓膜，Ⅱ~Ⅴ型为伴或不伴鼓膜重建的听骨链重建术。表1-4列出了不同类型的鼓室成形术。

表 1-4　鼓室成形术分类

分型	鼓室成形术
Ⅰ型	仅修补鼓膜，不改变听骨链
Ⅱ型	修复听骨链，恢复杠杆结构机制
Ⅲ型，小耳柱骨式	在鼓膜或锤骨柄与镫骨小头间放置移植物修复听骨链
Ⅲ型，大耳柱骨式	在鼓膜或锤骨柄与活动的镫骨底板间放置单一移植物修复听骨链
Ⅲ型，镫骨耳柱骨式	将鼓膜移植物直接放置于镫骨小头上，从而修复听骨链
Ⅳ型	保留活动的镫骨底板，使其直接暴露于外耳道，同时放置组织移植物使圆窗膜与外耳道隔离
Ⅴa型	外半规管开窗以绕过固定的镫骨底板
Ⅴb型	与Ⅳ型相似，但去除镫骨底板后用组织移植物封闭卵圆窗

鼓室成形术可在局麻或全麻条件下完成，可选用经外耳道、耳内或耳后的切口。选择不同术式的考虑因素包括预计的病理类型和重建方式、需要暴露的鼓室腔大小、患者外耳道的情况、是否需要进一步行乳突或上鼓室切开术、耳科医生的习惯等。术前应签署知情同意书。过去的50年里，出现了大量的鼓室成形术的方法和技术。

（一）Ⅰ型鼓室成形术

Ⅰ型鼓室成形术仅修复鼓膜，而不改变听骨链系统，手术操作包括了暴露中耳、检查确定听骨链正常。各种不同的组织移植物被用于Ⅰ型鼓室成形术，包括颞肌筋膜、软骨膜、软骨、骨膜和耳垂脂肪组织等，针对不同穿孔的大小和位置，还出现许多不同的修补技术。I型鼓室成形术是使用最多的鼓室成形术，对于后方或中央的小穿孔，最常用的技术是内衬移植物技术，即内植法。使用锐利的钩针在穿孔边缘制造出新的创缘，然后剥起鼓膜外耳道皮瓣，在高倍显微镜下检查鼓膜的内侧面，去除可能经穿孔移行至鼓膜内侧面的鳞状上皮。检查并确认听骨链的活动性，必要时可去除外耳道后上象限的少量骨质，以充分暴露砧骨和镫骨。将组织移植物修剪至穿孔面积的2倍大小，置于鼓膜的内侧面，中耳腔内填满小块的明胶海绵以支撑移植物。

如果穿孔位于鼓膜前部，或穿孔为次全穿孔和完全穿孔时，上述的内植法可能会失败，因为移植物的前端不能与鼓膜前部的残余部很好地接触。大穿孔或前部穿孔的患者，可使用外植法或鼓膜替代法。两种技术相似，下面将一起介绍。虽然对技术有一定要求，但这两种方法可靠性极高，移植物成活率超过95%。

采用耳内切口或耳后切口入路，需掀起外耳道骨部的皮肤。若最终采用鼓膜替代法，则保留该皮瓣，若采用皮肤移植，则切除此部分皮肤。进行扩大外耳道（耳道成形术）的操作时，应用大量水冲洗，以避免颞骨温度过高，同时应避免损伤颞颌关节及其内容物。外植法需去除残余鼓膜表面的所有上皮，仅保留其纤维层，然后将颞肌筋膜放置在残余鼓膜的外侧面。在移植物上做一个切口，将移植物推向锤骨柄的深处，使其包绕锤骨颈。在鼓膜完全替代法中，需去除整个鼓膜残余部分。将颞肌筋膜移植物修剪至能完全覆盖鼓室空间，并能反折覆盖3mm骨性外耳道区域的大小。同样在移植物上做一切口，将移植物推向锤骨柄的深处，使其包绕锤骨颈。这两种方法其余的步骤类似，暴露的骨性外耳道用之前保留的外耳道皮瓣覆盖，或用从上臂获取的裂层皮片移植物覆盖，这样所有耳道的表面均有上皮覆盖，然后再行外耳道填塞以固定移植物。上述两种方法成功的关键一方面是使修补的鼓膜与外耳道前壁的夹角成锐角，以防止该角变钝，另一方面是将移植物放置于锤骨柄的内侧以防止其外脱位。鼓膜与外耳道前壁的夹角变钝指此处的纤维组织增生，干扰了鼓膜和锤骨的传导机制，引起传导性听力下降。较薄的AlloDerm（NJ）可作为筋膜移植物的替代品。

（二）Ⅱ型鼓室成形术

Ⅱ型鼓室成形术是指修补鼓膜的同时，修复听骨链系统，恢复锤骨和砧骨正常的杠杆机制。最常见的手术指征为砧骨长突远端的骨质吸收。通常该区域的骨质吸收由纤维连接替代。用剪刀或激光切除该纤维连接后，有几种方式可恢复听骨链的连续性，包括使用骨性支柱、人造假体或骨水泥。如果不能确定听骨链重建后的稳定性或者机械耦合的充分性，则应当去除砧骨并改行Ⅲ型鼓室成形术。

（三）Ⅲ型鼓室成形术

Ⅲ型鼓室成形术恢复鼓膜至卵圆窗的声音传导的方式有3种：小耳柱骨式、大耳柱骨式和镫骨耳柱式，下面分别进行介绍。

1. 小耳柱骨式Ⅲ型鼓室成形术

小耳柱骨式是在镫骨小头和鼓膜或锤骨柄之间放置移植物或假体，这种类型的人工耳柱骨称为部分听骨链重建假体（PORP）。小耳柱骨式鼓室成形术适合于外耳道后壁完整和镫骨活动的患者。该术式可单独进行，也可与慢性中耳炎的完壁式或开放式乳突根治术联合进行。

多种自体移植物、同种异体移植物和PORP都可用于小耳柱骨式重建手术。自体听骨如砧骨体或锤骨头，是可利用的良好重建材料。在手术显微镜下用小的钻头将听骨雕刻为合适的大小和形状，注意保持用洁净的水冲洗，以避免热损伤。雕刻时，在听骨的一个面上磨出一个窝以容纳镫骨头，在另一面则磨出一个用于卡住锤骨柄的沟。如果锤骨柄缺失和镫骨位置过于靠前，影响重建的听骨链稳定性，则选用直接连接镫骨头和鼓膜的移植物。应尽量选用较小的听骨移植物，以避免与骨性鼓环、鼓岬或面神经骨管接触，甚至发生骨性融合而影响其活动。如果没有合适的自体听骨，可选择其他的自体皮质骨用于移植，已有研究表明，自体听骨移植和皮质骨移植后转归相似，移植物能长时间内（30年甚至更长）保持原有的大小、形状和轮廓，而不会诱发赘生新骨，在没有感染的情况下也不会出现过度的骨质吸收。研究表明，有一定数量移植的非活体骨质会被新骨所替代。

PORP可用于替代自体或同种异体听骨链移植物。PORP种类繁多，制作材料及形状和大小各不相同，目前多孔聚乙烯、羟基磷灰石或钛合金制作的PORP较为流行。为了减少PORP脱出的发生，常在鼓膜和PORP鼓膜之间放置一个薄的软骨垫（0.5mm或者更薄）。

2. 大耳柱骨式Ⅲ型鼓室成形术

大耳柱骨式Ⅲ型鼓室成形术是在镫骨底板和鼓膜或者锤骨柄之间进行的重建手术，适用于镫骨脚缺失而底板完整且活动的患者。大耳柱骨式鼓室成形术可单独进行，也可与完壁式或开放式乳突根治术联合进行。人工材料制作的大耳柱骨称为完全听骨链重建假体（TORP）。此术式若使用听骨链或皮质骨移植，则有与面神经骨管或鼓岬接触和延期强直的风险，而且精确制作这种样式的支柱骨也较困难。总体而言，TORP能取得更好的效果。与小耳柱骨式手术相似，TORP也有较多种类可供选择，重建时可放置于镫骨底板与鼓膜之间，如果锤骨柄存在也可放置于底板与锤骨柄之间。

3. 镫骨耳柱骨式Ⅲ型鼓室成形术

镫骨耳柱骨式Ⅲ型鼓室成形术是将鼓膜移植物直接放置于镫骨头上，这个术式常用于活动性慢性中耳炎开放式乳突根治术时的联合手术。骨性外耳道后壁被磨削至面神经骨管水平，新的鼓室腔（大鼓室）上界为鼓膜张肌半管和面神经骨管水平段，后界为面神经骨管垂直段。乳突腔和上鼓室空腔常用带蒂的或游离的肌肉筋膜移植物及骨粉进行封闭。此术式常同时扩大骨性耳道，行外耳道成形术。研究表明，在筋膜移植物和镫骨头之间放置一个大的薄层软骨（0.5mm或更薄）可提高此类重建的术后听力，原因可能是提高了听骨链两端的面积比。

（四）乳突根治术

如上所述，乳突根治术常与鼓室成形术联合进行。完壁式乳突根治术包括去除乳突内的病变并保留骨性外耳道后壁、用耳科手术钻磨除乳突气房。手术的界限上为天盖骨板，后上为窦脑膜角，后为乙状窦板，前为外耳道后壁，内侧为骨半规管。扩大鼓窦入口和鼓窦，从而开放上鼓室。常通过打开面神经隐窝开放后鼓室以清除此处的病变。开放式乳突根治术需去除骨性外耳道后壁，使外耳道、乳突和上鼓室成为一个共同腔，骨性外耳道磨低至面神经骨管。手术成功的关键在于彻底去除乳突气房，包括乳突尖、窦脑膜角和鼓室天盖区域的气房。术后的乳突腔常通过充填方法来减小其容积，可选择用于封闭的材料包括骨粉及游离或带蒂软组织瓣。

（五）Ⅳ型鼓室成形术

镫骨底板在Ⅳ型鼓室成形术中直接暴露于来自外耳道的声音，而圆窗膜则由组织移植物隔离并屏蔽声音。在此声音屏蔽物和圆窗膜之间的空间称为小鼓室，它仍能经咽鼓管通气。Ⅳ型鼓室成形术适用于开放式的乳突根治术，适合鼓膜、锤骨、砧骨和镫骨结构缺失但镫骨底板仍活动的患者。手术通常使用裂层皮片移植物覆盖镫骨底板，而用由软骨片（1mm）和颞肌筋膜组成的硬移植物隔离圆窗，形成声音屏蔽。硬移植物能使卵圆窗和圆窗之间的声压差达到最大。

（六）Ⅴ型鼓室成形术

Ⅴ型鼓室成形术通常为去除活动性慢性中耳炎病变后进行的二期成形手术，用于绕过固定的镫骨底板创建传导旁通路，包括两种亚型：

（1）Ⅴa型鼓室成形术，即原Wullstein分类Ⅴ型，采用外半规管开窗以绕过固定的镫骨底板；

（2）Ⅴb型鼓室成形术与Ⅳ型鼓室成形术相似，不同之处在于需去除镫骨底板后用组织移植物（常用脂肪组织）覆盖卵圆窗，Ⅴa型鼓室成形术现已基本被Ⅴb型鼓室成形术取代而较少采用。

六、特殊考虑：分期手术

分期手术是指分两次行鼓室成形术，通常间隔6~12个月。有以下三种不同的指征时可考虑分期手术。

（1）当镫骨固定时需要进行分期手术。一期手术时去除中耳和乳突内的活动性病变并修补鼓膜穿孔。当彻底干耳、通气良好并且已无残余病灶时行二期镫骨切除术。在一期手术时行镫骨切除术是不明智的，因为有医源性迷路炎和脑膜炎的风险。

（2）当一期手术后还有较高的残余胆脂瘤风险时也应选择分期手术。一期手术去除胆脂瘤并修复鼓膜，二期手术再次探查中耳和乳突有无残余胆脂瘤，并行听骨链重建术。

（3）当慢性中耳炎引起鼓室内黏膜广泛破坏时也提倡行分期手术。一期手术让中耳黏膜完全康复，并保持中耳腔的良好通气，使二期手术在较理想的环境下行听骨链重建。有经验的耳科医生在对这一种指征的分期手术选择上有不同的观点，有的医生选择一期手术完成整个鼓室成形，在第一次手术时尽量去除病变和改善听力。如果对听力改善情况不满意且术后状态提示中耳通气和感染控制均达到满意程度，可行二期手术进行修正。按照这种理论，许多病例的修正手术都是非必要的，因此避免了行第二次手术。

七、术后护理和并发症

为了保持鼓膜和移植物位置固定，在手术结束的时候应对外耳道内进行填塞。目前常使用的填塞材料包括明胶海绵、抗生素－糖皮质激素软膏和浸润有抗生素的丝质或人造丝条带敷料。通常术中和术后7~10天给予预防性的抗生素治疗。术后1~2周取出外耳道填塞物。医护人员须向患者告知术后2周应避免用力擤鼻和剧烈运动。其他治疗方法还包括清理痂皮和使用抗生素滴耳液，直到完全上皮化。在康复前外耳道应避免接触水。通常于术后2~4个月术耳完全康复后复查听力。术中并发症主要有耳蜗、前庭和面神经损伤。鼓室成形术后部分或完全性的感音神经性听力下降风险为1%~5%。引起感音神经性听力下降的病因包括镫骨底板脱离或半脱位、圆窗膜的撕裂伤或操作听骨链时造成的内耳创伤。面神经损伤最常见于卵圆窗水平区域，有近25%的慢性中耳炎患者在此区域可有异常的面神经骨管缺损，因此，应避免卵圆窗龛区域的不当操作或剥离，术中面神经监测可在解剖有缺损的面神经骨管附近的区域时提供有用的辅助信息，从而帮助医生降低面神经损伤的风险。术后的并发症包括血肿形成、感染、移植失败再穿孔、听骨链假体脱位或脱出、种植鳞状上皮引起的医源性胆脂瘤和复发性慢性中耳炎。应当长期随访，监控术耳，以提早发现并发症或复发性疾病。

八、结果

中耳和乳突的手术治疗对控制慢性中耳炎的感染非常有效，有效率超过80%~90%，但行鼓室成形术提高听力的有效率则较一般。听力的最终结果取决于术前鼓膜和听骨链的损伤程度，及鼓室成形术后鼓室腔是否有良好的通气状况。

鼓室成形术后鼓室腔通气的恢复情况是决定手术成败最重要的单一因素。不幸的是，耳外科医生不能控制术后中耳通气状况。不管行何种鼓室成形术，由于中耳纤维化或咽鼓管功能障碍引起的中耳不通气，均可造成40dB~60dB的传导性听力下降。因此，为了准确分析和比较不同类型的鼓室成形术效果，应排除中耳不通气带来的复杂影响。

行Ⅰ型鼓室成形术的患者术后转归最佳，移植物成活率大于90%，并且有80%~90%的可能性术后的气骨导差达到或小于20dB。当听骨链受累时，术后听力结果稍欠满意。行听骨链成形术的患者中，镫骨结构完整者术后听力结果更好。镫骨完整的患者有40%~70%在术后长期观察中气骨导差小于20dB，而镫骨结构不完整者仅有20%~55%能达到此效果。

此外，还应考虑开放式乳突根治手术对听力结果的影响。从听力学角度来看，开放式手术会显著减少中耳腔空间的剩余大小。实验研究表明，只要术后中耳腔通气良好，这种空间的减小不会引起明显的听力下降。大量的临床研究也表明，对相似的听骨链损伤类型进行完壁式乳突根治术和开放式乳突根治术后，听力水平没有明显差异。

九、未来的研究挑战

鼓室成形术受到多重因素的影响，包括慢性中耳炎的病理类型、伤口愈合过程的不确定性和对功能性鼓膜—听骨链系统的需求，因此鼓室成形术与身体其他部位的手术相比显得较为独特。中耳在炎症活动期或炎症终止后，对于外来移植物来说不是一个好的受体，而耳科医生还是需要对这样的受体进行鼓膜和听骨链移植。鼓膜移植物的大部分面积需要与空气接触，与外耳道接触的较小部分则需要获得充分的血供和营养。更重要的是，听骨移植物在其两端与骨或软组织的连接要良好，还要保持自身悬空于中耳腔，以保证能有效地传导声音。因此，鼓室成形术后要想成功地恢复功能，不仅取决于外科医生的手术技巧和判断，还取决于其他因素，如重建结构的机械和听力传导状况，以及耳部慢性疾病的生物学和病理学状况。

术后数月或者数年出现的黏膜纤维化、新的骨生成和中耳不通气引起的中耳负压，是慢性中耳炎对外科医生提出的特殊挑战，这些宿主反应对听力结果有决定性的影响，但在短期内并不明显。值得注意的是，文献中少数有长期听力评估的研究表明，鼓室成形术后获得的听力增益会逐渐进行性地全面降低。例如，一项832例听骨链成形术研究发现，77%的术耳在术后6个月时气骨导差≤20dB，但5年后这一比例降至42%。对慢性中耳炎生物学和病理学方面认识的提高，将有助于对当前鼓室成形术提高术后听力水平的研究。

第二章　耳病的耳内镜学

第一节　耳内镜的设备与器械

20世纪50年代，手术显微镜的应用为耳科手术开启了一个全新时代。进入20世纪90年代后，专用耳内镜联合传统手术显微镜的应用引入了耳科微创手术的技术与观念，使现代耳内镜外科的建立成为现实，促进了耳外科的进步和发展。耳内镜及相关器械与手术显微镜一道成为耳显微外科的重要工具。随着现代高科技的发展，一些先进的设备及材料相继开发及应用于临床，使耳内镜外科不断地成熟、发展，促进了21世纪微创外科在各领域的蓬勃发展。

一、耳内镜外科的设备

（一）硬管式内镜设备

1. 硬管式耳内镜

（1）镜长：一般为10~12cm。鼻窦纤维内镜的常规长度为20~23cm，若用于耳科手术会显得过长而不方便操控，易使术者操镜的手部关节产生疲劳，更重要的是，存在对术腔结构造成损伤的潜在危险。故专门设计的耳内镜在操控时更适合自然的手位，利于开展精确的微创手术。

（2）口径：配备多个口径，如1.2mm、1.7mm、1.9mm、2.7mm、3.1mm、4.0mm。不同口径适用于不同解剖结构的需要。在同样光源亮度下，口径越大则视野越大、亮度越强，在电视监视器上的图像效果越好，更利于保存视频图像资料。但大口径耳内镜的缺点是不利于通过狭小弯曲的解剖区域，同时也影响手术器械在同一部位的灵活使用，故临床上口径为4mm的耳内镜常仅适用于单纯检查，而口径为2.7mm及3.1mm的耳内镜则适用于各种镜下操作，如耳内镜下中耳置管、经耳道鼓膜修补等。如需要在狭小区域进行探查则应选择口径为1.2mm、1.7mm的内镜，例如疑似外淋巴瘘、经鼓膜切开造孔内镜探查术等，但必须配备高亮度的冷光源。口径为1.7mm、1.9mm的耳内镜的图像清晰度已达显微镜的水平，但同样需配备高亮度的光源。

（3）视角：配备多个视角，如0°、30°、45°、60°、70°、90°。利用不同视角的耳内镜使术者得到不同方位的视野，减少盲区。0°和30°视角的耳内镜最常用且易操纵。超过60°视角的耳内镜操作较难，在入镜时应裸眼直视或在显微镜引导下进入解剖区，否则存在损伤周围结构的潜在危险。

（4）光源：需为冷光源，选择不同灯泡可提供不同的光亮度，可根据手术需求及内镜口径选择不同类型光源。常用的有115~220V，250W的卤素灯冷光源及40W、100W、150W、300W的氙灯冷光源。由于常用耳内镜的口径较小，故使用口径为1.2mm及1.7mm的耳内镜时最好选用高亮度的光源，如100W以上的氙灯光源。目前光源的功能和类型不断改善及增多，如可选用双插头或多插头，可兼容不同品牌的耳内镜，或可同时兼容硬管式内镜及纤维内镜，支持手动或自动调光、对焦等。值得注意的是，一套性能良好的冷光源，其灯泡的使用寿命同样是一个重要评价指标。

（5）光源导线：长度为1.2~1.5m，用于连接内镜和光源。由于光源导线主要由内部光导纤维构成，容易折断，导致图像出现黑点，甚至影响照明光亮度，所以使用时切忌暴力弯曲、折叠。正确的持法及保管方式应为顺自然弧度绕成圈状。

2. 电视监视器、摄录系统和照相设备

（1）电视监视器：目前使用的电视监视器从扫描线数、分辨率、清晰度等方面均具备很高的性能，能提供优质的图像质量。电视监视器通过导线与摄录系统相连接以传输耳内镜下图像。

（2）摄录系统：分为两类，单晶片数码（1CCD）和三晶片数码（3CCD）摄录仪。二者分辨率不同，其中3CCD摄录仪提供的分辨率更好，但价钱也更高。目前在高清耳内镜摄录系统中，TV系统采用PAL或NTSC信号，可达1920×1080像素，视频输出为HDMI×2（可输出1080P信号）。

（3）照相设备：可通过特殊的接头将内镜与光学照相机直接相连应用于拍照。通常应选用自动曝光的光源，因为可根据实际光线、亮度自动调整曝光时间，从而获得高质量照片。另外，目前也已开发出相应的电脑软件，可将图像传输于电脑上进行录像、照片抓取及文件编辑、打印，有助于建立资料库，用于科研、教学及学术交流。

（二）手术器械

由于耳内镜外科技术仍处于发展阶段，专用的器械不多。相反，传统耳显微手术器械已成熟及定型，种类多样。虽然耳内镜下的手术器械要求较高，但通常应用耳显微手术器械也可基本满足耳内镜手术要求。我们根据耳内镜手术特点，对部分耳显微手术器械进行了改装，以适应耳内镜下不同操作。常用的耳内镜手术器械如下。

1. 吸管

吸管由不同口径组成，根据耳内镜下不同操作选用。通常选用口径较细的吸管，以减少对组织的吸引损伤。可将医用注射器针头进行改装，磨去针头斜面，变为平截面或弯曲成不同弧度或角度。

2. 窥器

窥器通常用于保护耳道皮肤、维持耳道成相对直管道或用于维持小切口入路等。最好同时配备支撑固定架，否则需要额外用手扶持。

3. 鼓膜穿刺针

可将注射针头从上部折断，中间通过硅胶管连接，制成特殊的穿刺针。与直接连接注射器上的针管相比较，自制鼓膜穿刺针操作更为灵活、方便，对组织损伤的风险更小，单手也可操作。

4. 鼓膜切开刀

5. 中耳置管抓钳

6. 直角及各种角度的弯针（Rosen 针）、直针

7. 显微剪

8. 杯状钳

9. 鳄鱼钳（无齿及有齿）

10. 耳镊

11. 黏膜切开刀

12. 小圆刀

13. 眼科剪

（三）耳纤维内镜

1. 咽鼓管微纤维内镜

长度：200~650cm。

口径：0.5~1.2mm。

视角：55°，70°。

像素：3000~12 000PPI。

操控：带关节和不带关节两种。

连接冷光源及电视摄录系统：与硬管内镜相同。

2. 耳蜗纤维内镜

有效长度：约60mm。

口径：0.35~1.0mm。

视角：55°，70°。

放大倍数：50×，60×。

连接冷光源及电视摄录系统：与硬管内镜相同。

（四）辅助设备

1. 激光

（1）CO_2激光：波长10.6μm，发射激光能被水或含水组织吸收。光柱气化的组织范围直径为0.65~3.4mm，5~30W。脉冲持续作用时间从0.05秒至连续不间断均可，从而对周围正常组织产生微创效果。目前已有专门用于耳微创手术的产品问世，可将激光连接于耳科手术显微镜或专用的耳镜，另外还可连接电视监视系统。使用该装置时可单手操作，适用于微创鼓膜造孔。由于操作创伤小，也可适用于无麻醉条件下的儿童患者。因为可在显微镜或电视监视系统下操作，术者无须佩戴激光防护眼镜。

（2）氩离子激光：可产生高强度的激光，并通过光学纤维传输，可在耳内镜下或显微镜下使用，多用于气化组织，如微创镫骨手术。

2. 耳科电钻

（1）机械电钻：目前运用最广的耳科电钻，包括切割钻和磨光钻两种钻头，可提供500~40000rpm的不同转速，在耳内镜下或显微镜下均可使用，用于磨除骨质，暴露术野。

（2）超声电钻：又称为超声骨刀，其原理是通过压电转换装置将电能转换成机械能，使刀头处于高频共振模态。因刀头及其接触的组织需要达到共振和阻抗匹配才能实现最大能量传递，而骨组织和软组织的阻抗差异大，故超声刀头短时间触碰软组织不会造成明显伤害。

（3）微电钻：为新型打孔钻，直径可小至0.35mm，转速为12000rpm，适用于镫骨底板打孔及耳蜗打孔等。

（五）耳微创外科的医用材料

1. 中耳通气管

中耳通气管由与人体组织相容的材料制成，如生物陶瓷、特富隆、钛金属、硅胶等，形状有“I”“丄”等。使用时应根据年龄大小等因素选择不同类型的中耳通气管，一般口径越大，通气引流效果越好，但造成鼓膜的创伤也较大，易遗留穿孔。

2. 可带微芯中耳镜管

可带微芯中耳镜管由中耳通气管及微芯两部分组成。

（1）中耳通气管：通气口径为1.42mm，外口径为3.25mm。

（2）微芯：为圆形长条形，规格为1mm×9mm，材料为聚乙酸乙烯酯。使用时先行鼓膜切开术，置通气管，耳内镜下根据治疗需要将微芯通过通气管置于中耳不同部位（如圆窗膜、咽鼓管鼓室口），借此进行药物灌注治疗耳科疾病，如梅尼埃病、分泌性中耳炎及咽鼓管功能不良等。

二、耳内镜外科手术室的管理

耳内镜外科手术需要在满足一定条件的手术场地（手术室）进行，并根据疾病诊疗的规模、患者的配合情况、手术时限、手术技术要求及设备的配置进行选择。由于耳内镜外科手术具备微创性及方便性，相当数量的耳内镜手术操作在门诊即可完成。手术室的配置可根据设备及器械本身的特点及术者的操作习惯进行安排，同时也要考虑手术室的大小及设备的多少等实际因素。门诊手术室的面积要求至少为11m×14m。

患者体位：原则上患者仰卧于手术台上，头转向健耳侧，使术耳朝上。在使用耳内镜操作时患者的头部转侧45° ，此体位患者可长时间无疲劳感。在部分耳内镜检查或手术时，患者可取坐位，小儿可坐于家长怀抱并适当固定，防止突然的头部运动造成术区损伤。

术者位置：可取坐位或站位。无论使用耳内镜还是显微镜，最适合的位置为正对患者的头部枕侧，即与面前区相背对的位置，此位置尤其适用于手部关节运动及镜光轴引导与术野的配合。若受室间大小等情况限制，在使用内镜操作时也可取与患者面前相对的位置，使术耳向上，此时患者的体位可改变为侧卧位并减少耳部的过偏角度。

设备的位置：耳内镜与手术显微镜配合使用时，手术显微镜位于手术台的另一侧，与术者正对，关节臂及镜头部件位于患者术耳上方，助手镜在患者头顶部，助手位置可根据使用设备而调整。电视摄像系统置放于显微镜座上方或下方，斜对向术者。器械台可置于手术显微镜座与手术床之间，也可放于术者的胸腹部。

设备的操作：内镜最常用的操作方式是左手持内镜，右手进行器械操作。术者可直接窥视耳内镜进行操作，也可通过观看电视监视器的同步传输图像进行手术。由于耳内镜较短、口径小，经镜体直接手术时与患者距离短，且视野较小，故耳内镜手术更适于用电视监视器进行，这样也利于助手同步观察及教学示教、交流等。手术显微镜的操作则是直接经双目镜进行，一般配合助手镜同步观察，部分显微镜同时备有摄录系统接口，可进行示教演示。

（一）手术室工作人员

除术者外，手术要求至少一名助手及一名巡回护士，并根据手术的规模要求进行调整。巡回护士可同时作为手术室及设备器械的专门管理人员。若要求全麻及心电监护情况下，则需麻醉师在场工作。

（二）手术器械及设备的管理

1. 消毒

（1）内镜的消毒：摄像镜头及导线、光源导线及内镜应在（甲醛）熏箱内熏蒸消毒40~60分钟。而在门诊同一时间多次使用且消毒要求相对宽松时，也可用戊二醛原液进行浸泡，在使用前使用蒸馏水进行冲洗，去除耳内镜上残余戊二醛。导线及光源等可套入无毒塑料套中并可进行更换。

（2）手术器械（钳、刀、剪等）的消毒：高温消毒。需要反复使用时，可放置在普通器械消毒液中进行浸泡消毒，使用前用无菌蒸馏水反复冲洗，特别是吸管、钳杯等空腔部位，以防消毒液残留污染术腔组织。

2. 手术设备及器械的保养

无论是内镜还是手术显微镜，均由精密的光学系统组成。光源及电视摄录系统均为高技术的数码电子产品，也是精密仪器，尤其是进口产品，价格昂贵，因而在保管、使用、术后清洗等环节上必须加以重视。具体注意事项如下。

（1）纤维内镜镜身及显微镜镜头组在移动、更换、连接及手术使用过程中谨防碰撞、掉落，否则会造成镜面磨损及镜内透镜组碎裂等损害，尤其是口径小的内镜极易损坏，更应小心使用。目前配有专用内镜置放架放置内镜，可防止不慎损坏。清洗内镜时应小心用专门的镜头液清洗及镜头纸擦拭。

（2）光源导线内部的导光纤维及摄录头连线内部的金属线容易折断，故应避免强行折曲，应顺应自然弧度绕圈移动及保存。

（3）冷光源、摄像仪、电视监视器忌反复开关。内镜冷光源关闭时，应先将亮度调至最暗后再关闭，开启时先调至最暗处位置，开启后再根据所需调节亮度，应避免在工作亮度下直接开关光源。长时间暂停使用时，则应关闭为宜，电流的反复冲击易缩短冷光源灯泡的使用寿命。此外，在仪器四周尤其是风扇口处应预留一定的空间用于散热。

（4）在手术使用后，部分手术器械如吸管管腔、钳杯、器械的关节、缝隙、手柄等处易残留组织或血液，应及时仔细擦拭及反复清洗后予以风干或在专用烘箱中烘干，并注意防锈处理。

（三）门诊耳内镜手术的适应证

耳内镜手术的优点之一在于部分手术在门诊即可进行。由于创伤小，术后即可离院，且费用较少，因而受到广大患者的青睐。耳内镜手术可代替部分传统的手术显微镜下的手术而单独使用，特别适用于要求相对简单的门诊手术室手术，几乎所有的成人及部分合作的儿童均可较好地配合手术。

1. 外耳道病变的诊疗

外耳道病变的诊疗包括栓塞耵聍、外耳道异物取出术、外耳道胆脂瘤切除、外耳道肉芽摘除及肉芽性鼓膜炎的诊疗。

2. 鼓膜及中耳的检查术

3. 分泌性中耳炎

（1）鼓膜穿刺术加鼓室注气、抽液、药物冲洗等。

（2）激光鼓膜造孔术。

（3）鼓膜切开+中耳置通气管术。

（4）中耳置管+咽鼓管鼓管口微芯药物灌注术。

4. 干性中央性鼓膜穿孔

（1）经外耳道鼓膜修补。

（2）脂肪鼓膜修补术。

5. 慢性化脓性中耳炎术后

（1）开放式乳突根治术后的术腔清理。

（2）完整式乳突根治术后的术腔检查。

6. 早中期粘连性中耳炎的诊治

7. 梅尼埃病、突发性聋、耳鸣

（1）鼓室注药、内耳灌注术。

（2）中耳置管+圆窗膜微芯药物灌注术。

8. 鼓膜造口外淋巴瘘探查术

三、耳科手术显微镜与硬管式耳内镜的比较

耳科手术显微镜及硬管式耳内镜作为耳神经外科最重要的设备，均在临床上得到广泛应用。同其他的医用设备一样，两者不可避免地具有各自的优缺点。现代双目手术显微镜的使用开辟了耳显微手术的黄金时期，其工作特点是：适当倍数的放大功能、较长的工作距离及较大范围的视野，并能对术野聚焦照明。而耳内镜可近距离接触解剖结构并放大图像，通过不同视角可窥及手术显微镜视角不能到达的部位。此外，耳内镜还可通过电视监视器获得传输图像而可不经镜体进行手术操作。接下来重点介绍手术显微镜及硬管式耳内镜的光学原理，并对它们的优缺点、适用范围等做一比较。

（一）手术显微镜

手术显微镜是用于放大的工具，它可按技术水平及需要，提供一定范围的放大倍率及一定工作距离下的视野范围。设计上，它是由一连串的单一放大透镜组成的双目光学系统。任何显微镜的关键组件几乎不例外地包括两部分：图像传输系统及导光系统。只需在镜身内结合不同的透镜组就可为图像传输系统提供不同的效果。

1. 图像传输系统

（1）物镜：物镜是安装在显微镜头最末端的单一透镜，其焦距决定了显微镜与患者患病部位间的工作距离。倘若缺少物镜，显微镜就成了一台望远镜，焦距在无限远处。一般显微镜的镜头焦距范围为100mm~400mm。在选择手术显微镜时应注意物镜的技术指标，焦距长的物镜能提供长的工作距离；而视野范围大的物镜，则需要牺牲放大倍数及照亮亮度作为代价。若在耳鼻咽喉头颈外科手术中应用显微镜，一般推荐镜头的焦距为200mm及400mm，若专用于耳科手术的则为300mm。设计精良的产品，一般调节镜头焦距进行聚焦的按钮为手控或脚控。随着光学技术的发展，目前已开发出自动变焦的产品，工作距离在200mm~415mm范围内其焦距可任意改变，例如Carl Zeiss OPMI VARIO显微镜、Leica的M500-N手术显微镜等。

（2）目镜组：双目镜组由单独的两个目镜组组成，可使从术野反射回来的光线等量地传输给双眼，形成具有景深的立体图像。目镜的焦距一般为125mm及160mm。安装目镜时应相对于显微镜的光轴调整成直线或倾斜位，以便视线能到达更大的范围。可根据术者不同的要求调节瞳距。目镜由透镜组组成，放大倍数有10×、12.5×、16×、20×几种不同的选择。根据术者的视力（如近视），每个目镜均有刻度进行调节选择。

对任何显微镜来说，总的放大倍数取决于两个因素。其中一个因素为基本放大倍数，它由物镜与目镜组所提供，但主要取决于双目镜组的焦距。与物镜的原理不同，如果增加目镜的焦距，会导致图像倍数呈直线增大，但同时视野缩小。基本放大倍数由产品本身决定，无法更改。另一个因素为可变放大倍数，通过使用变焦的功能，术者根据使用需要，使原基本放大的倍数增加或减少。随着总的放大倍数的增大，相应地视野范围及景深会缩小。

（3）倍数改变装置、变倍装置：传统显微镜的变倍装置为人工手动装置，是由两对折光透镜组成的旋转装置，位于物镜与目镜之间的镜体内。在焦距及工作距离不变状态下，旋转变倍装置可提供多达5种放大倍数。

新型显微镜的变倍装置则可以在变焦范围内通过镜头的伸缩产生连续的放大，使显微镜总的放大倍数增加了一定范围内的自由度。调节的按钮有手动或脚动。

2. 导光系统

标准手术显微镜的光源一般采用高强度的氙灯或石英（丝）灯泡。光柱通过镜体内一系列的透镜及三棱镜组，最后经物镜照射至术野，然后光线透过图像传输部分反射回双眼。这样的构造不但为术野提供照明，而且能形成三维的景深。

从术野反射回的光线的强度与物镜的焦距成反比。随着焦距变大，照明的范围也变大，但单位面积的亮度则减小。在使用过程中，改变放大倍数不会改变照明的范围，但相应地会使视野减少，使反射到术者眼睛的光线减少。当术中需要增加倍数时，可通过控制镜孔的直径来增加缩窄视野后的光线回输。

在目镜与变倍装置间可设有接口，可安放助手镜或示教镜、摄录系统或照相机等。

（二）硬管式耳内镜

早期的硬管式耳内镜是由两端透镜组及中间为含气空间的封闭硬管构成，并外接光源，当时内镜提供的视野小、亮度低、图像的分辨度及对比度差。现代所使用的内镜虽然保持了原有的基本设计，但在其内部透镜的设计上已得到完全改良，克服了原来的不足。

Hopkins光学系统即以透镜组取代原来的空气部分，它正成为现代内镜的标准技术系统。硬管式耳内镜包括基本的两个部分：光学成像与照明系统。

1. 光学成像系统

由Hopkins光学系统组成，它与早期内镜最大差别在于：用一组由小空间相间隔的大棒状石英透镜取代原来的大空间相隔的小透镜组；或是说用透镜取代原有镜内部分的空气。光线经玻璃的传输比经空气传送要更高效，因而图像更清晰、亮度更高。由近至远镜管内的透镜系统有三部分：目镜、中间层透镜组、物镜。反射回来的光线所形成的图像首先经物镜进入内层中间透镜组，这些透镜组使图像互为倒转传送，足够数量的透镜组最终使图像恢复正常方向，再经目镜放大后最终成像。耳内镜最终的成像是单目的二维图像，而不像显微镜那样形成具有景深的三维图像。但耳内镜可通过外接摄录系统把图像传送至电视监视器上，放大术野，有利于镜下操作。整个光学系统中具备放大功能的只有目镜，因此，对某一型号的内镜来说，其放大倍数是固定的，但耳内镜可通过调整工作距离来获得额外放大，且二者呈反比关系，即纤维内镜越接近术野，则放大倍数越大。硬管式窥镜最大的优点之一在于，通过镜体远端折射棱镜使其光轴的光线折射后返回，而获得不同的视角，从而可“绕过”阻挡的解剖结构，窥及显微镜固定光轴下的“盲区”。耳内镜受益于这样的构造和原理，使手术入路及手术模式产生了巨大变革。目前用于耳科的内镜有0°、30°、45°、60°、70°及90°。0°镜提供正前方术野的固定全景图像，直视线与光轴重叠。30° 镜提供的镜像范围为直视线偏离光轴30° 范围，用于窥视隐蔽的角落。60° 或70° 镜主要用于观察侧壁。45° 镜的产品提供介于30° 与60° （70° ）之间的前方术野范围。值得注意的是，使用有一定视角的内镜时，不仅其照明效果有损失，而且因改变了习惯下的直视线，容易造成解剖结构辨别上的混乱，尤其超过60° ，术者不能看到镜的最远端部分，使用时应在裸眼监视下入镜或在显微镜引导下入镜，否则其镜远端易误伤及周围的结构。故使用角度内镜必须经过严格的训练，否则容易引起严重的并发症。

2. 照明系统

在内镜管内外层的结构中，包裹内层透镜组的外层结构为导光纤维，其作用是使光线传输至远端术野进行照明。内镜的光源为外接冷光源，并同光纤管相连接。目前使用的光源种类繁多，包括钨丝、卤素及氙灯泡等。目前内镜所提供的照明亮度通常高于手术显微镜，主要是由于相对于显微镜而言，纤维内镜的工作距离要更近。

（三）耳科手术显微镜与硬管式耳内镜的优点及适用范围

耳科手术显微镜与硬管式耳内镜是各具光学特点及性能的工具，具有各自不同的优缺点及适用范围。耳科显微镜手术已为耳科医生所熟悉，同时还能结合激光、耳内镜的辅助等微创技术，这些理念使传统的耳科手术方式不断变革、进步，焕发新的光彩。耳内镜技术在20世纪90年代开始推广并已成为耳科手术新的方式及手段，具有很强的实用性，推动了耳微创外科的发展。以下对两种工具进行比较。

1. 光学特性比较

两种工具的光学系统组成及工作原理前文已概述，它们的光学特点及工作性能各具优缺点，见表2-1。

表 2-1 手术显微镜与硬管式耳内镜的光学特点及性能对比

光学特点及性能	手术显微镜	硬管式耳内镜
图像显示	直接经镜直视	外接电视摄录系统
图像质量	优良	优良
视觉图像	三维立体	二维
放大基本倍数	固定，取决于物镜及目镜组	固定，取决于目镜
倍数调节范围	较大，备有变倍装置	较小，通过改变工作距离调节
视野范围	较大，通过变换焦距及放大倍数调节	较小，通过变换工作距离调节
视角	固定	多种型号选择（0°、30°、45°、70°、90°）
视轴	通过改变目镜与镜身的相对位置	多种型号选择，单镜固定
工作距离	较长，调节物镜焦距变动	较短，接近术野，调节镜端位置变动
照明	优良，与放大倍数成反比，可受镜孔口径调节	优良，单镜固定，带角度的镜衰减
热效应损伤	可能：组织干燥等	可能：迷路、热效应致眩晕等

2. 优点比较

（1）手术显微镜：①放大倍数可调节，能满足不同的需求；②双目三维立体成像，可调节不同的景深；③术者可进行双手操作，操作范围相对较大；④助手可获得同步的单或双目成像；⑤可进行录像、拍照或视频捕捉；⑥成熟多样的配套手术器械。

（2）硬管式耳内镜：①利于微创技术的开展；②通过自然开口、管道、细小的切口或颅骨钻孔进入术腔；③可观察“死角”而无须牵拉或切除遮挡的结构；④多种型号的视角系统选择，总的视角更宽阔；⑤物镜焦距更短，可非常接近被观察的结构，有利于照明和细节观察；⑥连接于先进的电视摄录系统成像，教学功能更强；⑦术者与患者可采取更为舒展的体位。

3. 缺点比较

（1）手术显微镜：①体积较庞大，与内镜相比操作性能稍差；②会看到视线以外的结构；③光轴固定，视角范围及照明易受手术入路及切口大小的影响；④需作额外切口；⑤反复搬动患者头部；⑥要求患者长时间保持固定的大角度偏头位；⑦长时间直视操作，易视觉疲劳。

（2）硬管式耳内镜：①术野范围较为狭窄，需采用不同视角内镜（30°、45°、70°、90°等）操作，要求术者具备熟练的内镜使用技巧和正常的解剖知识；②立体视觉较差、缺乏景深；③接近组织易致镜前端污染而影响成像；④单手操作；⑤潜在的热效应损伤；⑥目前专门设计使用的器械不足。

4. 应用范围

（1）手术显微镜：①手术显微镜为耳外科、耳神经颅底外科和显微神经、血管修复外科、整形外科必不可少的设备，对必须具备双目视野和立体视觉的手术操作而言不可缺少；②手术显微镜与激光、内镜等设备联合应用。

（2）硬管式耳内镜：①微创耳科手术，如鼓膜修补、中耳置管、胆脂瘤术后的复查等；②微创耳神经外科，如前庭神经切除、听神经瘤切除等；③与显微手术结合使用，提供术腔的辅助照明，帮助术者从细节分辨“盲区”的病灶，便于观察及切除。

第二节　耳内镜基本操作

耳内镜检查前应简要向患者说明检查方法、检查目的及相关注意事项，消除患者紧张心理，取得患者的配合，协助患者摆好体位。

持镜方式一般有手握式与执笔式。

调整焦距：在进行检查前，将耳内镜对准一个物体（一般为纱布），距离约为10mm，调节摄像头焦距，直到图像清晰为止，进入外耳道后对准鼓膜时可再轻微调整焦距，使鼓膜的图像达到最清晰状态。

调整白平衡：焦距调整后需将耳内镜成像调整至正常色调，即将耳内镜对准白纱布进行白平衡调节。

方向调节：入镜前先调整好摄像头方向，以耳屏为标志，调整图像与实际方向一致，便于操作和辨认。进镜时可用镜杆轻压耳屏作为支点，有助于检查过程中保持镜头稳定。

进镜前镜面处理：由于人体温度与环境温度的差异，镜头进入外耳道后，表面会产生雾气，影响操作，故进镜前可先用60~80℃的温水加热镜头或用聚维酮碘擦拭镜头后再导入外耳道，可有效防止镜面起雾。

耳内镜操作常用器械包括一次性无菌冲洗针、耳科吸管、钩针、鳄鱼钳、杯状钳、刮匙、鼓膜穿刺针。需要强调的是，无论使用何种器械均应确保在内镜视野下操作。

耳内镜下治疗常用药物包括3%过氧化氢溶液、复方间苯二酚洗剂、氧氟沙星滴耳液、30%硝酸银、50%三氯醋酸、甲泼尼龙琥珀酸钠、地塞米松、肾上腺素等。

耳内镜下止血多以压迫止血为主，常用止血材料包括含肾上腺素棉粒、吸收性明胶海绵、碘仿纱条等。

门诊最常见的耳内镜治疗就是对外耳道的清理，清理方式主要有负压吸引、钩除、钳除、冲洗、搔刮等。可以采用0.9mm一次性无菌冲洗针及耳科吸管两种工具，其中可将一次性无菌冲洗针根据不同情况弯曲成各种角度来满足清理要求。一般黏脓性分泌物、小块耵聍或痂皮、吸收性明胶海绵、油脂性耵聍等可直接吸引清除。但需要注意对已行人工听小骨置换术的患者进行清理时，应尽量避免直接用吸管在鼓膜表面吸引，否则有可能引起人工听小骨移位。

使用钩针清理干性耵聍及痂皮，要先找到痂皮与正常外耳道壁的交界，在痂皮与外耳道壁间制造间隙，用钩针或吸管向内推挤痂皮，扩大其与外耳道壁间隙使二者由外向内逐渐分离，分离后使用鳄鱼钳将其整块或分块取出。清理过程中器械需尽量避免接触外耳道壁，以免引起疼痛或损伤外耳道壁。

对于肉芽组织可用杯状钳直接钳除或激光烧灼清除。大块肉芽钳除时多有出血现象，此时可予含肾上腺素棉粒压迫止血后继续钳除，对肉芽基底部可予50%三氯醋酸进行烧灼。

外耳道或鼓室清理的过程中往往需要使用药物进行冲洗或局部涂抹。耳内镜直视下，药物能被准确涂抹于病变区域，避免因患者盲目涂药而未作用在病变部位，造成疾病迁延不愈。当中耳炎鼓室内有分泌物时，在清理分泌物后需选用无耳毒性的抗生素滴耳液进行鼓室内冲洗，冲洗时应注意冲洗的压力、方向及冲洗液的温度。

耳内镜下行鼓膜穿刺抽液视野清晰、操作简便、创伤较小，将积液抽出后可酌情注入药物冲洗鼓室。对于鼓室积液黏稠或胶耳的患者，可采用双孔穿刺法，即在鼓膜的前下和后下象限各做一穿刺孔，在气流通畅的情况下，更容易清除中耳分泌物。

耳内镜下行鼓室注射术简便、经济，在鼓膜后下象限靠近中线处，并距鼓环约2mm处穿刺，缓慢注入药液并观察药液浸满圆窗即可停止注药。使用带软管鼓膜穿刺针给药，在治疗过程中穿刺针无须拔出，能确保药物足量充分停留鼓室，同时由于软管有一定弹性，即使患者治疗过程中头部轻微活动，穿刺针也不会对患者造成不适或损伤。

耳内镜下行鼓膜置管术在门诊即可施行，不仅减少了患者的住院手术费用，还节省了时间。若术后出现并发症，也能及时处理。对于外耳道较为弯曲或狭窄的患者，此术创伤较显微镜下的鼓膜置管术更小。术中随着进镜深度的调整，加上影像监视系统对图像的放大作用，可获得近距离、放大、清晰的影像，有利于对早期、隐蔽或微小病变进行观察、诊断、治疗。

第三节　常见耳内镜下治疗的操作流程

一、鼓膜穿刺术及鼓室注射术

鼓膜穿刺术是指利用穿刺针穿破鼓膜从而使鼓室与外耳道相联通的手术操作，它既是分泌性中耳炎等中耳疾病的重要诊断方法，又是行之有效的治疗手段。鼓室注射术是在鼓膜穿刺的基础上，通过注射器将液态的药物经鼓膜切开口注入鼓室的手术操作，是治疗突发性聋、梅尼埃病等内耳疾病的重要手段。

（一）适应证

分泌性中耳炎、突发性聋或梅尼埃病需行鼓室内注射者。

（二）禁忌证

怀疑有鼓室体瘤或血管瘤者。

（三）术前准备

（1）向患者或家属充分解释鼓膜穿刺的目的和可能发生的问题，征得其同意和配合。

（2）备好无菌消毒的穿刺针头，针头斜面部分要短，约1mm，坡度要小。

（3）麻醉：成人可在表面麻醉下进行。在鼓膜表面用含2%丁卡因的棉片麻醉10~15分钟。对于儿童等无法配合治疗者，可采用全身麻醉。

（4）体位：取平卧头侧位，患耳朝上。

（四）手术步骤

（1）用蘸取70%乙醇溶液的卷棉子消毒外耳道和鼓膜。

（2）使用0° 耳内镜进行观察。

（3）对于中耳积液患者，持穿刺针在鼓膜前下或后下象限刺入鼓膜，进入鼓室，固定后连接负压吸引抽取鼓室内积液。

（4）对于突发性聋或梅尼埃病者，持穿刺针在鼓膜后下象限刺入鼓膜，进入鼓室，固定后用适宜浓度和剂量的激素或庆大霉素缓慢分次注入鼓室，可通过鼓膜观察液体平面。若观察到液体平面消失，可于15分钟后再次补充注射。整个过程叮嘱患者避免吞咽动作。

（五）注意事项

（1）术中严格遵循无菌操作原则。

（2）记录液体总量和性状，必要时送实验室检查。

（3）穿刺点不能超过后上象限和后下象限的交界处，针头要与鼓膜垂直，不能向后上倾斜，避免损伤听小骨、圆窗或前庭窗。

（4）吸引的压力不能过大，防止吸力过大损伤鼓室黏膜及强噪声损伤内耳。

（5）鼓室内冲洗或注射后数小时内，患者可能因为鼓室内残留药液而出现耳闷胀感、听力下降等，需术前向患者交代。

二、鼓膜切开术

鼓膜切开术是使用鼓膜切开刀等工具切开鼓膜形成一个小切口的手术操作，其切开口的大小及方向可根据手术目的进行调整，主要用于治疗急性化脓性中耳炎及分泌性中耳炎。

（一）适应证

（1）急性化脓性中耳炎鼓膜充血、膨隆者；或虽然鼓膜已穿孔，但穿孔很小，引流不畅，发热和局部疼痛症状无缓解者；或疑有并发症，但无须立即行乳突切除者。

（2）对压力性中耳炎或分泌性中耳炎，鼓膜穿刺治疗无效。

（二）禁忌证

（1）分泌性中耳炎尚未经过鼓膜穿刺治疗者。

（2）怀疑有鼓室体瘤或血管瘤者。

（3）严重心脏病和血液病患者。

（三）术前准备

（1）向患者及其家属充分解释鼓膜切开的目的和可能发生的问题，征得其同意和配合。

（2）备好无菌消毒的手术器械，包括耳内镜、鼓膜切开刀、吸引管等。

（3）麻醉：成人可在表面麻醉下进行。在鼓膜表面用含2%丁卡因的棉片麻醉10~15分钟。对于儿童等无法配合治疗者，可采用全身麻醉。

（4）体位：取平卧头侧位，患耳朝上。

（四）手术步骤

（1）用蘸取70%乙醇溶液的卷棉子消毒外耳道和鼓膜。

（2）在0° 耳内镜下，持鼓膜切开刀从鼓膜后下象限向前下象限，或从前下象限向后下象限距离鼓膜边缘约2mm处做弧形切口，也可在前下象限或后下象限做放射状切口。

（3）急性化脓性中耳炎，鼓膜切开后有脓血性分泌物流出，可取脓液做细菌培养和药敏试验，然后用吸引器吸尽脓液，滴入抗生素或抗生素激素滴耳液。

（五）注意事项

（1）切口后端不能超过后上象限和后下象限的交界处，避免损伤听小骨、圆窗或前庭窗。

（2）切口不可过小，应为鼓膜周长的1/3或1/2，以保证引流通畅。

（3）切口过度靠下，有损伤颈静脉球而致出血的风险，如遇此情况，需做耳道内填塞压迫止血。

三、鼓膜置管术

鼓膜置管术是在鼓膜切开的基础上将中耳通气管置入鼓膜，防止鼓膜切开口自然愈合，从而使鼓室长期处于与外耳道沟通的状态，主要适用于反复发生分泌性中耳炎及需长期进行鼓室用药的患者。

（一）适应证

（1）反复进行鼓膜穿刺或切开无效的分泌性中耳炎。

（2）突发性聋、梅尼埃病等内耳疾病需行鼓室给药者。

（二）禁忌证

（1）分泌性中耳炎，尚未经过鼓膜穿刺或切开治疗者。

（2）怀疑鼓室体瘤或血管瘤者。

（三）术前准备

（1）向患者及其家属充分解释鼓膜置管术的目的和可能发生的问题，征得其同意和配合。

（2）备好无菌消毒的手术器械，包括耳内镜、鼓膜切开刀、吸引管等。

（3）麻醉：成人可在表面麻醉下进行。在鼓膜表面用含2%丁卡因的棉片麻醉10~15分钟。对于儿童等无法配合治疗者，可采用全身麻醉。

（4）体位：取平卧头侧位，患耳朝上。

（四）手术步骤

（1）用蘸取70%乙醇溶液的卷棉子消毒外耳道和鼓膜。

（2）使用0° 耳内镜进行观察，对于分泌性中耳炎患者，持鼓膜切开刀在其鼓膜前下或后下象限切开，吸取鼓室内积液。

（3）用鳄鱼钳将通气管放置于切口处，用钩针将通气管内环压入鼓室，也可用鳄鱼钳夹持通气管直接置入。

（4）对于突发性聋及梅尼埃病患者，持鼓膜切开刀在鼓膜后下象限切开，置入吸收性明胶海绵并将其推至圆窗处，同法置入中耳通气管，再经通气管行鼓室内灌注。

（五）注意事项

（1）切口避免过大，避免中耳通气管完全落入鼓室。

（2）部分通气管尾端过长，可予以剪短，减轻其对外耳道的刺激。

四、鼓室冲洗术

鼓室冲洗术是指经过鼓膜穿刺或切开处反复向鼓室内注入并吸出生理盐水或抗生素、激素等药物的手术操作，目的是稀释并清除鼓室内分泌物及局部给药，主要用于慢性化脓性中耳炎急性期及分泌物黏稠的分泌性中耳炎。

（一）适应证

慢性化脓性中耳炎活动期、鼓室内有黏稠分泌物。

（二）禁忌证

慢性化脓性中耳炎静止期。

（三）术前准备

（1）向患者或家属充分解释鼓室冲洗术的目的和可能发生的问题，征得其同意和配合。

（2）备好无菌消毒的手术器械，包括耳内镜、吸引管、注射器等。

（3）麻醉：无须麻醉。

（4）体位：取平卧头侧位，患耳朝上。

（四）手术步骤

（1）使用0° 耳内镜进行观察。

（2）可采用左氧氟沙星滴眼液、复方妥布霉素滴眼液等溶液，也可现配头孢类抗生素溶液进行冲洗。

（3）注射器吸取1~2mL抗生素溶液，连接冲洗针头后，耳内镜下冲洗针头头端置入鼓膜穿刺或切开处，将抗生素溶液直接冲入鼓室。

（4）冲洗针头连接负压，吸净鼓室内溶液，可反复冲洗3~5次。

（五）注意事项

（1）冲入溶液时不宜过快，溶液可适当加温，避免冷刺激导致患者眩晕。

（2）对于积液黏稠的分泌性中耳炎，可行鼓膜切开后以激素、糜蛋白酶溶液进行鼓室冲洗。

五、鼓膜局限性病变切除术

鼓膜局限性病变切除术是利用钩针、鼓膜切开刀等将鼓膜局限性膨胀不全的病灶切除的手术操作，局部切除病变，伤口愈合后可生成弹性劲度相对正常的鼓膜，对咽鼓管功能不良所致的鼓膜局限性膨胀不全有良好的治疗效果。

（一）适应证

鼓膜局限性膨胀不全。

（二）禁忌证

粘连性中耳炎、鼓室体瘤、颈静脉球高位等。

（三）术前准备

（1）向患者及其家属充分解释鼓膜局限性病变切除术的目的和可能发生的问题，征得其同意和配合。

（2）备好无菌消毒的手术器械，包括耳内镜、探针、鼓膜切开刀、吸引管等。

（3）麻醉：成人可在表面麻醉下进行。在鼓膜表面用含2%丁卡因的棉片麻醉10~15分钟。对于儿童等无法配合治疗者，可采用全身麻醉。

（4）体位：取平卧头侧位，患耳朝上。

（四）手术步骤

（1）用蘸取70%乙醇溶液的卷棉子消毒外耳道和鼓膜。

（2）使用0° 耳内镜进行观察。

（3）用探针于鼓膜局限性膨胀不全边缘约0.1mm处进行穿刺，形成穿刺环，用鼓膜切开刀沿穿刺环将病变鼓膜切除后取出。

（五）注意事项

（1）切口避免过大，易损伤听骨。

（2）局部病变较大，切除范围较大者，有遗留鼓膜穿孔的风险，需行鼓膜修补术。

六、鼓膜激光烧灼术

鼓膜激光烧灼术是利用CO_2激光烧灼鼓膜局部病变，局部烧灼处愈合后，痂皮脱落，形成完整的鼓膜上皮及纤维层，维持鼓膜正常的抵抗细菌及压力的能力，主要用于肉芽性鼓膜炎及鼓膜局限性膨胀不全等的治疗。

（一）适应证

（1）鼓膜局限性膨胀不全。

（2）肉芽性鼓膜炎。

（二）禁忌证

无绝对禁忌证。

（三）术前准备

（1）向患者或家属充分解释耳内镜下激光烧灼术的目的和可能发生的问题，征得其同意和配合。

（2）备好无菌消毒的手术器械，包括耳内镜、吸引管等。

（3）麻醉：成人可在表面麻醉下进行。在鼓膜表面用含2%丁卡因的棉片麻醉10~15分钟。对于儿童等无法配合治疗者，可采用全身麻醉。

（4）体位：取平卧头侧位，患耳朝上。

（四）手术步骤

（1）用蘸取70%乙醇溶液的卷棉子消毒外耳道和鼓膜。

（2）连接激光机光纤及手柄，根据说明书调整激光至合适强度。

（3）0° 耳内镜直视下烧灼病变部位。

（五）注意事项

（1）激光强度不宜过大，避免烧灼穿孔。

（2）建议点状烧灼，逐渐扩大烧灼范围，连续烧灼容易导致穿孔。

七、耳内镜下化学烧灼术

鼓膜化学烧灼术是利用三氯醋酸等腐蚀性药物烧灼鼓膜局部病变，形成烧灼痂皮，烧灼处愈合后形成完整鼓膜上皮及纤维层，维持鼓膜正常的抵抗细菌及压力的能力，主要用于肉芽性鼓膜炎及鼓膜局限性膨胀不全。

（一）适应证

（1）肉芽性鼓膜炎。

（2）鼓膜小穿孔。

（二）禁忌证

无绝对禁忌证。

（三）术前准备

（1）向患者或家属充分解释耳内镜下化学烧灼术的目的和可能发生的问题，征得其同意和配合。

（2）备好无菌消毒的手术器械，包括耳内镜、吸引管等。

（3）麻醉：成人可在表面麻醉下进行。在鼓膜表面用含2%丁卡因的棉片麻醉10~15分钟。对于儿童等无法配合治疗者，可采用全身麻醉。

（4）体位：取平卧头侧位，患耳朝上。

（四）手术步骤

（1）用蘸取70%乙醇溶液的卷棉子消毒外耳道和鼓膜。

（2）以冲洗器或棉签蘸取少许三氯醋酸。耳内镜直视下用蘸取三氯醋酸的冲洗器或棉签轻触病变部位，观察病变部位颜色变白后烧灼其他部位。

（五）注意事项

（1）应铺孔巾避免烧伤正常皮肤及黏膜。

（2）应以点状烧灼，逐渐扩大烧灼范围为宜，一次性大范围烧灼容易导致穿孔。

八、鼓膜激光打孔

鼓膜激光打孔是利用CO_2激光局部烧灼鼓膜，形成小穿孔连通鼓室与外耳道的操作。局部鼓膜烧灼会在切口边缘形成局部痂皮，可延缓切口愈合，有助于维持鼓室与外耳道的沟通。

（一）适应证

分泌性中耳炎。

（二）禁忌证

怀疑有鼓室体瘤或血管瘤者。

（三）术前准备

（1）向患者或家属充分解释鼓膜激光打孔的目的和可能发生的问题，征得其同意和配合。

（2）CO_2激光，调整瓦数至5W~8W。

（3）麻醉：成人可在表面麻醉下进行。在鼓膜表面用含2%丁卡因的棉片麻醉10~15分钟。对于儿童等无法配合治疗者，可采用全身麻醉。

（4）体位：取平卧头侧位，患耳朝上。

（四）手术步骤

（1）用蘸取70%乙醇溶液的卷棉子消毒外耳道和鼓膜。

（2）使用0° 耳内镜进行观察，用2%丁卡因棉片行鼓膜表面麻醉。

（3）将CO_2激光光斑对准鼓膜前下象限，激光探头接近鼓膜表面，激发激光，打孔大小以1mm~2mm为宜。对于分泌性中耳炎，打孔后抽出中耳积液，必要时结合鼓室冲洗。

（五）注意事项

（1）术中严格遵循无菌操作原则。

（2）在激光打孔过程中，注意保持打孔位置的稳定，避免激光误伤。

（3）液体对激光的吸收率高，鼓室内积液可吸收透过鼓膜的激光，避免激光损伤鼓室内黏膜。所以激光打孔应在吸除鼓室内液体前进行，打孔后再吸除鼓室积液。若无积液，可于鼓室内注射少许地塞米松，再行激光打孔。

九、上鼓室内陷袋切除术

上鼓室内陷袋切除术是利用钩针、鼓膜切开刀等将上鼓室内陷袋病灶切除的手术操作，局部切除伤口愈合后可生成弹性劲度相对正常的鼓膜，对Ⅱ~Ⅲ级上鼓室内陷袋有良好的治疗效果。

（一）适应证

上鼓室内陷袋Ⅱ~Ⅲ级。

（二）禁忌证

胆脂瘤形成、粘连性中耳炎、气骨导差>30dB的患者。

（三）术前准备

（1）向患者及其家属充分解释上鼓室内陷袋切除术的目的和可能发生的问题，征得其同意和配合。

（2）备好无菌消毒的手术器械，包括耳内镜、钩针、鼓膜切开刀、吸引管等，同时需准备0.1%肾上腺素棉粒。

（3）麻醉：成人可在表面麻醉加局部麻醉下进行。在鼓膜表面用含2%丁卡因的棉片麻醉10~15分钟，予1%利多卡因加适量0.1%肾上腺素做外耳道局部麻醉。对于儿童等无法配合治疗者，可采用全身麻醉。

（4）体位：取平卧头侧位，患耳朝上。

（四）手术步骤

（1）用蘸取70%乙醇溶液的卷棉子消毒外耳道和鼓膜。

（2）使用0° 耳内镜进行观察。

（3）以钩针及鼓膜切开刀在内陷袋边缘找到间隙后，沿锤骨颈及锤头表面翻起，清除内陷袋。

（五）注意事项

（1）动作要轻柔，避免动作过大触动听骨，引起听力损失。

（2）要连同黏膜层及瘢痕一同切除，确保各前方与中鼓室相通（通水试验）。

（3）切除时常出血较多，需要用肾上腺素棉粒耐心止血。

（4）定期复查，及时清除血痂，促进愈合。同时注意改善咽鼓管功能。

十、咽鼓管通水试验

咽鼓管通水试验是在鼓膜穿刺的基础上向鼓室内注入液体，增加鼓室内压力，观察患者咽鼓管咽口有无液体流出的手术操作，主要用于明确患者有无咽鼓管闭锁。

（一）适应证

分泌性中耳炎，无法确定是否伴有咽鼓管闭锁。

（二）禁忌证

怀疑有鼓室体瘤或血管瘤者。

（三）术前准备

（1）向患者或家属充分解释咽鼓管通水试验的目的和可能发生的问题，征得其同意和配合。

（2）准备0° 耳内镜与30° 鼻内镜，备好无菌消毒的穿刺针头，针头斜面部分要短，约1mm，坡度要小。

（3）麻醉：在表面麻醉下进行。在鼓膜表面用含2%丁卡因的棉片麻醉10~15分钟。鼻腔给予2%丁卡因加麻黄碱（或肾上腺素）的棉片麻醉与收缩。

（4）体位：取平卧头侧位，患耳朝上。

（四）手术步骤

（1）用蘸取70%乙醇溶液的卷棉子消毒外耳道和鼓膜。

（2）使用0°耳内镜进行观察，持穿刺针在鼓膜前上方（咽鼓管鼓室口方向）穿刺鼓膜，进入鼓室，固定后连接负压，吸引抽取鼓室内积液。将吸有地塞米松的注射器接到穿刺针，缓慢将地塞米松推入鼓室直至鼓室内充满药水。用30°鼻内镜观察咽鼓管鼻咽口，嘱患者做吞咽动作，注意是否有药液从咽鼓管溢出。若无，则注射器缓慢加压，同时嘱患者保持吞咽动作，一边观察咽鼓管鼻咽口药液溢出的情况。最大压力加到患者感到耳痛难忍受时。

（五）注意事项

（1）术中严格遵循无菌操作原则。

（2）记录咽鼓管鼻咽口的液体溢出情况。

（3）注意进针的方向，以靠近咽鼓管鼓室口为宜。

（4）加压力不能过大，缓慢加压，防止压力过大损伤鼓膜或内耳。

十一、鼓膜贴补试验

鼓膜贴补试验意为将鸡蛋膜等小片膜状组织放置于鼓膜表面，并使其与鼓膜贴合，从而增加鼓膜的弹性劲度或堵塞鼓膜穿孔，用于诊断咽鼓管异常开发和预测鼓膜穿孔手术效果。

（一）适应证

慢性化脓性中耳炎，怀疑有咽鼓管异常开放患者。

（二）禁忌证

无绝对禁忌证。

（三）术前准备

（1）向患者或家属充分解释鼓膜贴补试验的目的和可能发生的问题，征得其同意和配合。

（2）备好无菌消毒的手术器械，包括耳内镜、鳄鱼钳、钩针，清洁鸡蛋膜等。

（3）麻醉：可在不麻醉或表面麻醉下进行。在鼓膜表面用含2%丁卡因的棉片麻醉10~15分钟。

（4）体位：取平卧头侧位，患耳朝上。

（四）手术步骤

（1）用蘸取70%乙醇溶液的卷棉子消毒外耳道和鼓膜。

（2）使用0°耳内镜进行观察。面对慢性中耳炎患者，应根据鼓膜穿孔大小，剪出较穿孔直径为1mm~2mm的鸡蛋膜，贴于穿孔处，观察患者听力有无提高。

（3）面对咽鼓管异常开放者，应将膜贴于鼓膜活动较大的区域，询问患者自听增强情况是否得到改善。

（五）注意事项

（1）医护人员应动作轻柔，避免外耳道及鼓膜损伤。

（2）医护人员注意将贴膜与鼓膜紧贴，留有空隙则影响判断。

十二、术腔肉芽激光烧灼术

术腔肉芽激光烧灼术是利用CO_2激光局部烧灼术腔，形成烧灼痂皮的手术操作。局部烧灼处愈合后，缩短术腔上皮化时间。

（一）适应证

中耳炎术后术腔肉芽形成。

（二）术前准备

（1）医护人员向患者或家属充分解释肉芽激光烧灼术的目的和可能发生的问题，征得其同意和配合。

（2）医护人员备好无菌消毒的手术器械，包括耳内镜、吸引管、CO_2光纤激光等。

（3）麻醉：术腔可在表面麻醉下进行。在鼓膜表面用含2%的丁卡因棉片麻醉10~15分钟。

（4）体位：患者取平卧头侧位，患耳朝上。

（三）手术步骤

（1）用蘸取含70%的乙醇溶液的卷棉子消毒外耳道和鼓膜。

（2）连接激光机光纤及手柄，根据说明书调整激光至合适强度。

（3）通过耳内镜直视烧灼病变部位，如果肉芽较多，可钳除后再予烧灼。

（四）注意事项

（1）烧灼前需先予充分止血，出血的情况下烧灼效果较差。

（2）烧灼后短期内可能出现较多渗液，用含抗生素加激素药水滴耳，效果会更佳。

第三章　鼻部疾病

第一节　鼻出血

鼻出血是临床最常见的耳鼻咽喉科急症之一。其发病率在人的一生中接近60%，其中约6%的患者需要医疗干预。在需要医疗干预的鼻出血患者中，10%的患者病情较为严重，甚至存在生命危险。鼻出血的发病原因及具体发病情况随年龄而变化，鼻出血可是全身性疾病的一个局部症状，所有鼻出血患者都需要接受仔细的医疗评估。

一、病因

鼻出血的发病原因多种多样：干燥、环境湿度低、鼻分泌物减少（药物、干燥综合征等全身性疾病所致）、创伤、鼻腔外部内部（手指挖伤）、新生物、青年鼻咽纤维血管瘤、内翻性乳头状瘤、癌、异物、慢性炎症、感染，局部原因和全身性的因素均可导致其发病。研究表明，以下原因常与鼻出血的发病密切相关：季节（尤其是冬季好发）、性别（男性多发）、年龄（年轻的患者多发生于鼻腔前部，出血量较少；较为严重的鼻腔后部出血患者多为50岁以上的人群）。高血压常见于老年人，当其合并发生鼻出血时，尚无证据表明其与鼻出血的发病存在因果关系。

二、应用解剖

鼻腔由较多动脉及其在鼻部形成的广泛血管丛供给血液，最主要的血供来自颈外动脉，其分支面动脉发出鼻腔外侧支与鼻中隔支，颌内动脉发出蝶腭支、鼻腔外侧支及鼻中隔支。此外，还有颈外动脉的咽后动脉及咽大动脉。鼻腔上部的大部分血供由颈内动脉所分出的筛前动脉和筛后动脉供给，两者常常是眼动脉的终末支。在鼻腔有两处明显的血管吻合丛，一处是位于鼻中隔前下部的“利特尔区”或“克氏静脉丛”，另一处是位于鼻腔后部的“吴氏鼻—鼻咽血管丛”。

Little是美国的一位临床医生。他于1879年描述了4例鼻出血患者，他们鼻小柱底部以上半英寸处的鼻中隔表面均可见一溃疡面。随后的关于鼻中隔前部局部解剖研究清楚地表明，多数情况下由三条主要动脉供应该区域，从而形成薄壁相互吻合的三角区血管丛。这三条动脉分别是，后部的蝶腭动脉鼻中隔支、上部的筛前动脉中隔支、前部的源于面动脉的上唇动脉分支。鼻中隔前下三角区的吻合血管丛管壁明显薄于其供血动脉。

在鼻腔的外侧壁下鼻甲尾端是吴氏鼻—鼻咽血管丛，蝶腭动脉和咽喉动脉于此处形成吻合。90%的鼻黏膜血供来自蝶腭动脉。蝶腭动脉穿过位于鼻腔外侧壁上鼻道处的蝶腭孔进入鼻腔。通常情况下，蝶腭孔位于中鼻甲和上鼻甲后端水平部基板之间，常常位于中鼻甲基板水平部的后端之上，后部至腭骨垂直板的筛骨嵴处。蝶腭孔位于蝶骨体下缘，其前缘是腭骨眶突，后缘是腭骨蝶突，下缘是腭骨垂直部。在大多数情况下蝶腭动脉分成两条主要的分支，即鼻中隔动脉和鼻后外侧动脉。鼻中隔动脉穿过蝶窦前下壁，在黏膜下进入鼻中隔，供给中隔后下部的鼻黏膜大部分的血液，因其常位于蝶窦口下端，故蝶窦开放术损伤时，有可能会造成大量出血。而鼻后外侧动脉则为鼻腔外侧壁的大部分鼻黏膜供血，其沿腭骨垂直板向下走行，并发出较大的分支到中鼻甲与下鼻甲，偶尔也可发出分支上行至上鼻甲。

筛前动脉和筛后动脉也是鼻腔血供的主要来源，它们是由颈内动脉的分支眼动脉所发出的。其中，筛前动脉供应包括鼻中隔和鼻腔外侧壁前部的鼻腔前部大部分区域，而筛后动脉则为上鼻甲和部分鼻中隔供血，这两条动脉与蝶腭动脉及起于面动脉的上唇动脉末端相吻合。筛前和筛后动脉是眼动脉的终末分支，于眶内侧纸样板上部穿过相当于筛板水平额筛缝处的筛前与筛后孔离开眼眶。筛前与筛后孔的具体位置变异性较大。筛前动脉常位于额颌泪缝后约13mm~18mm处，而筛后动脉则位于筛前动脉后10mm~13mm、眼神经前约4mm~7mm处。筛动脉横行穿过筛窦顶骨管至鼻腔，为鼻腔上部供血。

三、临床和实验室检查

需要对鼻出血进行临床评估。患者出现休克症状，提示其出血量多，需要按照失血性休克的治疗原则进行复苏，在患者病情稳定时再寻找病因并详细询问病史。询问病史包括以下内容：发病时间、出血持续时间与频率、诱因、以前出血时采取的措施及其控制出血的效果。详尽的病史询问能发现并存的疾病，如冠状动脉疾病、糖尿病和高血压。某些药物能影响鼻出血的发病及止血效果，一些处方药物如香豆素、非类固醇抗感染药、抗血小板药物等，及一些非处方药和中药，如银杏、大蒜、人参、大剂量维生素A和维生素E及大剂量鱼油和亚麻油等，会影响凝血功能。同时，家族史的询问也很有必要，通过询问家族史可确定有无出血性疾病的遗传倾向，如血友病、凝血障碍、遗传性出血性毛细血管扩张症（HHT）。社会性因素诸如酗酒、经鼻腔吸毒等也能对鼻出血的评估提供重要线索。

获得详尽的病史后，医生首先需要对患者头颈部进行全面的检查，以免对诸如颈部肿块、单侧鼓膜内陷或鼓室积血等疾病或体征误诊和漏诊。鼻局部检查前需要进行必要准备。

鼻部的检查首先应从外鼻开始，明确是否有外伤及出血究竟在哪一侧。针对外鼻前侧的出血，利用额镜和窥鼻器检查能发现诸如鼻中隔前下部出血点、鼻中隔外伤（如手指挖伤）、血痂、鼻中隔穿孔及扩张的静脉丛等症状。近年来研究表明，鼻内镜在诊断鼻出血中具有重要价值。鼻内镜检查常常能发现影响出血和能够有效止血的责任血管。医生在行鼻内镜检查前需要对鼻腔进行充分的麻醉，并局部使用羟甲唑啉等血管收缩剂。经口从腭大孔注射1~2mL含肾上腺素的局部麻醉剂，使药液从腭大孔进入翼腭窝以阻断腭大神经，既有助于鼻腔麻醉又有助于止血。经口腭大孔注射局部麻醉药物除了麻醉后鼻腔和鼻中隔外，也有助于压迫颌内动脉以利止血。多达20%的鼻出血发生于鼻腔后段，此时鼻内镜的应用就显得尤为重要。相对于鼻腔前部出血，鼻腔后端出血多来源于动脉，因此出血也更严重和更难以控制。鼻腔后部出血时难以直达出血点进行止血，尤其是在门诊或者急诊室。

如果情况允许的话，进行实验室检查通常会对鼻出血的诊疗有所帮助。虽然在急性失血时血红蛋白水平可能在正常范围内，但血红蛋白水平的测定仍有助于提示慢性失血。同时，对凝血功能的检查和血小板计数也有助于鼻出血的诊断。实验室检查应注意不能影响对正在出血患者的处理。

获得详尽的病史后，医生首先需要对患者头颈部进行全面的检查，以免对诸如颈部肿块、单侧鼓膜内陷或鼓室积血等疾病或体征误诊和漏诊。鼻局部检查前需要进行必要准备。对鼻腔局部检查可能有用的一些器械，包括头灯、窥鼻器、吸引器、吸引管、小瓶罐、弗雷泽电极、羟甲唑啉—利多卡因喷雾器、硝酸银、枪状镊、鼻填塞物、止血封堵剂、导尿管、鼻内镜、鼻内镜下用电凝设备。

四、临床治疗和预后

鼻出血的治疗一般分为保守（药物）治疗和手术治疗。虽然把所有的非手术治疗视同保守治疗的传统观点正受到挑战，但为便于分类，这种分类方法还是具有一定的实用价值。

治疗也可分为非侵入性和侵入性两类。在进行体格检查时，应明确出血部位。这是决定采取何种治疗方法的关键。

在鼻出血时首先采取鼻腔压迫止血法，即嘱患者用手指捏紧两侧鼻翼以压迫鼻中隔前下部。为辅助止血，可鼻腔滴入羟甲唑啉或左氧肾上腺素等血管收缩剂以促进血管收缩，减少出血。当上述方法不能有效止血，或是复发性出血及慢性出血时，患者往往才会就诊于耳鼻咽喉科。

（一）药物治疗

对于慢性复发性鼻出血的治疗，最常用的处理方式就是湿润鼻腔黏膜以防止鼻腔干燥。最近的一项关于儿童鼻出血的研究发现，在单独使用润鼻剂后，61%的患者在第一次随访中显示治疗有效。常用的润鼻药物包括鼻腔盐雾、鼻盐凝胶、鼻腔灌溉、泡沫、凡士林软膏，其他的有效工具有空气加湿器、精油润肤剂等。以上传统的治疗方法治疗无效的鼻出血可称为难治性鼻出血。此时，可能需要采取其他手段，包括侵入性手段等进行止血。

在处理急性鼻出血时首先应明确出血部位和血管，如果无法有效控制鼻出血并找到责任血管，就需要采取填塞止血法。传统的鼻部填塞包括用可充气的带气囊尿管或用油纱条行前后鼻孔填塞。此外，还可采用双气囊装置行前后鼻腔填塞。Merocel鼻腔填塞物是一种遇水后能迅速膨胀的经化聚醋酸乙烯材料，它使用简便，止血效果明显，已成为大多数急诊室治疗鼻出血的必备之物。

传统观念认为鼻腔填塞是非侵入性的保守疗法，但这一观点仍有争议，文献指出，从前至后的鼻腔填塞具有风险高和止血成功率低的弊端。鼻腔填塞的过程很痛苦，填塞后可导致鼻阻塞、恶心、疼痛和吞咽困难，并且通常会抑制鼻肺反射，减少肺通气量，从而导致组织缺氧，引起心律失常、低氧血症甚至死亡。虽然大多数的耳鼻喉科医生认为后鼻孔填塞存在上述风险，最近的一些证据对此提出了疑问。另一个主要的并发症是败血症，较小的并发症有鼻翼坏死、架液性中耳炎、局部感染、急性鼻窦炎与鼻中隔穿孔。除了并发症之外，其止血失败率也高达40%，成功率普遍较其他的侵入性手段低。填塞法相对于手术止血和栓塞止血法来说，患者留在监护室的时间更长，不符合成本与效益原则。

鼻腔填塞的另一个潜在并发症是毒性休克综合征（TSS）。毒性休克综合征是由一种凝固酶阳性葡萄球菌—金黄色葡萄球菌或溶血性链球菌A释放的毒素引起的。虽然毒性休克综合征一直被认为与月经期的妇女使用超吸水卫生巾有关，但鼻腔填塞法也可导致毒性休克综合征，其典型的表现有：发热、寒战、腹痛、腹泻、头晕目眩、昏厥、肌肉疼痛、关节痛、咽痛、头痛、意识模糊。其主要体征包括：体温升高（>38.8℃）、血压过低（收缩压<90mmHg）、四肢乃至手足心有弥散性皮疹（1~2周后脱屑）。多器官的损害还包括室性心律失常、肝肾衰竭、弥散性血管内凝血、急性呼吸窘迫综合征。

毒性休克综合征的治疗可采取口服抗生素、取出填塞物及加强营养支持等方法，同时，也可在重症监护下进行输液、监测生命体征及进行其他积极有效的治疗措施等。

止血药物的应用：可使用各种止血药物以减轻患者鼻腔填塞后产生的不适和疼痛。抗纤维蛋白溶解剂如埃普西隆氨基已酸、氨甲环酸有一定的止血效果，尤其适合用来针对遗传性出血性毛细血管扩张症。但是，两者在局部和全身应用并不是很广泛。最近，一种可生物降解的止血胶化合物被推荐作为止血剂使用，其中的明胶凝血酶Floseal，是由胶原蛋白颗粒和牛凝血酶组成的高聚合物，其相对于鼻腔填塞来说是一种应用更方便、温和、有效、患者更易耐受的材料，但在费用上要比传统的明胶海绵和油纱条贵一些。

（二）外科治疗和栓塞

当传统疗法不能控制出血时，可采取手术治疗和栓塞法等侵入性的治疗手段。如果可能的话，放射介入动脉栓塞的止血效果明显。文献指出，相比较而言，动脉栓塞的止血成功率在71%~100%之间，平均为88%，而手术止血的成功率在87%~100%之间，平均为90%。放射介入动脉栓塞疗法的经验和相关设备尚不普及。一项研究表明，在俄亥俄州的非城市区域，只有11%的耳鼻喉科医生在治疗鼻出血时应用了放射介入动脉栓塞疗法。

每个医疗机构都重视控制成本。在一些医疗机构，放射介入动脉栓塞法的成本较手术治疗高，但有另一些机构则相反。

虽然放射介入栓塞法有效且符合成本效益原则，但有报道表明，在栓塞血管的过程中可能会导致严重的并发症，包括需要抗凝治疗的颈内动脉内膜损伤、软组织坏死、面神经麻痹、心肌梗死、失明和脑卒中等。

传统的手术治疗包括结扎筛动脉、颌内动脉和颈外动脉。近年来鼻内镜下止血逐渐增多，特别是用于蝶腭动脉的止血。事实上，当大多数保守治疗无效时，鼻内镜下止血被认为是手术止血的首选方法。即使是在考虑结扎蝶腭动脉之前，也常在全麻下通过鼻内镜对鼻腔进行检查以明确出血部位（通常是鼻腔侧壁和中隔后部的出血），并选择性地烧灼相应部位以达到止血的目的（一般采用双极电凝或单极电凝止血）。鼻内镜下止血可能是一种十分有效的方法，也可应用于难治性鼻腔前部和后段出血。

当采用上述治疗方法不能有效止血时，必须采取进一步的侵入性外科治疗。传统的手术止血方法有颌内动脉和筛前筛后动脉结扎术。颌内动脉结扎术是由唇下经上颌窦后壁进入翼上颌间隙，用血管钳分离并结扎上颌动脉的术式。蝶腭动脉结扎后仍然鼻出血常常是由于没有完全结扎颌内动脉所有的末梢分支。越靠近心端结扎蝶腭动脉，越不容易识别蝶腭动脉远端分支，从而不能完全结扎其分支，也更容易造成鼻出血复发或结扎失败。所结扎的动脉离实际出血部位越近，止血成功的可能性就越大。这就是蝶腭动脉结扎止血术普遍用于治疗难治性后段出血的原因。经鼻内镜蝶腭动脉结扎止血已经成为难治性后段鼻出血外科治疗的标准手段。

如同功能性鼻内镜手术一样，术前例行对鼻腔黏膜进行收缩和局部麻醉，接着是行中鼻道开窗术（通常是没有必要的）。从鼻腔外侧壁下鼻甲后端附着处的上缘开始，朝前上至中鼻甲后端附着处行切口，翻起黏骨膜瓣直到显露筛骨嵴。蝶腭动脉从翼腭窝穿过蝶腭孔，位于筛骨嵴后方偏内侧。用血管钳仔细辨认、分离蝶腭动脉后结扎切断。在分离和解剖该血管的后方时常会发现蝶腭动脉的第二个分支，它有可能是从另一个单独的骨孔穿出，且常常分出鼻后动脉分支，用外科手段结扎该动脉非常困难，因此，手术时应对其进行双极电灼。

必要时，可行筛动脉结扎术，尤其是在采用了颌内动脉和蝶腭动脉结扎术后仍出血不止，中鼻甲平面以上包括鼻腔侧壁或中隔等鼻腔上部的出血。手术通常是行鼻外内眦的Lynch切口。经鼻内镜安全地暴露筛前动脉是困难的。

五、遗传性出血性毛细血管扩张症的治疗

遗传性出血性毛细血管扩张症，又称奥斯勒-韦伯-朗迪综合征，是一种以局部血管发育异常为特征的常染色体显性遗传疾病，以皮肤、黏膜、内脏、肺、大脑的动静脉畸形为临床表现，其发病率为1/5000至1/10000。随着年龄的增长，超过90%的患者在21岁左右出现遗传外显症状。遗传性出血性毛细血管扩张症尚无法治疗并具有进行性。鼻出血是其最常见和最主要的症状，90%以上的患者出现鼻出血，伴随着患者年龄的增长，鼻出血也越来越频繁。该病以血管壁变薄、膨胀、黏膜下毛细血管后静脉增生为特点，其小动脉直径为1~2mm，管壁因无完整的肌层而缺乏弹性膜层。随着病情的发展，毛细血管不断地扩张膨胀，病变逐渐波及小动脉，并发展为动静脉瘘。

研究发现，遗传性出血性毛细血管扩张症患者，他们分别位于染色体位点9q33和12q11的内皮因子（ENT）和ALK-1基因发生突变。其他基因变异包括位于染色体18q21位点的MADH4基因、2q33位点的BMPRⅡ基因，及5q31位点上的第三个位点等。遗传性出血性毛细血管扩张症基因突变的常见特征是内皮细胞上的内皮因子缺陷，这些基因对影响血管内皮细胞增生和迁徙的β-生长因子信号转导通路具有重要影响，从而导致毛细血管网结构失调和细胞结构紊乱，在血压和血管内剪切力发生变化时很容易导致细胞破裂。

目前，遗传性出血性毛细血管扩张症的诊断采用库拉索标准（表3-1）。明确诊断该病需要满足该标准中4个指标中的3个，疑似诊断至

少应有2个相符，且应做进一步的检查，判断肺、大脑、胃肠道血管是否存在畸形。在遗传性出血性毛细管扩张症患者中，33%的患者可出现肺动静脉畸形，11%的患者可出现脑血管畸形，尽管任何动静脉畸形都可表现为出血，但对于大多数肺动静脉畸形来说，其发病源于血液分流，并引起短暂性脑缺血发作、脑卒中、脑出血，脑血管畸形可表现为任何形式的颅内出血。所有的遗传性出血性毛细血管扩张症患者及其一级亲属，都应常规地采用计算机断层扫描对脑血管畸形进行筛查，而颅内血管畸形应运用磁共振成像进行排查。

表 3-1　遗传性出血性毛细血管扩张症患者临床诊断标准

Ⅰ. 反复发作的自发性鼻出血
Ⅱ. 发生于唇、口腔、手指和鼻腔的多发性毛细血管扩张症
Ⅲ. 内部损伤包括：
胃肠道毛细血管扩张症（出血或不出血）
肺动静脉畸形
肝动静脉畸形
脑动静脉畸形
脊髓血管畸形
Ⅳ. 家族史：一级血亲患有遗传性出血性毛细血管扩张症
确诊：3 项符合
疑似：2 项符合
可能性很小：少于 2 项符合

关于遗传性出血性毛细血管扩张症的治疗，首要的就是防止反复性的鼻出血。常规的治疗应从定期的鼻腔护理开始，包括用鼻喷雾盐水和使用鼻润滑剂。根据鼻出血的频率间隔一定时间采用鼻内ND：YAG或KTP激光局部治疗。规范的激光治疗计划和细心的鼻腔护理可有效减少鼻出血频率。Kuhnel医疗组通过该方法使患者的鼻出血次数由每天至少1次减少到每7~14天1次。

若以上治疗手段无效，可选用手术治疗，鼻中隔皮肤移植术曾一度是治疗选择之一。作为一种永久性控制鼻出血的治疗方法，Saunders于1960年首次介绍了该方法，切除病变鼻黏膜，通常还将下鼻甲黏膜一并切除，创面行表皮移植。虽然该手术疗效较好，但术后的血管生成和鼻腔干燥往往又会导致鼻出血的复发。控制鼻出血的最新方法是永久封闭鼻腔，即所谓的Young法或改良Young法。Young疗法疗效肯定，其明显不足之处是丧失了鼻腔通道，使得患者遭受鼻腔不能通气的困扰，尤其是在睡眠状态下。值得注意的是，最近一项针对遗传性出血性毛细血管扩张症患者不同治疗方法治疗后的生活质量进行的研究显示，患者更易接受改良Young疗法。

第二节　急性鼻－鼻窦炎及其并发症

鼻-鼻窦炎是一个或多个鼻窦的炎症性和（或）感染性疾病。急性鼻-鼻窦炎（ARS）病程少于1个月。大多数急性鼻-鼻窦炎病例系社区获得性的，并且与病毒性上呼吸道感染（URI）有关。据估计，0.5%~2%的感冒可导致急性鼻窦炎，1/2的上呼吸道感染会导致急性细菌性鼻窦炎（ABRS）。基于几个特征，急性感染性鼻-鼻窦炎可分成几个不同类型，这些特征包括发病场所（医院或社区获得性）、患者免疫状态、致病微生物（病毒、细菌或真菌）。

由于鼻窦难以直接检查，急性细菌性鼻窦炎的诊断面临挑战。因此，临床医生传统上依靠相对不敏感或非特异的体征和症状来进行诊断。此外，鼻窦黏膜增厚、积液与普通感冒（急性病毒性鼻-鼻窦炎）常有关联，导致诊断进一步混淆。因此，没有致病菌培养确认，急性病毒性鼻-鼻窦炎和急性细菌性鼻-鼻窦炎难以鉴别诊断。这导致对病毒性上呼吸道感染不合理地使用抗生素而出现耐药的现象越来越多。此外，过度使用抗生素治疗本病对医疗成本有很大影响。

虽然近年来急性细菌性鼻-鼻窦炎的并发症比较少见，但它们仍然与重大的短、长期病残或致死相关。因此，虽然许多病例可通过多学科的方式进行处理，但耳鼻咽喉头颈外科医生对这些病例的病理生理、评估及药物与手术治疗的全面了解至关重要。

一、流行病学

据报道，鼻-鼻窦炎每年影响美国3200万的成年人，该病每年带来1170万次诊室就诊及120万次医院门诊部就诊，直接年费用超过34亿美元，患者的生活质量和工作效率会受到不利影响。流行病学研究发现每年预期可发生10亿例急性病毒性鼻-鼻窦炎。考虑到大约2%的急性病毒性鼻-鼻窦炎人群可发展为ABRS，因此每年预期有2000万例ABRS。所以，在2002年开具的抗生素处方当中，ABRS诊断分别占据全部成人和儿童的21%和9%。

美国成人和儿童平均每年分别经历2~3次和6~8次普通感冒（病毒性上呼吸道感染）。在秋、冬和春季期间，病毒性上呼吸道感染率与每年的疾病流行一样，存在可预测的部分，而夏季发病相对较低。据以往记录，成人患急性病毒性鼻窦炎，0.5%~2.0%可发展成ABRS，相比之下儿童人群病毒感染者有5%~13%会导致ABRS。正如所预料的，ABRS季节倾向与病毒性URI的季节倾向有相关性。除了病毒原因，必须考虑许多其他危险因素，包括变态反应、游泳、因解剖结构异常导致鼻窦窦口阻塞、肿瘤或异物及息肉疾病。此外，在一些患者当中，免疫缺陷和黏膜纤毛清除紊乱也可促成ABRS。

二、发病机制

（一）病毒

上气道在防御鼻病毒方面很少起作用，因为90%以上的非免疫缺陷预防接种过的个体仍可持续被感染。大约50%的普通感冒因人类鼻病毒引起。其他病毒包括流感病毒A和B、副流感病毒、呼吸性合胞体病毒、腺病毒和肠病毒。已知流感病毒和腺病毒会损伤鼻上皮，而鼻病毒和冠状病毒仅引起微小的损伤。在感染的患者中，大约75%的患者还会出现上呼吸道感染症状，在鼻腔先暴露后，病毒向后输送到鼻咽部，附着于细胞间黏附分子1，导致多个炎症通路激活。此外，以副交感神经系统为主的自主神经系统反应，导致了鼻甲脉管系统充血，血浆的细胞之间渗漏，浆性黏液分泌物及痛觉神经与咳嗽反射兴奋。

既往研究者已注意到，对于成人和儿童的早期社区获得性URI，分别有87%和88%的患者，其CT或MRI上的黏膜与液体异常是可逆性病变。在成年患者中发现，两周内即使未使用抗生素治疗，大约80%的病变已消退。

（二）细菌

ABRS最常见的是跟随URI而发病。继发性细菌感染的原因未知，但可能取决于包括宿主和病原微生物在内的几个因素。即使是急性URI，CT扫描时常可见气、液平面或气泡，但是其成分仍然未知。Gwaltney和同事证实，在上呼吸道感染期间，擤鼻可将黏液分泌物推进鼻窦，特别是，擤鼻（不是打喷嚏或咳嗽）产生的鼻内压可短暂性地将压力升至60~80mmHg，来自鼻咽部的造影剂通过这种机制被推进鼻窦。此外，这些患者的分泌物难以清理，既因其黏性增加，又因黏液纤毛功能障碍。鉴于黏膜水肿和鼻窦通气受阻，这种条件非常适合细菌生长。病毒也对中性粒细胞、巨噬细胞和淋巴细胞的功能有实质性影响，使得这些细胞容易受到损伤。

细菌性病原体：多数情况下，ABRS的病原体涉及肺炎链球菌、流感嗜血杆菌和卡他莫拉菌（儿童人群更常见），此外，还有其他链球菌种类，包括中间链球菌、化脓性链球菌和其他α-溶血链球菌及金黄色葡萄球菌和厌氧菌等。

虽然与ABRS相关的细菌在过去半个世纪未曾改变，但它们的抗药敏感性却发生了引人瞩目的改变：首先是金黄色葡萄球菌出现青霉素耐药，随后是流感嗜血杆菌和卡他莫拉菌出现β-内酰胺耐药。最后，在近年又出现了对多种抗生素耐药的肺炎链球菌。

三、诊断

（一）病毒

典型的病毒性URI症状包含鼻漏、喷嚏、鼻腔气道阻塞、面部充血、嗅觉减退、咽喉疼痛、咳嗽、咽鼓管功能障碍、发热和肌肉疼痛。脓鼻涕不一定意味着发生ABRS，因为这也可能由于中性粒细胞聚集而出现。

（二）细菌

与ABRS相关的典型症状和体征缺乏敏感性（69%）和特异性（64%）。早期社区获得性急性URI患者的CT扫描，87%的患者存在黏膜水肿和（或）液体（伴或不伴气泡），借助X线片，ABRS的诊断同样存在困难。使准确诊断ABRS更加复杂的是症状持续时间，症状持续时间不明导致无法可靠地区分是迁延性病毒感染还是ABRS。因此，当进行关于ABRS诊断的决策时，临床医生必须依靠临床判断。一般而言，当一次病毒性URI在10天之后未消退，或在5~7天时加重，可考虑ABRS。可能出现的体征和症状有：鼻漏、面部压迫或疼痛、嗅觉减退或丧失、发热、咳嗽、疲劳、牙痛和耳部压迫。

四、治疗推荐

采用抗生素治疗ABRS，要根据已知细菌病原体相关的发布证据和临床改善情况。研究已经证实，与使用不适当的抗菌谱、剂量或疗程的抗生素相比，适当（抗菌谱、剂量、疗程）给予抗生素能有效减少窦腔细菌滴度。实际上，已有报道称，合理选择抗生素，细菌的治愈率可超过90%。6周前未使用抗生素的成年轻症人群，可考虑下列药物：阿莫西林-克拉维酸[1.75g/250（mg·d）]、阿莫西林（1.5~4g/d）、头孢泊肟酯、头孢呋辛或头孢地尼；对于β-内酰胺过敏患者，可使用甲氧苄啶、多西环素、阿奇霉素，克拉霉素、红霉素或泰利霉素，但抗菌失效率可达20%~25%；对于6周前已经接受过抗生素的那些患者，可考虑72小时内应用氟喹诺酮类（左氧氟沙星、莫西沙星）或更高剂量的阿莫西林-克拉维酸[4g/250（mg·d）]，若其对治疗无反应，则需更换另一种抗生素或重新对患者进行评价。进一步处理的选择包括影像检查（CT扫描）、鼻内镜检查及菌培养、药敏试验和鼻窦抽吸。

儿童的药物选择与成人相似，但有两个例外：

（1）剂量取决于儿童的体重。

（2）氟喹诺酮类不能应用于儿童人群。

推荐使用上述一种抗生素，以10天为疗程。需要注意的是，一个疗程不充分、不适当的抗生素治疗，可使感染迁延和潜在的疾病残留。

五、眼部并发症

ARS有几个主要的眼部并发症，包括眶隔前和眶蜂窝织炎、骨膜下脓肿（SPA）、眶脓肿、海绵窦血栓、眼睑脓肿和视力丧失。眼部并发症最被普遍接受的分类是由Chandler及同事提出改良的五级系统，对于眶累及的范围表述如下：Ⅰ级-炎性水肿或眶隔前蜂窝织炎，Ⅱ级-眶蜂窝织炎，Ⅲ级-骨膜下脓肿，Ⅳ级-眶脓肿，Ⅴ级-海绵窦血栓。重要的是要认识到这些分级不一定代表疾病恶化的固定进程，因为它们可同时出现或互相发展演变。然而这种分类系统的确解释了体征和症状，而且有助于制订治疗方案及区分临床结局。

（一）Ⅰ级–眶隔前蜂窝织炎

Ⅰ级是炎性水肿或眶隔前蜂窝织炎，它是眼睑软组织和眶隔前眼周区域的感染。住院的儿童中，14.5%~81%的眶隔前蜂窝织炎源于鼻-鼻窦炎。通过临床检查，症状除了发热和触痛外，眼睑表现为水肿、红肿，观察不到眶隔后受累的体征，诸如眼球突出、视力受损和结膜水肿，视敏度、瞳孔反射、眼球运动性和眼内压正常。眶隔前蜂窝织炎，通常通过全身抗生素和临床密切观察进行处理。然而，由于面静脉无瓣膜，眶隔前蜂窝织炎可向后扩散到眶隔，进而产生Ⅱ~Ⅴ级的眶内感染。

（二）Ⅱ级–眶蜂窝织炎

眶蜂窝织炎是眶隔后方软组织感染，无脓肿形成。鼻窦炎是眶蜂窝织炎的主要病因，有研究证明，96%~100%的眶蜂窝织炎住院患者同时合并鼻窦炎。眶蜂窝织炎的临床症状包括眼睑水肿、红肿、结膜水肿、眼球突出、眼球运动受限、眼球运动疼痛和眼内压增高。除了这些体征，眶蜂窝织炎患者还会常常出现眶隔前蜂窝织炎患者没有的系统性毒性表现，例如发热、白细胞增多、C-反应蛋白水平上升。所有疑似眶蜂窝织炎的患者应进行影像学检查及静脉抗生素和鼻减充血剂治疗。视敏度和瞳孔反射必须密切监测，出现视敏度下降、传入性瞳孔障碍、眼外肌功能恶化或48~72小时无法改善的患者，应该接受鼻窦手术引流和培养。

（三）Ⅲ级–骨膜下脓肿

在眼部骨膜下脓肿（SPA）时，眶骨膜与眶壁之间的潜在间隙积聚有炎性液体。通过CT扫描发现毗邻鼻窦的突出团块即可确诊（图3-1），通过临床检查也可做出疑似SPA诊断。

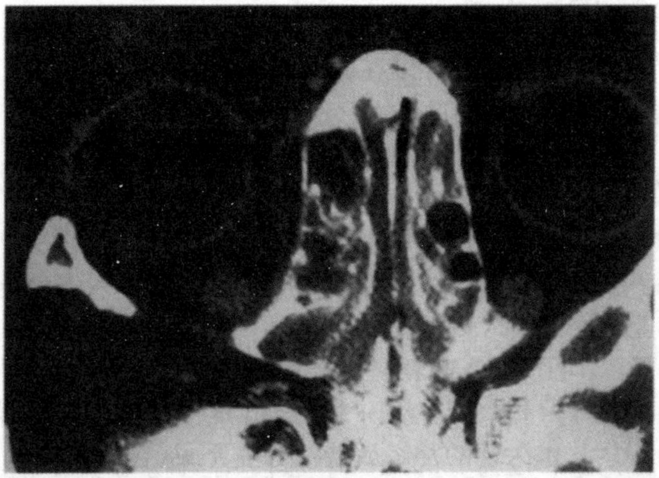

图 3–1　轴位 CT 扫描显示筛窦炎，其毗邻的右边眼眶的内侧出现骨膜下脓肿

除了眼眶受累的体征外，眼球可表现为定向突出且向脓肿对侧典型移位，患者也可有眼球运动受限和眼球转向脓肿侧疼痛。SPA常发生的部位为眶内侧壁，当感染突破纸样板或穿过筛前、筛后血管神经的管口时，脓肿则进一步发展。眶内侧壁的眶骨膜附着较松，脓肿内容物可在骨膜下间隙向上、下、后方向扩散。SPA的推荐治疗方法包括对经过仔细观察、认真选择的病例静脉给予抗生素，对难治性病例实施手术，有几个研究称，对选择的病例单独进行药物治疗的反应良好。在Garria和Harris的研究中，27/29（93.1%）的SPA通过药物治疗得到了治愈，这类患者应符合以下标准：

（1）患者年龄小于9岁。

（2）未患额窦炎。

（3）SPA位于内侧。

（4）SPA范围小。

（5）脓肿所处空间无气体存在（通过CT扫描直观地排除厌氧菌感染）。

（6）原发SPA。

（7）未患慢性鼻窦炎。

（8）无视神经受累证据。

（9）无牙源性感染病史。

视力下降、传入性瞳孔反应缺陷、抗生素治疗36小时后仍持续发热、抗生素治疗48小时后临床恶化或抗生素治疗72小时仍无法改善，则提示药物治疗失败。在最近的一个研究中，Oxford和McClay也发现针对不伴有眼部体征的小的内侧SPA可通过药物处理来获得良好效果，18/43（42%）的SPA单独使用药物可获得治愈，其中包括5名9岁以上儿童。学者提出几个可采用药物联合治疗内侧SPA的标准，包括：

（1）视力、瞳孔、视网膜正常。

（2）无眼肌麻痹。

（3）眼内压<20mmHg。

（4）眼球突出5mm或以下。

（5）脓肿范围4mm或以下。

重要的是要认识到SPA放射线影像上的恶化现象不应作为治疗策略的唯一指南。在一个对37例内侧SPA的研究中显示，最初的CT扫描并不能预测临床过程。连续扫描显示不管对最终治疗的反应如何，在静脉给予抗生素治疗的前几天脓肿范围仍在扩大。可推断，在治疗的前几天，连续CT扫描显示SPA扩大不应认为是抗生素治疗失败。考虑到临床过程与CT表现的时间差异，临床过程应作为治疗的指导，而不是放射影像形态。

（四）Ⅳ级－眶脓肿

眶脓肿指脓液存在于眶脂肪内，作为感染过程的融合，脓液可发生在肌肉圆锥内面（肌锥内）或肌肉圆锥外面（肌锥外）。确诊需通过CT扫描和相关体征判断，如眼睑水肿、结膜水肿、眼球突出、眼球活动受限、传入性瞳孔反应缺陷、视力受损、眼底镜检查静脉充血或视盘水肿。眶尖综合征，包括单侧眼睑下垂、眼球突出、视力下降、内部或外部眼肌麻痹（即：瞳孔麻痹和眼外肌麻痹）和第Ⅵ脑神经麻痹。眶脓肿临床表现变化不一，取决于眶脓肿的大小和位置、感染持续时间、微生物毒力和宿主因素。眶脓肿有潜在严重并发症，因此，任何临床体征或症状提示眶脓肿，需立即进行影像检查和加强抗生素治疗。一旦眶脓肿确诊，早期手术干预实属必要。

脓肿也可发生在眼眶其他结构如泪腺。Patel与同事报道一个9岁男孩患有泪腺脓肿，认为是由鼻窦感染扩散所致。尽管前期手术对鼻窦进行了引流，但患者病情不能改善，再次CT扫描显示左侧泪腺区域液体聚集，引起眼球向下、外突出。进一步对眼眶手术探查发现泪腺脓肿，泪腺切开引流，得到完全治愈。在另一个病例中，Mriza和同事报道了一个患有脊髓发育不良的72岁妇女，其症状起初表现为鼻-鼻窦炎继发的眶隔前蜂窝织炎。尽管进行了抗生素治疗和内镜鼻窦引流，感染无法得到彻底治疗，在第二次CT影像中发现泪腺脓肿，随后切开泪腺引流，得到完全治愈。虽然泪腺形成脓肿极少并发于鼻-鼻窦炎，但经过适当治疗症状无法消退，则应考虑其他诊断，尤其是泪腺同时肿大压痛和上睑外侧部分明显膨隆时应考虑为泪腺脓肿。

（五）眼部并发症的手术治疗

脓肿引流的手术方法应由脓肿所在部位决定。针对SPA的手术选择包括传统外分流术、伴或不伴通过Lynch切口的鼻外筛窦切除术，也可选择更加美容的操作，包括经泪阜外进路和经鼻内镜进路。内镜下筛窦切除引流术优于鼻外筛窦切除术，因其可避免面部瘢痕、术后水肿较少和住院时间缩短。手术潜在的并发症包括颅内脓肿或硬膜外脓肿。

1. 视力丧失

继发于ARS的视力丧失有以下几种机制：

（1）因暴露性角膜炎或神经营养性角膜炎引起眼球表面破坏。

（2）眼内压持续升高。

（3）眼脉管系统发生血栓性静脉炎。

（4）感染扩散导致视神经炎。

（5）脓肿的体积效应引起直接的视神经压迫或眼球结构的供给血管阻塞。

（6）严重的眼球突出通过拉长滋养血管而引起“伸展性”视神经病或缺血性视神经疾病。

尽管患者得到了迅速治疗，失明的发生仍屡见于SPA（14%~33%）和眶蜂窝织炎（2.5%~26%）。一些学者认为急性筛、蝶窦炎患者存在相对高危的永久性视力丧失，因为蝶窦和后组筛窦同视神经之间存在紧密的解剖关系。相比之下，前组筛窦炎患者经过2~6周治疗，视力可得到改善。

2. 眼睑脓肿

眼睑脓肿也可成为鼻窦炎的一个并发症。Remulla报道了2例下睑脓肿的患者，他认为脓肿是由毗邻感染的筛窦扩散而来。Casady描述了5例表现为眼睑脓肿的患者，在随后的检查中发现了隐匿的鼻窦炎。所有脓肿都位于上睑，而且所有患者都伴有身体同侧的鼻-鼻窦炎，包括额窦在内。有两个病例，发现了在感染的额窦和眼睑脓肿之间存在骨质缺损的放射影像证据。所有患者经过静脉给予抗生素的治疗和随后脓肿的切开引流与内镜鼻窦手术，症状均获得改善。学者认为，当患者的症状与脓性鼻分泌物、疼痛相关时，就应考虑眼睑脓肿的诊断，因为视力下降、发热、疼痛和眼眶体征也许不出现。

3. 颅内并发症

由于静脉网络贯穿于鼻-颅两个区域，它们的解剖位置也相互毗邻，鼻窦感染经常导致颅内细菌感染的发生。所有这些感染并发症都与显著的发病率相关，表现为真正的急症。然而，介于3.7%~10%的发病率随着时间推移已经得到控制。发病率的下降是由于口服抗生素的广泛使用、影像技术的提高、对鼻窦感染源的认识、对潜在鼻-鼻窦炎迅速的药物和手术处理及重症监护医学的改善。

除了脑膜炎，鼻-鼻窦炎颅内并发症更多发生于男性人群和9岁以上儿童。该人群对上呼吸道感染易感性的增加和额窦、蝶窦的发育情况可解释这种联系。

鼻-鼻窦炎的颅内并发症分类如下：

（1）脑膜炎。

（2）硬膜外脓肿。

（3）硬膜下脓肿。

（4）脑脓肿。

（5）静脉窦血栓。

应该认识到的是，多种并发症可在同一患者身上同时或先后发生。所有这些并发症都属于真正的急症，伴有高发病率和病死率的特点，必须进行仔细认真的紧急内科治疗和多次的外科治疗。

4. 脑膜炎

脑膜炎仍是鼻-鼻窦炎最常见的颅内并发症之一。有人认为大多数脑膜炎病例与鼻-鼻窦炎无关。当两者存在关联时，常涉及到的鼻窦是蝶窦和筛窦。不言而喻，前颅底缺损（脑脊液漏、脑膨出等）患者发生脑膜炎的风险增高。此外，急性鼻窦感染时潜水与发生脑膜炎的风险增高相关，也与感染过程通过嗅神经上皮向颅内进展相关。永久性的神经后遗症并不罕见，包括癫痫、局灶性缺损和认识功能缺陷。因此，紧急评估和治疗刻不容缓。

症状上，这些患者可表现出发热、头痛、畏光、颈项强直、谵妄、嗜睡及脑神经缺陷。在利用腰穿判断是否存在脑积水之前，进行MRI检查很重要。脑积水是腰穿的禁忌证，因为可发生颞叶沟回疝。通过腰穿可确诊脑膜炎。腰穿的相关结果包括颅内压升高、蛋白质增多、葡萄糖减少、白细胞增多和Gram染色。脑膜炎起源于鼻窦的证据应该借助MRI来寻找，MRI可显示鼻窦炎与脑膜炎之间的相关性，证据依赖于毗邻部分的脑膜强化信号。应进行鼻窦的冠状位CT扫描，以进一步评价鼻窦感染的程度和位置。对于配合的患者，应该考虑鼻内镜检查，以获取细菌培养和药敏试验样本。

这些患者的处理通常需要多学科合作，除了耳鼻喉科和头颈外科医生外，还应包括儿科、内科、急症医学、神经科和感染病专家。急性细菌性脑膜炎最常见的细菌包括流感嗜血杆菌、脑膜炎奈瑟球菌和肺炎链球菌。前期治疗包括使用可通过血脑屏障和可有效治疗最常见微生物的抗生素。抗生素的进一步调整依赖于细菌培养和药敏试验结果。如果药物处理失败，需要对有关鼻窦进行内镜引流术，以获得再次培养和药敏的标本及促进药物的治疗效果。

5. 硬膜外脓肿

硬膜外脓肿是额窦炎最常见并发症之一，其发生也和额骨骨髓炎相关。同额窦的相关性起因于两个区域之间的静脉交通和脑膜附着松散。

症状上，硬膜外脓肿的临床表现更加隐匿。表现的症状包括额痛、嗜睡和发热。这些症状发展到严重程度，可出现局灶性神经系统缺损、癫痫或精神状态改变。诊断依赖于CT或MRI扫描，可显示硬膜外间隙液体积聚情况的改变。硬膜外脓肿的治疗包括合理选择抗生素和深思熟虑的外科干预。再者，外科干预也应和相关的科室协调合作，尤其是神经外科。手术操作可和必要的神经外科手术同时进行，包括内镜通气与引流、额窦环钻术、额骨成形瓣填塞术或额窦颅腔化。抗生素治疗应遵从感染病专家的意见，通常以细菌培养为指导。

6. 硬膜下脓肿

硬膜下脓肿，也称为硬膜下积脓，常具有单侧性，累及硬脑膜和蛛网膜下隙之间的空间。不同于鼻-鼻窦炎其他的颅内并发症，细菌性鼻窦炎是感染的主要来源，占50%~70%，而中耳炎是相对次要的来源，占10%~20%。硬膜下脓肿与相对较高病残率、致死率和永久性神经后遗症相关。早期开颅和针对耳鼻喉科感染源的直接处理等主动干预值得提倡。患者常见的临床表现为发热、头痛、精神状态改变、偏瘫、恶心呕吐、颈项强直。除症状表现相对严重外，病情还会快速恶化。上述症状源于脑膜静脉血栓、软脑膜炎和感染，通过硬脑膜下腔扩散到其他区域。

诊断通常依靠CT扫描和（或）MRI检查。MRI通常显示T1加权影像低信号而T2加权影像高信号。钆增强后影像显示病变周边增强。CT扫描20%的病例可出现假阴性。考虑到这些感染多与鼻源性或耳源性有关，鼻、耳区域的影像学检查也应包括在内。由于存在颞叶沟回疝的高危性，只有排除了脑积水才可进行腰穿。

抗生素治疗包括能通过血脑屏障的广谱抗菌剂应用。一旦培养和药敏结果出来，可进一步指导治疗。硬膜下脓肿通常由多种微生物引起，最常见的有厌氧菌、流感嗜血杆菌、厌氧或需氧链球菌和葡萄球菌。对于伴随癫痫和脑水肿的患者，常常分别需要采用抗惊厥药和类固醇激素进行治疗。手术治疗要与其他专家协商，通常同时进行脓肿和病变鼻窦区域的引流。

7. 脑脓肿

脑脓肿最常位于额部和额顶叶。多数情况是作为额窦炎的并发症而发生，筛窦和蝶窦炎也可成为来源。颞叶脓肿可继发于蝶窦炎，但耳源性来源更常见。大约13%的病例可出现多发脓肿。

早期症状由脑炎引起，典型症状有发热、昏睡、兴奋和头痛。当发生液化坏死和脓肿包裹时，可出现一个静止期。最终当脓肿壁增厚时，局灶性神经系统缺损和癫痫可随脑水肿的加重而发生。随之而来的脑脓肿破裂或脑疝可导致死亡，诊断需进行MRI或CT扫描。由于潜在的颞叶沟回疝风险，腰穿特别危险，因此应当避免。

本质上，治疗仍然是多学科的。即使患者稳定，抗生素也应立即使用，直到获得细菌培养结果。手术治疗要与其他外科例如神经外科协商，包含颅骨切开术或立体定位穿刺引流。任何受累的鼻窦腔也可同期行手术开放引流。

8. 额骨骨髓炎

额骨骨髓炎是额窦炎越来越罕见的并发症。“波特头皮肿胀”一词常被用来描述与骨髓炎相关的额骨骨膜下脓肿。额部骨膜下脓液积聚导致“水肿样”波动性隆起。此外，额骨的骨髓炎可发生瘘管。这些颅外表现可单独发生或同时出现，正如前面讨论的颅内并发症一样。因为额窦存在静脉沟通，其感染可通过脓毒败血症传播或直接蔓延，向骨膜扩展。

诊断那些额部出现隆起（即水肿或瘘管）的患者，需进行临床密切观察。必须对潜在的颅内并发症保持高度警觉。需要进行适当的影像学研究，常常包括CT和MRI的共同扫描，以判断颅内是否存在累积。

本质上，治疗也倾向于多学科，尤其是处理那些伴有颅内并发症的患者。对于那些没有颅内并发症的患者，额窦环钻术有助于获得培养标本和对感染灶引流。同时在培养结果指导下开始静脉内抗生素应用。如果环钻术和静脉内抗生素治疗无法获得应有的临床改善，需要对无法存活的骨质实施清创术。一般推荐连续6周在静脉内给予抗生素，如果使用抗生素无法治愈额窦炎，应当对额窦进行手术开放或填塞，以防发生其他并发症，对于伴有颅内并发症的患者，积极的骨质清创术，连同其他任何必要的神经外科手术可一起实施。这种情况下，需要长期细菌培养，以指导抗生素的使用。

第三节　慢性鼻－鼻窦炎和鼻息肉病

慢性鼻-鼻窦炎（CRS）是一类累及鼻及鼻窦的、包括多种临床类型的感染性及炎症性疾病。随着对CRS复杂的病理生理学及其导致的共同临床特征的逐渐了解，其定义也在不断地完善。

一、流行病学

CRS是极其常见的鼻腔鼻窦黏膜炎症性疾病，在美国是影响人们健康最普遍的问题之一。CRS及CRS合并鼻息肉（NPS）包含多种引起鼻及鼻窦黏膜炎症的病症。对CRS定义的解读和在诊断方法上的差异，也使其流行病学评估的结果各异。据报道，2001年虽然有许多患者没有寻求治疗，但仍然有1830万患者因CRS就医。CRS合并NPS是CRS的一种亚型，发病率为美国人口的1%~4%。CRS发病率虽无男女性别差异，但CRS合并NPS者则有性别倾向，例如与阿司匹林不耐受相关的CRS合并NPS者以女性居多，男女之比为1：2。鼻窦疾病在美国中西部和南方较东北和西部更常见，通常夏季的发病率低于其他季节。CRS引起的明显症状和不适，不仅降低了患者的生活质量，而且影响了他（她）们的日常活动，甚至造成数百万个劳动日的损失，对经济造成严重影响。由于有多因素参与鼻窦疾病的过程和缺乏严谨的诊断标准，及与其他具有相似症状的疾病互相重叠，其造成的医药及经济损失无法准确评估。然而在美国，以首诊CRS计算的直接治疗费用就接近33.9亿美元，1996年的直接和间接总支出估计为58亿美元。

二、诊断

鼻窦炎通常被公认为是鼻窦炎症的学术称谓。然而，由于鼻窦炎症几乎总是合并鼻腔炎症存在，因此近年倾向于将其改为鼻-鼻窦炎。这个名词显然更是描述性的。在过去数十年中，学术称谓的改变只是CRS在定义及其分类众多演变和进展中的一个亮点。然而，鼻及鼻窦炎各种类型的定义和诊断至今仍然存在争议，这可能是由于CRS包含各种不同病因并各有一套治疗方案的疾病谱。1996年，美国耳鼻咽喉-头颈外科学会（AAO-HNS）多学科联合鼻及鼻窦炎工作小组提出，以鼻及鼻窦炎的临床症状及体征持续时间为依据定义其类型，分为急性鼻及鼻窦炎（<4周）、亚急性鼻及鼻窦炎（4~12周）、慢性鼻及鼻窦炎（>12周）、复发急性鼻及鼻窦炎（每年发作≥4次，每次发作持续≤7~10天，每次发作的间歇期无任何CRS征象）和慢性鼻及鼻窦炎急性发作（CRS突然加重，治疗后又恢复到原来水平）。尽管上述分类还不够理想，但其为临床医生提供了定义鼻及鼻窦炎的具体方法，因此被广为接受。

为了方便临床诊治，多数医生通常将鼻-鼻窦炎分为两类，即急性鼻-鼻窦炎和CRS。CRS包含多种不同的病症，流行病学把这些不同病症的疾病一并归类到CRS。一般认为急性鼻及鼻窦炎的本质是感染，而CRS则可能是多种因素引起的一种炎症，且病因较少被认为是细菌。临床上，CRS通常按病理学是否表现黏膜增生性改变再细分为两个亚类，一是黏膜增生性改变合并NPS者，二是无黏膜增生性改变的不合并NPS者。

由于对CRS定义的不同意见，加之其症状和体征表现的多样性，

CRS的临床诊断颇有难度。为此，1996年鼻科学领域的权威专家们（AAO-HNS多学科联合鼻-鼻窦炎工作小组）达成了一个一致的意见，即以各种类型的鼻-鼻窦炎所表现的最具共性的症状和体征为依据，建立一个统一的诊断模式。该权威意见将CRS的症状或体征分为主要和次要症状或体征（表3-2）。根据表3-2，若患者具备两种或两种以上主要症状（或体征），或具备一个主要症状（或体征）和两个次要症状（或体征），且这些症状（或体征）持续12周以上，即可诊断为CRS。然而，大量的研究报道表明，上述权威意见提出的主观标准和CRS普遍使用的客观标准之间缺乏紧密的联系，且以症状或体征为依据界定CRS，没有考虑不同类型CRS疾病过程的诸多病因。2003年，鼻窦和变态反应健康协作组（SAHP）对CRS定义和诊断提出了更好的意见。SAHP标准除了包含1996年AAO-HNS多学科联合鼻-鼻窦炎工作小组提出的“症状或检查所见（阳性体征）持续12周以上”之外，还提出务必具备与持续的症状和体征相应的炎症客观证据：

（1）鼻腔黏膜收缩状态下，前鼻镜或鼻内镜检查见鼻道非脓性引流物、鼻息肉或黏膜息肉样肿胀。

（2）鼻内镜检查见中鼻道或筛泡黏膜水肿或充血。

（3）鼻黏膜广泛或局部充血、水肿或肉芽形成。若未累及中鼻道或筛泡黏膜，须行影像学检查。

（4）鼻窦CT显示孤立或弥散的黏膜增厚、骨质改变或气-液平面。

（5）Water位X线检查显示黏膜增厚＞5mm，或一个/多个鼻窦完全不透明。

症状（或体征）持续12周以上，且具备其中一个与持续症状（或体征）相关的炎症征象，可诊断为CRS。

SAHP的关键意见是提出把结合鼻窦CT或Water位鼻窦X线检查作

为最终确认CRS的手段。该工作小组更是强调，鼻窦CT和鼻内镜图像对以研究为目的的CRS诊断尤为重要。

表 3-2　1996 年 AAO-HNS 鼻－鼻窦炎工作小组认定的 CRS 主要和次要症状（或体征）

主要症状（或体征）	次要症状（或体征）
面部疼痛 / 压迫感 *	头痛
鼻阻塞	发热
鼻分泌物 / 脓涕 / 污秽的后鼻滴漏	口臭
嗅觉减退 / 嗅觉丧失	牙痛
嗅觉减退 / 嗅觉丧失	牙痛
鼻腔检查见脓涕	咳嗽
	耳痛 / 压迫感 / 胀满感

注：* 在同时缺乏其他主要鼻部症状及体征时不作为 CRS 的症状（或体征）

三、临床和实验室评估

（一）病史和体检

CRS患者有许多可能与其他鼻部疾病相似的症状。当CRS表现出鼻塞、黏膜充血、鼻后滴漏等症状时，应该注意这些症状也是变应性鼻炎或其他鼻疾病的常见症状，鼻窦和鼻腔黏膜增厚及下鼻甲和中鼻甲反应性肿胀均可引起上述症状。面对变应性鼻炎，详细了解病史可能会发现因抗原暴露引起的更多症状，有助于做出正确诊断。鼻塞和流涕也是CRS合并NPS的常见症状，但嗅觉功能障碍更为常见。一般性的面部疼痛、压迫感或肿胀感通常是CRS患者主诉的症状，并可依据症状定位患侧。但必须强调，医生不能在缺少其他症状和体征的情况下，仅依赖面部痛感或压迫感诊断CRS。面部疼痛并非CRS的特异性症状，除了CRS外还有多种疾病可引起，且更多见于急性鼻及鼻窦炎者。头痛和牙痛通常是少见的，且多主诉为面部疼痛和（或）压迫感。其他少见的症状还包括口臭、乏力、咳嗽和耳痛、耳压迫感。对某些病例，完整收集伴发疾病如哮喘、变态反应和阿司匹林敏感等的详细病史，将有助于掌握该疾病的病理生理学过程。

在体检方面，眶周、前额或面颊可能有轻度触痛或叩痛，上颌窦和额窦投照法可提示窦内积液，同时检查上颌牙是否有疾病，检查口咽以明确是否有鼻后滴漏。在应用减充血剂收缩鼻黏膜的状态下行前鼻镜检查，观察鼻中隔和下鼻甲的黏膜炎症。若合并NPS，尤其是儿童，应警惕可能存在全身性疾病如囊性纤维化和纤毛运动障碍等。

其他重要的病史和体检包括与累及眶内及颅内相关的继发症状和体征。眶周水肿提示纸样板或眶周骨质受累和感染。感染向眶内发展，则出现视力改变、眼眶痛或复视，此时为急性感染。无眼眶疼痛，但有单侧或双侧眼球渐进性突出通常是由巨大息肉所致，如AFRS。精神状态改变或脑膜刺激症状提示感染已蔓延至颅内，表现为脑膜炎、硬膜外脓肿或额叶脓肿。有清亮鼻溢液者，应行脑脊液漏的检查，尤其是有既往手术史者。

（二）鼻内镜检查

如本章前面所述，AAO-HNS鼻-鼻窦炎工作小组提出的主要和次要因素对诊断CRS是有帮助的，然而，结合黏膜炎症的特征性表现则是确立诊断的关键。因此，详尽的鼻内镜检查对诊断合并和不合并NPS的CRS都是重要的，且在随后的整个疾病诊治过程中也是不可缺少的。鼻内镜分为直的和可弯曲的纤维导光镜，在检查室中，预先经过适当的鼻腔黏膜减充血和局部麻醉处理后，用鼻内镜可进行详尽的检查，患者仅有轻微不适。在鼻内镜下可判断黏膜的充血和水肿，可观察NPS的总体形态、位置和来源，及鼻中隔畸形和其他影响鼻窦引流的解剖学异常。对手术后患者，可用角度镜评估全部鼻窦黏膜的水肿和炎症状态，有助于制订药物治疗计划。此外，医生可在鼻内镜直接指引下高度准确地获取鼻窦分泌物进行培养，以助于针对性使用抗生素治疗。鼻内镜检查的另一个功能就是记录鼻腔鼻窦分泌物的特征，清而稀的分泌物提示存在典型的病毒性或变态反应性炎症，黏脓性分泌物提示很可能是细菌感染，厚而黏稠的、形似花生酱样的黏液则提示有AFRS的可能，或者是少见的ECRS。

对于合并NPS者，鼻内肿块的鉴别诊断是临床评价的重要部分。应将鼻腔鼻窦肿瘤作为常规鉴别诊断的内容，钳取肿块组织进行病理学检查。若“息肉”破坏邻近结构，则提示有鼻腔神经胶质瘤和鼻腔鼻窦未分化癌、鳞状细胞癌及腺癌等恶性肿瘤的可能。内翻性乳头状瘤常被误诊为单侧NPS，后者通常是来自鼻腔外侧壁。位于鼻窦和鼻腔的青少年鼻咽血管纤维瘤和血管外皮细胞瘤是富含血管的肿瘤，如果在没有对它们进行全面评估之前就被错误活检，则会引发严重的鼻出血。鼻内脑膨出可能表现为基底位于鼻腔顶的单发性息肉。对可疑的鼻内肿块，在活检前应先行影像学检查。如果肿块没有息肉的特征性外观，且易出血、位于单侧或附着部位不甚明确，都应在任何其他检查或治疗之前行影像学检查。一般而言，高分辨率CT扫描有助于骨显像，可显示肿瘤局部侵蚀所致的骨质破坏和脑膨出所致的颅底缺损。MRI检查可补充CT扫描缺乏的信息，能识别软组织和区别肿瘤与继发的黏膜病变及潴留的分泌物。

（三）实验室检查

一般来说，当某些可能性影响医生对患者做出判断和处理时，则须进行实验室检查。此外，虽然已经对临床诊断有一个初步的印象，但实验室检查也可有助于支持或推翻这个初步诊断。例如变态反应试验可帮助医生做出AFRS诊断，有助于解释其病因，且可依此调整或改变治疗药物。血清总IgE、特异性IgE和CBC（全血细胞计数）可以鉴别评估嗜酸性粒细胞增多，有助于CRS合并NPS者的诊断。

IgE增高是特应性疾病的指标，有助于从ECRS患者中鉴别AFRS。血嗜酸性粒细胞增多则是鼻窦广泛病变的指标，提示该患者手术治疗可能难以奏效。Zadeh等人将34例血嗜酸性粒细胞增多的患者和随机选择的34例CRS患者进行了比较，发现嗜酸性粒细胞增多的患者有更多是合并NPS者（77%VS15%）、AFRS者（39%VS3%）和哮喘者（35%VS24%），并且更容易反复多次鼻窦感染（94%VS32%）、息肉复发（35%VS3%）和需要修正性手术（84%VS24%）。因此对CRS患者应做免疫学检查，尤其是儿童患者。血清总IgE、特异性IgE、IgA、IgG，及IgG亚类（IgG1、IgG2、IgG3、IgG4）和肺炎球菌滴度等检查均有助于确定患者是否存在免疫球蛋白缺乏的问题。免疫应答低弱者所患的多为难治性疾病。

（四）放射学检查

CRS诊断主要依赖临床诊断。但是当患者存在相应的症状和体征时，放射影像学检查可进一步确认诊断。普通X线检查能很好地显示急性上颌窦炎存在的气液平面，但不应作为常规检查用于CRS的研究。对鼻窦的影像学研究通常选择薄层冠状位CT进行扫描（或者轴位扫描重建冠状位）。影像图像包括完整的窦口鼻道复合体、蝶窦和全部前颅底。CT能提供经鼻内镜手术的路线图，可识别因颅底或眼眶骨质缺损带来的潜在并发症，并可鉴别鼻窦黏膜增厚和发现窦内潴留的分泌物。遗憾的是，CT扫描对CRS黏膜改变无特异性，且是暂时的，不能提示其确切病变。由于无任何鼻窦症状个体的CT扫描中约有40%显示鼻窦黏膜异常，因此鼻内镜检查所见仍然是识别炎症性黏膜病变的最重要依据。由此，面对临床诊断为CRS但药物治疗无效者，或者有持续鼻窦症状但鼻内镜检查未发现任何疾病证据者，CT扫描应作为他们的下一步检查。

前文已提及，MRI可补充CT的不足，有助于鉴别炎症和肿瘤，可清楚显示颅内硬脑膜炎症，及脑膨出和颅内的沟通关系。然而，MRI对骨骼解剖的评估是有限的，并且由于对黏膜过度敏感，它在鉴别黏膜炎症方面的作用也有限。

四、药物治疗

（一）抗生素治疗

一直以来抗生素是CRS最常用的处方药，然而很少有评价CRS抗微生物治疗的随机和对照研究。因此，抗生素的选择完全参考了关于急性鼻及鼻窦炎疗效的研究。肺炎链球菌、流感嗜血杆菌和卡他莫拉菌是急性鼻及鼻窦炎和儿童CRS的主要病原菌。遗憾的是，CRS的致病微生物并不同于急性鼻及鼻窦炎。在大多数研究中，凝固酶阴性葡萄球菌是最常见的微生物，但学界对它的致病性存在明显不同的意见，因为它常常被发现存在于无症状的个体中。其他的细菌，如金黄色葡萄球菌、厌氧菌、A组链球菌、革兰阴性杆菌和肺炎链球菌，也常可从CRS患者中培养出来，但各个研究结果差异极大。在成人CRS患者中，经常大剂量使用阿莫西林（2g/d）、阿莫西林/克拉维酸钾、氟喹诺酮类、新代头孢菌素和新的酮内酯类抗生素等典型的一线抗生素。上述药物均为广谱抗生素，且已证明对葡萄球菌属和厌氧菌属有足够的杀菌活性，但对革兰阴性菌属的抗菌效应是有差异的。许多医生主张氟喹诺酮类仅用于假单胞菌培养阳性者，以减少这一类昂贵抗生素被过度使用和产生耐药性的可能。其实，对所有疑似或确诊为CRS且有黏脓性引流者，均应在鼻内镜下直接取分泌物培养，并行药物敏感试验。抗生素治疗期限尚无明确界定，但目前推荐的方案是使用一线抗生素治疗4周，同时联合鼻用抗感染药物，如糖皮质激素喷雾剂。以上推荐并非基于有力的数据，而是根据一些随机对照研究推断而来，这些研究表明，30%~40%的CRS患者并未获得理想的治疗效果，因为这些患者仅接受了2周或更短时间的抗生素治疗。

典型的CRS合并NPS，且鼻腔有黏脓性分泌物者，4周的一线抗生素治疗多可获得理想的效果。然而，延长抗生素治疗则很少能使鼻塞缓解和使息肉缩小。目前对于CRS合并NPS者，虽然没有公认的以抗生素作为首要治疗方法的指导意见，但他们和CRS不合并NPS者一样，通常也是采取抗生素联合糖皮质激素治疗。另一方面，对于CRS合并NPS者，大环内酯类抗生素治疗可缩小息肉并改善症状，虽然它是通过一种免疫调节机制而不是抗菌机制。研究表明，CRS合并NPS者，当糖皮质激素和手术治疗无效时，采用大环内酯类抗生素治疗可缩小息肉和缓解症状。因此，大环内酯类抗生素应在规范的药物和手术治疗无效后使用。

对那些经手术切除真菌性嗜酸性细胞性黏蛋白和息肉，并在全身应用糖皮质激素等规范治疗后仍然无效的难治性AFRS患者，采用抗真菌治疗可能是有效的。口服伊曲康唑治疗ABPA（变应性支气管肺曲霉菌病）已经证明是有效的，该药物除了具有抑制真菌活性外，还具有抗感染作用。由于在我们的环境中真菌无处不在，加之即使正常的鼻窦亦可有多种真菌定植，因此局部和全身抗真菌治疗的效果还不甚明确。

从理论上说，对于细菌超抗原引起的ECRS的治疗应该攻击细菌，在多数情况下，该细菌可能是金黄色葡萄球菌。Bernstein等人研究发现，该细菌在1/3的个体中定植，并存在于55%的患者中，且所有金黄色葡萄球菌均产生肠毒素。因此，他们主张对这些患者局部使用抗葡萄球菌药物如莫匹罗星。此外，积极的盐水洗鼻可洗除鼻腔内的促炎细胞因子和细菌。产生肠毒素的细菌亦可生活在生物膜内，从而抵抗全身抗生素治疗，对此若采取积极的鼻腔冲洗和清理可去除这些细菌，且增强局部抗生素的效果。对所有的ERCS患者，无论是全身用糖皮质激素还是局部用糖皮质激素均可获得相应的治疗效果。

（二）全身糖皮质激素治疗

口服糖皮质激素是治疗严重CRS和CRS合并NPS患者的主要治疗方法。全身用的糖皮质激素是一种有效的抗感染药物，对几乎所有的炎症性疾病均有良好的效果。尽管尚缺乏安慰剂对照试验证明全身用糖皮质激素对鼻腔鼻窦炎症性疾病有效，但它已被公认是一种有效的治疗方法，因为临床实践表明，全身用糖皮质激素可以通过减轻黏膜水肿和缩小息肉体积来迅速缓解面部压迫和鼻塞。在细胞水平上，糖皮质激素可抑制多种炎症递质合成，从而降低血管通透性和减少炎症细胞渗出。炎症递质对CRS合并NPS者尤其重要，因为细胞因子如IL-5对于嗜酸性粒细胞的存活和功能的维持是必需的。

关于口服糖皮质激素治疗CRS和CRS合并NPS，尚无公认的指导意见。然而，普遍推荐的意见是，如若疗程>2周，应逐渐减量以防止阿狄森氏病危象。所用剂量应取决于疾病的程度，对患有中重度鼻息肉，而其他方面健康的成人，开始剂量通常选择中等剂量，如泼尼松龙40mg/d，连续使用3~4天，然后逐渐减量5~14天。如果患者患有顽固性疾病，则维持治疗作为手术前准备，以最大限度缩小息肉、减轻黏膜炎症和减少血管生成，或者手术后保持较低剂量以减少NPS复发的可能性。由于口服糖皮质激素治疗可能引起许多严重的不良反应，故对口服糖皮质激素治疗不应掉以轻心，这些严重的不良反应包括丘脑-垂体-肾上腺轴抑制、胃溃疡、精神改变、糖尿病病情恶化，及骨质疏松、体重增加、视力问题和高血压等慢性不良反应。缺血性股骨头坏死是一种破坏性的并发症，多发生于长期口服糖皮质激素的患者中，可发生在各种给药方式中，如口服、局部或血管内注射，也可发生在药物治疗期间。采取间隔3个月的糖皮质激素分割治疗可降低长期治疗的风险。

（三）局部糖皮质激素治疗

由于鼻腔局部用糖皮质激素不仅具有全身用糖皮质激素的疗效，而且无不良反应，因此几乎成为所有CRS和CRS合并NPS患者的一线治疗药物。在前青春期儿童中，也没有发现显著的血清皮质醇水平升高和生长迟缓。此外，临床试验也已证实，对CRS合并NPS患者进行鼻内糖皮质激素治疗在缩小息肉、改善鼻充血和流涕，及提高鼻气流峰值方面效果良好，均优于安慰剂在CRS抗生素治疗期间联合局部糖皮质激素的治疗效果，能较为迅速地缓解症状。糖皮质激素鼻喷剂和口服糖皮质激素有相同的细胞机制，能够减少促炎细胞因子的产生，减轻黏膜水肿及炎症。

对轻度CRS和CRS合并NPS者，每日进行1次鼻内糖皮质激素治疗，临床随访8~12周，以判定其对症状和息肉的治疗效果。较严重的CRS和CRS合并NPS者，起初没有使用抗生素和（或）口服糖皮质激素治疗，也几乎从来不用鼻喷糖皮质激素。在使用糖皮质激素鼻喷剂时，正确的头位是重要的，患者应掌握正确的方法，即喷嘴顶端要正对同侧外眦或耳郭上缘。对于术后使用者，通常需要头位后仰，以使糖皮质激素能喷到额隐窝-息肉高复发区域。继发于AFRS、囊性纤维化或Churg-Strauss综合征的严重鼻息肉患者，即使经全身糖皮质激素治疗，仍然可能没有足够的空间以局部应用药物，对于这类患者，在开始鼻内局部糖皮质激素治疗前需要先行外科清创术。即使CRS和CRS合并NPS者最终需要接受手术，手术后使用局部糖皮质激素治疗及偶尔口服糖皮质激素对于保持手术的长期效果仍然是重要的。

（四）抗白三烯治疗

目前，经美国批准用于治疗哮喘的抗白三烯药物有两类：白三烯受体拮抗剂（孟鲁司特和扎鲁司特）和5-脂氧合酶抑制剂（齐留通），后者能够阻止5-脂氧合酶合成白三烯。最近，孟鲁司特还被批准用于治疗吸入性变态反应病。一般而言，抗白三烯治疗具有良好的耐受性，最常见的不良反应是头痛和消化不良。Parnes等人的前瞻性研究表明，CRS合并NPS患者在接受至少1个月的抗白三烯治疗后，72%的患者鼻症状明显减轻，50%的患者息肉缩小，60%不再需要口服糖皮质类激素。尽管还缺乏进一步的安慰剂对照试验证据，但是至少可这样说，对于那些不能耐受长期糖皮质激素治疗的CRS合并NPS患者，抗白三烯治疗不失为可替代的选择。此外，这类药物很适合用于治疗阿司匹林敏感的ECRS。

（五）其他药物及辅助治疗

尽管人们对CRS合并季节性或常年性、变应性鼻炎的可能性的百分比持不同意见，但多数意见一致认为，潜在的变应性鼻炎是CRS重要的诱发因素。抗组胺药可减轻CRS合并NPS患者的喷嚏和鼻溢液症状，因此适用于那些变态反应在其中起重要作用的患者。由于第一代抗组胺药的抗胆碱能活性可使已经黏稠的分泌物变得更加黏稠，因此一般不建议使用。较新的第二代抗组胺药几乎无抗胆碱能活性，因此多成为疑有吸入性变态反应患者总体治疗方案中的一部分。如前所述，对所有的CRS，不论是合并或者不合并NPS，均应进行变应原检测，呈阳性者应给予适当的抗组胺药物和局部糖皮质激素治疗，或者免疫治疗。

免疫治疗适用于CRS合并NPS者，尤其是IgE介导的疾病如AFRS。

我们特别推荐所有对真菌过敏而非仅是真菌培养阳性的患者选择免疫治疗。因为AFRS涉及的真菌种类是广泛的，在整个疾病过程中，真菌培养结果也始终是变化的。Bassiohis等人对连续60例AFRS的研究表明，没有采取免疫治疗的患者再次手术率为33%，而采取免疫治疗者（36例）的这一比例仅11.1%。

采用质子泵抑制剂和（或）H2受体阻滞剂进行治疗，能有效控制鼻后滴漏、咽异物感和清嗓等症状。对某些鼻窦疾病如囊性纤维化，或者对6岁以下的儿童患者，效果似乎更明显。

鼻腔生理盐水冲洗对于CRS和CRS合并NPS患者来说，是一种具有良好耐受又廉价的辅助治疗方式。随机对照研究已经证明，用生理盐水冲洗鼻腔可减轻鼻窦症状，并改善受到鼻窦影响的生活质量。该治疗有助于清除鼻腔及鼻窦腔内黏稠的黏液、细菌、变应原和环境刺激物。由于囊性纤维化患者有严重假单胞菌定植和慢性感染，应在鼻腔/鼻窦冲洗液中常规添加如妥布霉素等抗生素。冲洗液中加入莫匹罗星可有助于根除耐甲氧西林葡萄球菌感染。一些专家极力主张对CRS和CRS合并NPS患者采取鼻腔冲洗，期望通过这一措施清除葡萄球菌产生的任何肠毒素效应，诸如超抗原等。应用两性霉素B冲洗也可消除引起局部炎症反应的真菌成分，因为葡萄球菌或真菌均不侵入鼻黏膜，而是定植在鼻黏膜表面，从而躲开了血清中生成的抗微生物抗体。然而，几乎所有局部用抗生素治疗及使用的准确浓度、次数和治疗时间均无科学的研究依据。

五、儿童慢性鼻–鼻窦炎

之所以将儿童CRS单独叙述是因为其在诊断、评价和治疗等方面均具有特殊性。儿童CRS的临床诊断和成人CRS诊断所使用的发病时间和症状标准是相同的。然而，获取儿童患者的病史及对其进行体格检查是具有挑战性的，且在年幼儿童中常常难以获得结果。对年幼儿童进行鼻内镜检查更为困难，在这种情况下，可改用耳内镜检查鼻腔。前鼻脓性鼻涕常常是特征性的。鼻塞、咳嗽和脓鼻涕是儿童CRS最常见的主诉。鼻窦CT对诊断虽然有所帮助，但却是有限的。因为在儿童中，继发于病毒性呼吸道感染的黏膜增厚出现率极高。儿童CRS的病理生理学与成人相似，但发病机制有其特殊性，包括儿童腺样体肥大和胃食管反流病。腺样体切除术对合并腺样体肥大的儿童CRS是适宜的，并且多被作为首选的外科治疗方式。一些医生根据经验应用抗胃食管反流药物治疗胃食管反流。儿童CRS合并NPS提示囊性纤维化，但应有其他方面的证据，故应对该病进行迅速检查。抗生素治疗是首选的药物干预，应选择对肺炎链球菌、流感嗜血杆菌和卡他莫拉菌敏感的抗生素。全身糖皮质激素治疗也是必需的，但应谨慎以避免严重的不良反应和可能的发育迟缓。

六、结论

在最近的十年里，对CRS的治疗及其病理生理学的了解已经取得了许多科学性进展。鼻内镜检查、影像学、内科治疗和外科技术的进步，使医生对CRS患者的处理水平有了明显的提高。然而，顽固的鼻窦疾病仍然是棘手的问题，需要继续寻找新的治疗方法。进一步的研究将提出新的内科及外科手术治疗策略，以降低全身糖皮质激素的需要及不良反应，并提高这种难治性疾病患者的生活质量。

第四章　儿童鼻内镜手术

第一节　鼻及鼻窦

一、鼻的发育

胚胎第4周，额突（鼻额突）下方出现外胚层增厚部分，即为鼻基板或称嗅基板，左右各一，为嗅上皮的始基。鼻基板周围中胚层不断增生，渐成深凹，称为鼻窝、鼻凹或嗅凹。凹向背深部延伸演化成鼻囊，为鼻腔和前鼻孔的雏形。

嗅凹两侧凸起部分为内侧鼻突和外侧鼻突。两侧上颌突向中线伸展的过程中，逐渐与外侧鼻突、内侧鼻突相接触融合，左右内侧鼻突向中线靠拢，最后融合形成切牙骨和唇中，中间的间质组织演化为鼻中隔，内侧鼻突与上颌突相接成为上唇和部分上颌。外侧鼻突组成鼻翼和鼻腔外侧壁。额突的凸起部分最后形成鼻尖部。

胚胎第6周，鼻囊与原始口腔之间的上皮板发展成为原始腭，其后方变薄，形成一层薄膜，称为颊鼻膜。第7周时颊鼻膜破裂，形成原始后鼻孔。若因某种原因颊鼻膜未吸收破裂，则会形成先天性后鼻孔闭锁。

胚胎时期，鼻腔外侧壁的上皮增生，形成一些矢状隆突，以后间充质生长伸入其内，形成鼻甲软骨，又逐渐骨化成为菲薄的鼻甲骨。在胎儿的鼻甲中，上颌甲突发生最早，而且最大，然后，又发生5个自上而下排列、依次由大变小的筛甲突。筛甲突前端的前方有一隆起，称为鼻甲突。之后由上颌甲突发展为下鼻甲，第一筛甲突发展为中鼻甲，第二和第三筛甲突演变成为上鼻甲，最后两对筛甲突和鼻甲突退化，有的只留一根小的凸起。鼻甲的下方间隙称为鼻道。

二、鼻窦的发生

鼻窦多为鼻道上皮向外生长，侵蚀邻近的骨质，使之气化，形成小腔，发展而成。鼻窦内黏膜为鼻腔黏膜的延续。后组筛窦从筛甲突之间的沟内开始发生。上颌窦和前组筛窦从上颌甲突和第一筛甲突之间的中鼻道发生。从中鼻道的上部或前组筛窦的气房发生额窦。蝶窦不是从鼻道的上皮发生形成，而是从鼻腔后上开始发生，由鼻软骨囊吸收而成。

组成鼻窦的4对鼻窦腔充满气体，因一些小开口（即窦口）与鼻腔相连。这些空腔在儿童时很小，在不同年龄段，发育速度不同，最后发育至成人大小。和成人一样，窦腔内衬假复层纤毛柱状上皮，混有杯状黏液细胞。

（一）筛窦

前、后筛窦一般为双侧，前筛窦在胚胎第3个月时由在额隐窝的凹陷外翻形成，稍后是后筛窦出现。儿童与成人形成对照的是在X线片上，观察儿童的筛窦比上颌窦更困难。从出生到成人筛窦大小增大将近400%。

（二）上颌窦

上颌窦首先发育。胚胎第3个月时，在中鼻甲和下鼻甲之间向外凹陷而成。原始上颌窦气房是位于钩突和筛泡之间的沟，在婴儿出生1至3岁增大迅速，3~7岁增大缓慢。然后，在7~12岁时再次迅速增长。在青少年时可达到成人大小，上颌窦容积约为出生时的2倍。随着生长和发育，上颌窦底板，从出生时高于鼻底4mm，降到成人时低于鼻底4mm~5mm。

上颌窦口一般位于上颌窦内壁上方、筛泡中点的后方。分泌物从窦口流出后，流经筛漏斗，然后从半月裂引流出。其大小、形状和位置可因筛泡气化程度和钩突结构形态而变化。尸解标本有15%~40%可见上颌窦副孔，因此有人推测，上颌窦副孔的形成类似鼓膜穿孔，上颌窦后囟无骨质，可因某次上颌窦的感染导致穿孔，可达到上颌窦引流的目的。

（三）额窦

额窦的发生被认为是多源的，但最为大家所接受的是每侧额窦是从额隐窝的凹陷或沟起源的。婴儿出生时，额窦与前筛房难于区分；4岁时，额窦开始侵入额骨的垂直部；到6岁时，气化程度可在影像上观察到。通常，在20岁前，额窦气化完成。

发育完善后，额窦一般在额骨的垂直部，为成对的锥状气房。但在形状和大小上确实存在着变异，甚至发生在同一个体身上。4%的人额窦完全阙如。

（四）蝶窦

每侧的蝶窦从各自的蝶筛隐窝外翻而成。3岁时开始出现，5岁后增长迅速。成人时，蝶窦可发育扩展至蝶鞍上方、蝶骨底后方。

重要的结构，如视神经、颈内动脉及垂体腺紧靠蝶窦的两侧，可在窦壁形成凸起。蝶窦口位于蝶筛隐窝，在蝶窦底壁上方10mm~15mm处。

第二节　儿童鼻旁窦炎病因及病理生理学

儿童鼻旁窦炎是儿童临床常见多发疾病，尽管尚没有确切的流行病学数据，但由于常继发于上呼吸道感染，所以，儿童鼻旁窦炎和上呼吸道感染一样普遍，但却未得到应有的重视。儿童鼻旁窦炎不仅可引发鼻塞、流涕和继发听力损害，而且还可导致儿童认知能力和学习能力的下降，同时也有可能继发下呼吸道反复感染及小儿鼾症等临床症状，严重影响患儿及其家人的生活质量。儿童鼻旁窦炎的病因和发病机制尚未清楚，已有文献和临床实践表明，儿童鼻旁窦炎常常由急性呼吸道感染迁延所致，并且与儿童期先天免疫发育尚不完善有关。近年来，遗传因素（如天然免疫异常、先天性呼吸道纤毛结构异常等因素）得到重视，一些获得性免疫功能障碍、腺样体或扁桃体肥大等因素，在儿童鼻旁窦炎发病中也起着一定作用。现在人们已经认识到感染不是鼻旁窦炎的主要影响因素。临床随访发现，儿童鼻旁窦炎有自愈倾向。因此，人们开始讨论儿童鼻旁窦炎是采用药物治疗还是手术治疗的问题。

目前，在国内外，内镜鼻窦手术（ESS）已经是成人鼻旁窦炎的成熟的首选手术方法，并且已经较为广泛地用于儿童鼻旁窦炎的治疗。但随着个体的生长和发育，鼻窦的变化很明显，儿童的先天免疫和获得性免疫功能也逐渐发育，因此，对儿童的正常鼻窦解剖及儿童慢性鼻旁窦炎的病因和病理生理有深入的了解，有助于医生正确诊断和治疗儿童鼻旁窦炎，包括确定药物治疗方案和确定手术适应证。

一、窦口阻塞

窦口鼻道复合体（OMC）是鼻旁窦炎病理生理的关键，因为这个中鼻道区域包括了额窦、上颌窦和筛窦的开口。多种因素造成的窦口鼻道复合体的病理改变，最终导致窦口阻塞，严重妨碍鼻窦分泌物的黏液纤毛流动从而引起鼻旁窦炎。

儿童急性鼻旁窦炎最常见的病因是炎症反应导致窦口阻塞，通常是因为急性上呼吸道感染或变应性疾病，或两者皆有。炎症反应导致鼻窦黏膜肥厚肿胀，引起窦口阻塞、炎性渗出、分泌物蓄积和继发细菌感染。气体交换也被破坏，引起缺氧，促使某些菌群（如厌氧菌）生长。除了窦口阻塞外，以上这些症状还可导致黏液纤毛清除功能异常。

其他因素也可通过机械性阻碍窦口鼻道复合体的黏液纤毛清除功能而引起儿童鼻旁窦炎，如鼻息肉、鼻中隔偏曲、反常曲线中鼻甲（向外过度弯曲）或泡性中鼻甲（中鼻甲显著膨大，在鼻旁窦炎患者中的发生率常是无鼻旁窦炎者的3倍）大筛泡使半月裂狭窄钩突显著翻转使窦口狭窄。

二、黏液纤毛功能不良

黏液纤毛系统为鼻窦局部防御机制。当黏液中溶菌酶、分泌型IgA及其他表面酶处于正常水平和活性，鼻窦黏膜纤毛活动正常时，分泌物通过纤毛摆动输送到远端，但黏液的任何量或质的改变及纤毛功能、数量、形态或动力性能变化，均可导致黏液纤毛功能不良或鼻窦口阻塞，引起鼻旁窦炎。

（一）黏液变化或异常

产生过多黏液或黏液黏稠可致纤毛活动障碍，黏稠黏液甚至可浓缩。患囊性纤维病的儿童以分泌物呈黏液样为特征，鼻窦容易感染。

（二）黏液纤毛功能不良

病毒感染后的细胞毒作用能导致暂时的黏液纤毛功能障碍，冷空气及某些药物也可如此。黏液纤毛功能不良也可继发于先天异常，如不动纤毛综合征。

第三节 儿童鼻旁窦炎诊断与药物治疗

一、诊断

在诊断儿童鼻旁窦炎的过程中，要树立全局观念。鼻旁窦炎的诊断主要包括5个方面：

（1）确定是否存在鼻旁窦炎。

（2）确定急性、慢性。

（3）确定病因。

（4）确定病程分级。

（5）其他疾病的确诊，如糖尿病、支气管扩张、肿瘤等。

儿童鼻旁窦炎不是一个孤立的疾病，可伴随其他疾病出现于儿童中，常伴有腺样体肥大、变应性疾病、慢性中耳炎和哮喘等。

临床医生在做出诊断时，还应结合儿童鼻窦的发育特点及某些少见因素：过敏、免疫缺陷、囊性纤维化、原发性纤毛不动综合征（PCD）、胃食管反流（GER）、阿司匹林耐受不良和HIV等，最终做出诊断。

值得注意的是，儿童的症状与成人有区别，特别是年龄比较小的儿童，无法准确叙述自己的感受，而此时，应该重视家长或主要看护人的介绍。儿童鼻旁窦炎在急、慢性两种类型中，70%~100%的患者表现有鼻塞和张口呼吸，71%~80%的患者表现为流涕，其次是咳嗽（50%~80%），约有40%~68%的患者有耳部问题，如反复发作的慢性化脓性中耳炎。

（一）临床表现

1. 鼻塞及脓性鼻涕

前组鼻旁窦炎的脓性鼻涕多由前鼻孔流出，后组鼻旁窦炎的脓涕则常倒流入鼻咽部。小儿不会擤鼻涕，脓涕倒流入喉或气管内会引起刺激性咳嗽，夜间较为严重。

2. 面部或头部痛

年龄大者可说出头痛部位，年龄较小的患儿一般不会叙述，常表现为烦躁，小儿易激惹和哭闹。

3. 慢性咳嗽

一方面与脓涕倒流有关，另一方面与慢性气管炎或支气管扩张有关。

4. 行为变化

小儿表现出精神萎靡、不思活动、记忆力差等，少数儿童有恶心、呕吐症状。若出现高热、惊厥、抽搐及喷射性呕吐等，应警惕出现颅内并发症的可能。

5. 听力减退

咽鼓管水肿或增生体肥大导致咽鼓管功能障碍，引起分泌性中耳炎。

（二）检查

1. 鼻腔检查

年龄较大的儿童可进行鼻内镜检查，年龄较小的患儿则不能配合和耐受，可用0.5%的麻黄碱收缩鼻黏膜后进行前鼻镜检查。注意脓涕定位，鼻腔内是否有鼻息肉，注意增生体是否肥大。

2. 变态反应学检查

Parsons等人发现，在接受功能性鼻内镜手术的儿童中有80%的患儿皮肤试验阳性。对考虑手术治疗的患儿，术前应做食物组和吸入组变态反应试验，并进行适当的治疗。由于鼻旁窦炎患者变应性疾病的发生率很高，所以，对最初药物治疗不理想者，不管是否有变态反应病史，均应做变态反应调查。

儿童难以配合皮肤试验。皮内试验被认为是最敏感的，但一项体外血液研究表明免疫性CAP比皮内试验敏感5%~8%。

3. 影像学检查

影像学检查对诊断起十分重要的作用。儿童鼻窦平片可显示某些异常，但参考价值不大，X线片已为鼻窦CT扫描所取代。冠状位CT扫描是最敏感的影像学检查方法，可清晰显示鼻窦病变及鼻腔、鼻窦的解剖结构状况。鼻窦腔黏膜肥厚、窦口阻塞或窦腔透过度下降，可诊断为鼻旁窦炎。

二、药物治疗

慢性鼻旁窦炎是感染性疾病。目前，越来越多的证据表明，儿童慢性鼻旁窦炎一般可通过药物治疗，且在青春期后有自愈倾向，并非必须手术。鼻旁窦炎治疗的主要目的：

（1）重建鼻窦的正常生理状态。

（2）快速消灭分泌物中的细菌。

（3）预防迁延成慢性鼻旁窦炎及发生并发症。

任何年龄段的儿童鼻旁窦炎患者的首选治疗是药物治疗。只有在药物治疗失败后，才考虑手术治疗。如果检查发现有鼻息肉，则必须手术治疗。

儿童鼻旁窦炎的药物治疗通常包括抗生素、糖皮质激素、黏液促排剂、减充血剂，其他治疗方法包括湿化空气吸入及鼻腔清洗等。

（一）抗生素治疗

抗生素治疗是鼻旁窦炎一切治疗措施的基础，抗生素的选择要基于其对致病菌的敏感性。急性鼻旁窦炎的常见致病菌是肺炎双球菌、流感嗜血杆菌或卡他球菌，慢性鼻旁窦炎中以厌氧菌为主，在选择抗生素时应予以充分考虑。

现在，有相当多的抗生素能有效治疗鼻旁窦炎。Wald等人研究认为，羟氨苄西林在治疗急性鼻旁窦炎上与头孢克洛相似。因此，对无并发症的儿童急性鼻旁窦炎，针对无青霉素过敏者的治疗可首选氨苄西林[100mg/（kg·d）]或羟氨苄西林[40mg/（kg·d）]，最少14天；青霉素过敏者的首选药物是红霉素[50mg/（kg·d）]、磺胺红霉素及复方磺胺甲噁唑等药物，尽管后者对甲型链球菌可能无效。

小儿病例中，将近有20%的患儿首次治疗无效，这可能是β-内酰胺酶阳性（羟氨苄西林耐药）菌簇的缘故。若首选药物治疗无效，可应用头孢克洛或头孢克肟等药物。这些药物治疗须持续21~30天不变，避免导致慢性鼻旁窦炎。

对手术治疗效果不理想或不能以糖皮质激素治愈的慢性鼻旁窦炎，想有较好的疗效，可选择不少于12周的长期、低剂量大环内酯类抗生素，在不同研究中，其有效率为60%~80%。具有抗感染性的仅限于十四元环的大环内酯类。

儿童用量应采用常规抗菌剂量的1/2，罗红霉素每天2.5~5mg/kg，克拉霉素每天10~15mg/kg，疗程需要持续12周以上。大多数治疗策略为用药3~6个月后停药，观察患者病情变化。部分患者停止治疗后症状得以改善，而部分患者病情在停药1个月后复发。若病情复发可重新开始治疗，如患者首次治疗效果较好，复发后重新治疗同样有效。

药物不良反应均以消化道反应多见。罗红霉素药物不良反应发生率相对较低，大多为消化道反应；克拉霉素药物不良反应发生率相对较高，主要是消化道反应，少见过敏性反应。应重视其对肝功能和中枢神经系统的不良反应，尤其是听神经功能的损害。对于12岁以下的儿童，用药应该慎重。由于药物仍有抑菌效应，长期口服应用可能造成消化道菌群失调，应配合使用调节消化道菌群制剂。

（二）糖皮质激素

1. 鼻用糖皮质激素

鼻-鼻窦黏膜变应性和免疫异常是慢性鼻旁窦炎发生和发展的另一重要因素。局部糖皮质激素有强大的抗感染、抗水肿作用，在炎症各个阶段都发挥重要效应，因此，它已成为鼻腔和鼻窦黏膜炎症的一线药物，局部糖皮质激素联合抗生素同时使用，可缩短病程和延长第二次发作周期。有学者报道，标准治疗剂量的鼻用皮质类固醇激素对儿童骨密度无明显影响。并且，有学者全面系统地收集了全世界有关鼻腔局部应用皮质类固醇药物的安全性随机对照试验结果，进行评价后认为，儿童鼻腔局部长期应用类固醇（布地奈德、丙酸氟替卡松、粗粮酸莫米松）是安全的，与安慰剂相比无统计学差异。

使用方法为：儿童每天1次，每个鼻孔各1喷，以早晨用药为好，某些患者需每天2次，每鼻孔各1喷，每天最大剂量为每鼻孔不超过2喷，应采用能使症状得到有效控制的最小剂量。急性鼻旁窦炎治疗时间为4~8周，对慢性鼻旁窦炎的治疗至少应该维持3~6个月以上。局部糖皮质激素治疗无法缓解症状的可能原因是依从性差、使用不当、药物不能充分到达病变部位（鼻甲肥大、息肉、感染、结痂），对此类患者应给予具体的咨询和指导。

在临床研究中，报道的局部不良反应包括鼻出血、咽炎、鼻灼热感及鼻部刺激感。鼻出血一般具有自限性，同时程度较轻。少见有速发或迟发的过敏性反应，包括荨麻疹、皮疹、皮炎、血管性神经水肿和瘙痒。对于长期使用局部糖皮质激素的患者，医护人员应为其示范正确的喷雾技巧并定期检查鼻腔，减少不良反应。

2. 雾化吸入型糖皮质激素

对于某些患者的情况来说，鼻喷雾剂药物不能充分到达病变部位，针对鼻腔鼻窦黏膜急性炎症或水肿较重的患者，采用吸入型糖皮质激素雾化吸入，可减轻鼻腔黏膜水肿、渗出的情况，有利于鼻腔通气和引流。长期呼吸道局部雾化，反复使用普米克令舒无蓄积作用，安全性好。

3. 口服糖皮质激素

对于严重、复发性鼻息肉，合并严重哮喘、变应性鼻炎或阿司匹林不耐受的患儿，可短期口服糖皮质激素。有文献指出，短期全身应用糖皮质激素对鼻息肉的所有症状都有效果，甚至与鼻息肉切除术的效果一致。因此，也有人将全身应用糖皮质激素称为药物性息肉切除术。对于严重的难治性鼻旁窦炎、鼻息肉，如果先给予全身糖皮质激素治疗，使息肉快速缩小，可使局部应用糖皮质激素更好地发挥作用。

长期口服可引起多种不良反应，如糖耐量下降、骨质疏松症、血压升高、白内障、免疫抑制，尤其是儿童可造成生长发育迟缓，所以全身给予糖皮质激素治疗时应慎重，需注意全身使用激素的禁忌证，医务人员应密切观察用药过程中可能发生的不良反应，并密切随访。

推荐使用半衰期较短的糖皮质激素，如泼尼松、泼尼松龙或甲基泼尼松龙等。可采用每天清晨顿服给药的方式，以减少外源性激素对下丘脑-垂体-肾上腺轴的抑制作用。常用泼尼松（或泼尼松龙），推荐剂量为0.5mg/（kg·d），早晨空腹顿服，每天1次，疗程5~10天，最长14天。

（三）黏液促排剂

鼻黏液纤毛消除功能对保证鼻窦引流和排除鼻腔异物有明显作用，也是影响鼻炎、鼻旁窦炎发病的重要因素，慢性鼻旁窦炎一个最重要的病理改变是纤毛运动功能的损害。近年来，吉诺通（标准桃金娘油）和仙璐贝等被广泛应用于儿童慢性鼻旁窦炎的治疗中。其主要作用有调节腺体的分泌，改善纤毛的活性，促进黏液的溶解，对黏液纤毛清除系统的各个部分均有修复作用。该类药物很少造成胃部不适或者过敏反应，使用安全，一般可较长时间使用。

（四）其他药物治疗

1. 减充血剂

不推荐长期使用减充血剂，急性期鼻塞严重者可短时间（7天以内）低浓度使用，以利于通气和引流，以低浓度麻黄碱（0.5%）或盐酸羟甲唑啉为主，应杜绝使用盐酸萘甲唑啉（滴鼻净）。

2. 抗组胺药

对有变应性因素的儿童，可使用新一代抗组胺药，它们具有抗组胺作用，在缓解鼻痒流涕的同时，尚有抗感染作用。可根据症状选择使用。鼻用抗组胺药在国外的应用历史已有10余年，通常起效快速（15~30分钟内），鼻用剂型的疗效一般略好于口服剂型。有Meta分析研究显示，鼻用抗组胺药在缓解鼻部症状方面不及鼻用皮质类固醇。

3. 白三烯受体拮抗剂

抗白三烯治疗对鼻-鼻旁窦炎患者的主要意义是改善鼻腔通气状况，且有抗感染作用。作为联合治疗中的一种药物，该类药物可减少中重度哮喘患者每天吸入糖皮质激素的剂量，并可提高吸入糖皮质激素治疗的临床疗效。适用于慢性鼻旁窦炎合并哮喘及变应性鼻炎的患儿的治疗。

目前，常用药物为孟鲁司特，通常口服给药，6~14岁儿童，5mg/d；2~5岁儿童，4mg/d。本品较为安全，目前推荐使用剂量下尚无不良反应。

4. 抗胃食管反流治疗

胃食管反流是复发性上呼吸道感染和慢性鼻旁窦炎的一个可能原因。国外有学者对28例儿童慢性鼻旁窦炎的药物治疗计划中加入抗反流治疗，其中25例避免了手术。因此，对于伴随有胃食管反流的患儿，采用抗反流治疗有助于儿童慢性鼻旁窦炎的治疗。

抗反流治疗主要是用抑酸剂和促动力剂。抑酸剂中质子泵抑制剂最为常用，其中奥美拉唑在国内外有长期的临床安全使用经验，在儿科可将其作为首选，建议用量为1mg/（kg·d），最大不要超过2mg/（kg·d）。组胺受体阻滞剂的使用要注意年龄。可供儿科选择的促动力剂主要有多潘立酮，儿童用量每天3~4次，每次0.3mg/kg。

（五）辅助治疗

鼻腔冲洗具有机械的清除作用，去除鼻腔黏膜表面的病原微生物及产生的各类化学物质，从疾病的起源上阻断疾病发生和发展；可降低胶体层的黏液，烯化黏液，增加纤毛的摆动频率，加快黏液层向鼻咽部的移动，提高黏膜纤毛摆动功能，减轻黏膜水肿。

有学者对鼻腔灌洗、鼻腔喷洗和鼻腔雾化式冲洗3种不同方法对鼻腔的冲洗效果进行评价，他们发现鼻腔灌洗法在冲洗液弥散度上要优于其他两种方法。但鼻腔灌洗这种方法，冲洗水流大，会有呛水的感觉，在儿童中应用会有一定的难度。

雾化式鼻腔冲洗器，采用雾化脉冲式原理，将冲洗液雾化成柔和的小水珠并以脉冲的形式冲入鼻腔。这种鼻腔冲洗方法将药液雾化为小颗粒，弥散范围更广，冲洗药液更易扩散至鼻腔深部及裂隙，直接作用于鼻腔黏膜，起效迅速，药物利用度高，水流轻柔，喷雾均匀、柔和、舒适，无局部刺激，易于儿童接受，依从性好，儿童在使用过程中感到舒服而能主动、规律地进行治疗。

鼻腔盐水冲洗液的浓度通常为1%~3%，使用高渗盐水时应注意一些不良反应，如冲洗后鼻腔黏膜有干燥感等情况。

第四节 儿童鼻内镜手术

当鼻窦急性感染经药物治疗无效后，为预防迁延成慢性或复发性鼻旁窦炎，应进行手术治疗。以往对药物治疗无效的儿童鼻旁窦炎所采取的方法通常是上颌窦灌洗、鼻内上颌窦开窗、扁桃体切除术、增生体切除术及局限性鼻中隔矫形，其指征和效果不确定。但现在对儿童慢性和复发性鼻旁窦炎的首选手术治疗是内镜手术，与成人相同，但适应证要严格掌握。

一、手术方法

儿童鼻旁窦炎经过恰当和实时的药物治疗（不少于12周）后症状不缓解，可考虑行经鼻内镜手术治疗。但针对儿童鼻旁窦炎的手术，并非仅限于鼻窦。前文已经阐述扁桃体和腺样体对鼻旁窦炎发病的影响，所以，儿童鼻旁窦炎的手术方式或内容也存在一个阶梯选择，主要的类型见表4-1。对伴有腺样体和（或）扁桃体肥大的患儿，如果药物治疗不缓解，首先应该考虑扁桃体或腺样体切除，即阶梯选择的第一级。只有在第一级治疗无效后，无扁桃体及腺样体肥大或合并比较严重的鼻窦病变，才考虑采用第二或第三级手术方式。

习惯于成人鼻内镜手术的医生，在给儿童实施手术时，应记住儿童的鼻窦比较小，其深度和腔隙小，毗邻结构关系也不同于成人。手术操作必须轻柔，组织处理应仔细，以大幅度减少手术创伤，减少术后水肿、粘连和肉芽组织的形成，降低并发症的可能性，这样手术效果会更好。医生在实施手术的同时，应随时参阅术前CT扫描。

表 4–1 儿童慢性鼻旁窦炎手术类型

第一级	扁桃体切除
	腺样体切除（引发鼻塞、流涕、打鼾等症状）
	上颌窦穿刺灌洗
	下鼻道上颌窦开窗术
第二级	中鼻道上颌窦开窗术
	前后筛窦开放
第三级	蝶窦开放
	额窦开放
	鼻中隔手术

（一）麻醉

儿童鼻内镜手术采用全身麻醉。麻醉吸入剂的选择应由小儿麻醉师决定，特别应注意的是吸入剂的类型会影响用于血管收缩的肾上腺素的聚集。

（二）血管收缩剂

进手术室前，鼻内局部应采用减充血剂，如麻黄碱和羟甲唑啉等。全身麻醉后，手术部位局部注射1%或2%的利多卡因+1：100000肾上腺素。然后，鼻内塞入浸有肾上腺素的棉片或纱条，最少放置10分钟，可最大限度收缩黏膜和止血。

（三）手术器械

目前，许多厂家都研制了用于小儿手术的细小手术器械，针对儿童手术可选择适当的器械。年龄较大的儿童一般用普通器械可完成手术。

（四）操作方法

儿童手术方法与成人手术方法基本相同。手术的目的是通过开放狭窄或阻塞的鼻窦开口，去除筛窦病变，若其他鼻窦有病灶，则开放额窦、上颌窦及蝶窦自然口，重建正常的鼻窦黏液纤毛清除功能。面对儿童患者，在术中几乎都用0° 、4mm硬性鼻内镜观察，甚至对14个月的幼儿也可使用，极少数病例需要用0° 、2.7mm的内镜。

手术中的注意事项：

（1）在去除病变的基础上，尽可能保留鼻腔鼻窦结构，特别是中鼻甲。如果肥大中鼻甲或泡性中鼻甲阻塞或遮蔽手术视野，可行中鼻甲部分切除术，以充分暴露手术视野和促进鼻窦的通气引流。对于儿童鼻旁窦炎手术中中鼻甲的处理，在某种程度上较成人要更为积极。因为，在手术后，儿童本来就比较狭窄的中鼻道，由于中鼻甲水肿和增生，极易发生手术后鼻腔粘连，导致手术失败。所以，必要时做中鼻甲的矫形、拓宽中鼻道及在手术后中鼻道放置硅胶管，中鼻道的塑形才比较稳定，保持足够宽敞的引流通道，从而减少局部粘连发生的概率。

（2）儿童应尽量避免下鼻道开窗，减少和避免对颌面发育的不良影响。

（3）手术操作较成人精细，避免黏膜损伤过多，防止术后发生粘连。

（4）鼻中隔偏曲时，必要时可行局限性鼻中隔切除矫形手术，对年龄较小的儿童，可用骨折的方法矫正鼻中隔。

手术结束时，在手术区域涂布抗生素-类固醇激素软膏，或选择可吸收填塞材料填塞，一般不需要过多填塞。如果鼻腔狭窄，可采用短硅胶管填塞，放置2~3周后取出，既可减少术后随访处理次数，又可防止术腔粘连，尤其是常见的中鼻甲-鼻腔外侧壁粘连。

二、术后处理

手术后的处理和随访与术中去除病灶对于鼻内镜手术的成功具有

同等重要的作用。

术后患儿药物治疗和手术一样重要。儿童鼻旁窦炎手术后术腔的变化比成人要迅速，水肿、增生或分泌物增多等症状，需要药物治疗，而非局部处理。药物治疗的主要原则和手术前一样。

（一）鼻用激素

手术后的第2周开始应用鼻用激素，应持续3~6个月。

（二）抗生素

选择广谱抗生素，通常持续2周即可。

（三）鼻腔盐水冲洗

选择等渗或高渗盐水清洗鼻腔非常重要，如果浓度不超过3%，在一定程度上有减轻黏膜水肿和促进纤毛功能的作用。

（四）黏液促排剂

手术后使用黏液促排剂有利于黏液纤毛清除系统功能的恢复，小儿可选择口服标准桃金娘油胶囊或仙璐贝等药物。

（五）减充血剂

尽管强调减充血剂不能连续使用超过7天，但适当的应用可在手术后有效缓解术后反应，维持鼻腔通气引流。因此，可选用羟甲唑啉。

第五章　视网膜血管疾病

第一节　视网膜静脉闭塞

视网膜静脉阻塞是常见的视网膜血管病，多见于40岁以上人群。视功能损害虽不如动脉阻塞急剧，但也相当严重。部分病例可因新生血管性青光眼等并发症而致视功能完全丧失。

一、诊断思路

（一）临床表现

1. 视网膜中央静脉阻塞

（1）非缺血性：临床上有75%~80%的病例属于此类。

①视力：轻微视力下降，很少低于0.05。无相对性传入瞳孔障碍。

②眼底改变：视盘充血、肿胀、边缘不清，视网膜水肿混浊，并布满大小不等的线状或火焰状、放射状神经纤维层出血。有时形成视网膜舟样出血，静脉怒张迂曲，呈腊肠样。黄斑部轻度水肿呈放射状皱褶或呈星芒状水肿，很少有棉絮状斑，偶尔可见于后极部。病变后期，6~12个月后，视网膜出血可能全部或大部分吸收，最终视力达到0.5者占2/3，但10%的患者有可能转为缺血型。

③荧光造影：报告显示毛细血管渗漏，血管迂曲扩张，视盘及视网膜下可见微血管瘤及毛细血管扩张。

（2）缺血性：缺血性视网膜病变，是一种完全性阻塞。

①视力及视野：视力明显下降≤0.5，有明显的相对性传入瞳孔障

碍，ERG-b波低于正常值的60%，视野有明显缺损。

②眼底改变：视网膜表面或玻璃体内有大量出血或大块视网膜前出血，缺血缺氧的视网膜还会释放血管生成因子，导致视网膜等处的新生血管形成，甚至发生新生血管性青光眼，其后可能导致失明，甚至毁坏眼球。

6~12个月后视网膜出血可能被吸收，棉絮斑通常消失。黄斑可出现囊样变性，视盘可能变白。

③荧光造影：视网膜毛细血管存在广泛的无灌注区，这是缺血的标志。动脉分支减少或闭塞，出现盲端或残留。

2. 视网膜分支静脉阻塞

视网膜分支静脉阻塞以颞上支阻塞为常见，多在动静脉交叉处。视力呈不同程度下降，与黄斑出血、水肿有关。受累静脉区内视网膜表层出血，视网膜水肿及出现棉绒斑，阻塞的静脉扩张、弯曲，日久伴随动脉变窄，并出现动脉鞘。

（1）非出血型：视网膜出血随时间而吸收，毛细血管代偿和侧支循环使血流复原，水肿消退，视力改善。

（2）缺血型：有持续的毛细血管阻塞，广泛的视网膜缺血，视力预后差。

（二）诊断依据

1. 视网膜中央静脉阻塞

（1）视力根据阻塞程度及黄斑水肿情况变化较大。

（2）主诉无痛性单眼视力下降。

（3）视网膜4个象限的静脉迂曲、扩张及弥散性火焰状出血。

（4）视盘水肿、出血，视网膜水肿、棉绒斑、黄斑水肿。

（5）晚期可见视盘、视网膜、虹膜或前房角的新生血管形成。

（6）根据其严重程度可分为缺血性主干阻塞和非缺血性主干阻塞。缺血性主干阻塞表现为：

①广泛的视网膜出血和棉绒斑。

②相对性瞳孔传入障碍。

③视力常低于0.1，视野缩小。

④ERG的b波振幅下降。

⑤眼底荧光血管造影（FFA）可见广泛的毛细血管无灌注区。

非缺血性主干阻塞表现为：

①轻度的眼底改变。

②无相对性瞳孔传入障碍。

③视力常好于0.1。

（7）FFA：臂-视网膜循环时间正常或稍延迟，视网膜静脉回流迟缓，全视网膜静脉及其分支迂曲扩张伴荧光素渗漏或管壁染色，弥散毛细血管扩张及少量微血管瘤形成。黄斑区可见弥散性或囊样水肿。

（8）新生血管形成：发病数月后可发生视网膜新生血管和（或）视盘新生血管，FFA显示视盘表面或无灌注区周围存在单个或多灶性视网膜新生血管网状染料渗漏。

（9）视盘侧支循环形成：该侧支循环为视网膜脉络膜侧支管道，淤滞的视网膜静脉血流可通过视盘上侧支管道与脉络膜循环交通。

2. 视网膜分支静脉阻塞

（1）视力不同程度的下降。

（2）主诉无痛性单眼视力下降或视野出现暗点。

（3）阻塞之静脉迂曲、扩张。其所属区域视网膜浅层火焰状出血，出血常不越过水平中线。所属区域视网膜水肿，出现棉绒斑。

（4）位于动、静脉交叉处的阻塞点附近的静脉受到硬化的动脉压迫而管腔变细、不规则。

（5）晚期可出现视网膜新生血管及玻璃体积血。

（6）FFA。分支静脉回流迟缓，迂曲扩张，静脉染料渗漏或管壁染色，所属区域毛细血管扩张渗漏及少量微血管瘤形成。后期病变可见大片无灌注区及边缘的新生血管性团状染料渗漏。

（7）在阻塞后期，于阻塞区内或其边缘可见到荧光素缓慢充盈地连接阻塞区与未阻塞区的侧支血管，多为静脉-静脉侧支管道。

二、治疗

本病发生多与全身病有关（如高血压、动脉硬化、高血脂、糖尿病、某种血浆蛋白异常、炎症等），因此治疗亦需着眼于全身。必要时请有关科室会诊，做适当处理，以防止并发症。

（一）药物治疗

1. 抗凝血药

（1）纤维蛋白溶解药物：此类制剂有尿激酶、链激酶、纤溶酶、蛇毒抗栓酶等。其中尿激酶无抗原性，使用前不必做过敏试验，不良反应也较小，最为常用。尿激酶能直接刺激血浆及血凝块中纤溶酶原转变为纤溶酶，提高纤维蛋白溶解能力，从而使血栓溶解（血栓一旦机化，则已无能为力）。常用剂量为10000U，加入低分子右旋糖酐或生理盐水250~500mL，内静脉滴注，每日1次，10~15次为1个疗程。亦可取100~500U溶于0.5~1mL生理盐水中做球后注射，每日或隔日1次，5次为1个疗程。但也有文献报道，尿激酶、链激酶等治疗不仅无效，还能使出血加重，其原因可能与此类制剂加强了视网膜循环纤溶酶活性有关，为此必须掌握剂量，在应用过程中如见出血加重，即予停止。

（2）抗血小板凝集药：常用的该类制剂有阿司匹林肠溶片和双嘧

达莫（即潘生丁）。阿司匹林可抑制前列腺素合成酶和环氧化酶的合成，有强大持久的血小板解聚作用。每次50mg，每日3次，餐后服，日剂量不要超过150mg，大剂量时能抑制血管内皮前列环素（PCI2）合成，而前列环素恰恰又是TXA2的生理拮抗药，是阻止血小板凝集所必需的生物活性物质，所以剂量的掌握极为重要，有消化道溃疡者慎用。双嘧达莫可抑制血小板的释放反应，从而减少其凝集。与阿司匹林同用时，每次50mg，每日3次，空腹服用，单独使用时可增加一倍剂量，即每次100mg，每日3次。曲克芦丁（即羟乙基芦丁，或名维脑路通），亦为红细胞、血小板解聚药，可降低血黏度，每次200~300mg，每日3次，也可做肌内注射（200mg，每日1次）、静脉滴注（400mg，加入5%的葡萄糖溶液500mL内，每日1次）。

2. 血液稀释疗法

等容血液稀释疗法的原理是降低血细胞比容，减少血液黏稠度和改善微循环。在患者肘静脉采血400~500mL，加入灭菌枸橼酸钠液抗凝血，高速离心分离血细胞和血浆，在等待过程中，静脉滴注低分子右旋糖酐（如有禁忌改用生理盐水），然后将分离的血浆输回给患者。每隔2~3日重复一次，共3~6次，至血细胞比容降至30%~50%为止。有血液病者（如白血病、严重贫血、血小板减少性紫癜等）、重要脏器疾病者（如严重心脏病等）、急性感染性疾病及传染病者禁用。

低分子右旋糖酐静脉滴注，每日或隔日1次，每次500mL，10~15次为1个疗程，这也是一种血液稀释疗法。除能降低血液黏稠度外，此法还能改变静脉管壁内膜损害处的电荷，阻止血小板和红细胞凝集沉着。有哮喘、充血性心力衰竭、出血性疾病的患者禁用，孕妇及肝、肾功能不良者慎用。此外，个别病例可发生过敏反应，故在初次注射时应严密观察5~10分钟，如有异常，立即停用。

3. 中药治疗

中药的活血化瘀药有一定的抗血凝、改善微循环、提高组织对缺氧的耐受性等作用。常用方有加味桃红四物汤（生地黄10~15g，川芎6~10g，当归尾15g，赤芍10g，桃仁10g，红花10g，丹参15g，广地龙15g，土鳖虫6g，枳壳10g，郁金10g，刘寄奴10g，生川牛膝15g，柴胡6~10g，夏枯草15g，制香附10g），每日1剂，分2次水煎温服。由动脉硬化引起者，方中加山楂15g，海藻（漂去盐，有甲状腺功能亢进者忌用）15g，鸡内金10g，苦丁茶10g；有高血压者再加天麻10~15g，决明子15g，白菊花10g；由静脉本身炎症引起者，原方加玄参15g，牡丹皮12g，黑栀子10g，酒炒黄芩6~10g，黄连（姜汁炒）4.5~6g，制大黄6~10g，连翘15g，金银花15g；黄斑水肿者，加车前子15g，赤茯苓15g，满天星15g，白术10g，猪苓10g。中药煎剂可单独应用，亦可与尿激酶、阿司匹林肠溶片等联合应用。30剂为1个疗程，必要时连续使用2~4个疗程。

4. 抗感染治疗

青年患者的病症多由静脉本身炎症引起，可加服糖皮质激素，如泼尼松30mg~60mg，每日1次，于上午8时前顿服。低盐饮食，同时内服氯化钾（0.3g，每日1次），以避免或减少出现不良反应。全身有此类激素禁忌证者，则改用非甾体抗炎药，如吲哚美辛、双氯芬酸钠、萘普生、保泰松等。亦可用曲安奈德20mg~40mg，加2%的利多卡因0.3mL球后注射，5~7日1次，连续3~5次。

5. 并发黄斑水肿的治疗

黄斑水肿，特别严重者，在囊样水肿（细胞外水肿）尚未发展为囊样变性（细胞内水肿）时，用雷珠单抗（商品名：Lucentis）

0.5mg/0.05mL，在玻璃体腔内注射，以降低乃至消除血管内皮生长因子（VEGF）活性，但有引起高眼压、眼内非感染性或感染性炎症之可能，必须谨慎。

玻璃体腔内药物注射注意事项如下：

（1）为了防止感染性炎症，建议：注射前1~2天用广谱抗生素滴眼液频繁点眼。有眼附属器及眼表活动性炎症者（如慢性泪囊炎、睑缘炎、睑板腺炎、卡他性或其他严重的急性结膜炎），尽量避免注射，或在炎症获得控制后再行注射。注射前用聚维酮碘消毒眼表（结膜囊、眼睑、睫毛），严格无菌操作（注射者必须戴灭菌手套，注射眼覆盖灭菌洞巾，用能遮盖睫毛的消毒开睑器，针头避免接触睑缘和睫毛，点眼麻醉药严防污染）。注射完毕用灭菌棉签按压刺入点结膜2~3分钟（防止注射液或液化玻璃体外流），广谱抗生素眼膏点眼后，用灭菌敷料包盖。

（2）为了防止一过性高眼压，影响视网膜中央动脉灌注，建议：有青光眼家族史，特别是患有青光眼或疑似青光眼病史者，尽量避免注射；注射前测定眼压≤19mmHg（非接触式射流眼压计）；注射前用弱扩瞳药充分扩瞳，利于注射后检眼镜观察眼底情况（视网膜中央动脉灌注、药物在球内位置，及注射处视网膜有否裂孔、出血、出血是否进入玻璃体）；注射前，试用2%的利多卡因注射液0.3mL，加1∶1000肾上腺素注射液1滴（1滴约等于1mL的1/25，老年人或心血管疾病患者慎用）球后注射，有可能使眼压下降而避免一过性高眼压。

（3）注射后1周内，必须予以随访。

（二）激光治疗

激光对本病的治疗包括激光光凝、激光诱导视网膜与脉络膜间吻合形成等。

（1）激光光凝的主要作用是减少和防止毛细血管渗漏，特别是尽可能减少和防止黄斑囊样水肿的形成。光凝无灌注区，可预防新生血管或封闭已有的新生血管，从而极大地减少出血和降低出血进入玻璃体的机会。

黄斑毛细血管渗漏或毛细血管广泛破坏而导致视网膜水肿增厚，可采用格栅状光凝（黄斑水肿初为细胞外水肿，及时治疗，水肿消退后可改善视力；如拖延较久，造成细胞内水肿，亦即囊样变性，视力损害则不可逆）。总干缺血性阻塞，可采用全视网膜光凝。全视网膜光凝对预防新生血管性青光眼有一定作用，特别在虹膜瞳孔缘已出现逗号状1~2个红色小点时（新生血管芽），更应毫不犹豫地立即给以全视网膜光凝或超全视网膜光凝。

（2）针对总干阻塞（特别是缺血性阻塞）可做激光视网膜-脉络膜吻合术，目的是诱导视网膜与脉络膜间血管吻合支形成。正常时，视网膜静脉和脉络膜静脉之间存在压力梯度，当视网膜静脉阻塞发生后，这种压力梯度增大。以氩-绿激光（亦可用穿透力较强的氪红激光）破坏视网膜色素上皮层及其下的Brrich膜，直至脉络膜面出现液性小泡为止。视网膜与脉络膜间血管构成短路后，视网膜静脉血便可沿压力梯度流向脉络膜并形成固定的吻合支，从而降低视网膜静脉压，避免了由视网膜循环障碍而引发的一系列病理改变。现此术已得到改良，主要是光凝应尽量避开静脉及静脉边缘，以免引起玻璃体积血、牵拉性视网膜脱离、远端静脉关闭等术后并发症。

（三）手术治疗

视网膜动静脉交叉处被共同的血管外膜包裹，因此静脉在交叉处易于受到动脉硬化等影响而导致管腔狭窄，血液回流受阻。因此有人尝试切开交叉处血管外膜以缓解分支阻塞静脉压（动静脉外膜切开术），在改善分支静脉阻塞的预后方面，取得了较好成绩。对于总干阻塞引起黄斑囊样水肿，使视功能严重损害者（视力≤0.05），Opremcak提出在视盘鼻侧行放射状视神经切开术（RON，术中必须注意不能伤及视盘-黄斑纤维束及视网膜中央动、静脉），以解除视网膜中央动、静脉在巩膜管内受到的挤压。此法具有一定效果，但据观察此疗效是源于术后建立了视网膜与脉络膜间的血循环吻合，并非为减压所致。目前RON尚未被公认，争议较多，究竟如何，还要积累更多经验才可定论。

本病的严重并发症如浓密玻璃体积血、致密的机化膜，有引发牵拉性视网膜脱离倾向者，可采取玻璃体手术。

（四）新生血管性青光眼的治疗

新生血管性青光眼是视网膜静脉阻塞最严重的并发症，多见于总干缺血性阻塞（亦偶见于半侧缺血性阻塞、分支缺血性阻塞），是由视网膜组织严重缺血缺氧所引起。全视网膜光凝只起预防作用，一旦病症形成，目前尚无确切有效的治疗方法。毛果芸香碱等缩瞳药不仅无效，而且还可使眼压进一步增高。可试用β肾上腺素受体阻滞药（如0.5%的噻吗洛尔滴眼液等）、α2肾上腺素能激动药（如0.2%~0.5%的酒石酸溴莫尼定滴眼液，即阿法根滴眼液等）、局部或口服碳酸酐酶抑制药（前者如1%布林佐胺滴眼液等，后者如醋甲唑胺等）。在大多数情况下，为了降低眼压以缓解疼痛，或企图保存残余视力者，不得不接受手术，如经巩膜二极管激光睫状体光凝、冷凝、滤过性手术、房水导管、引流阀植入术、玻璃体腔内注射抗血管内皮细胞生长因子药（如雷珠单抗）联合全视网膜激光光凝、玻璃体手术联合眼内激光光凝视网膜及睫状体等，但均无肯定疗效。

第二节　视网膜静脉周围炎

视网膜静脉周围炎又名青年复发性视网膜玻璃体积血。1882年Henry Eales首先阐明玻璃体积血与视网膜静脉的关系，故命名为Eales病。此病多见于20~30岁青年男性，常双眼先后发病，两眼发病时间不同，严重程度不等。

一、诊断思路

（一）临床表现

（1）病变初期常无症状，少量玻璃体积血时出现飞蚊症。

（2）视力减退随病变进展而表现不同：当病变在周边时可能无任何不适，若有少量出血进入玻璃体时视力可降至指数或光感，多为突然视力下降。随着眼内的出血逐渐被吸收，视力会有所好转。但广泛的血管闭塞，可引起视网膜缺血和新生血管形成，引起大量玻璃体积血，新生血管膜和牵拉性视网膜脱离，终致视力丧失而失明。

（3）眼底发现：当玻璃体积聚大量血液时，即便散瞳后也仅能见到黑色或红色反射，眼底看不清。当玻璃体积血被吸收后，可见到眼底情况。

①视网膜血管：早期视网膜周边部静脉有不同程度的迂曲扩张，呈襻状或螺旋样。静脉旁有白鞘，在视网膜周边部静脉及附近有片状或不规则的出血斑，并有灰白色圆形斑块病灶，边缘不清，多沿血管分布，常覆盖于静脉上，成为“虫咬”样外观。

②长期及反复出血后，视网膜内可见纱幕状或条索状结缔组织增生，并有新生血管形成，增生组织牵引导致视网膜脱离。

（4）荧光造影：可见受累静脉管壁有荧光渗漏和染色现象，出血区可见荧光遮蔽。

（二）辅助检查

FFA检查显示病变血管壁存在不同程度的渗漏，晚期病例视网膜周边部有无灌注区和新生血管形成。

（三）诊断依据

1. 视力

可能正常，也可能严重下降，病变较周边、出血量少时仅感觉视物轻度模糊或飞蚊症。病变进展，玻璃体积血明显时，视力急剧减退，甚至仅存数指或光感。

2. 主诉

典型主诉为无痛性视力下降、飞蚊症。

3. 视网膜静脉周围炎

眼底见视网膜周边部受累，视网膜静脉扩张迂曲，血管旁伴有白鞘或血管呈白线状。该区视网膜可见浅层火焰状或片状出血及视网膜轻度水肿混浊，有时还可见到邻近小动脉受累。当发生于视盘或黄斑附近时，可见视盘充血、边界欠清或黄斑水肿。

4. 玻璃体积血

玻璃体内呈暗红色血性混浊。开始1~2次的玻璃体积血吸收较快，发病数日内积血已大部分消失，视力也随之好转，甚至可恢复至正常或接近正常。反复多次出血，可导致机化条索或片状机化膜形成，引起牵拉性视网膜脱离或视网膜裂孔形成，视力严重受损。

5.Eales 病的 FFA 检查

（1）视网膜血管炎：受累视网膜血管扩张渗漏或管壁染色。

（2）毛细血管无灌注区及新生血管形成：闭塞性血管炎所属区域可见斑片状毛细血管无灌注性弱荧光，无灌注区周缘多绕以扩张的毛细血管，亦可见视网膜新生血管呈闭状染料渗漏。无灌注区周缘血管之间的交通支亦常见。

（3）玻璃体视网膜出血：FFA中呈现出血遮蔽荧光。

（四）鉴别诊断

Coats病、视网膜血管瘤、视网膜分支静脉阻塞。

二、治疗

本病病程长、发展缓慢，患者应争取及早诊断，及时治疗，缩短病程，可保存一定视力。

（一）病因治疗

如有结核感染者，应进行规范的抗结核病治疗。

（二）一般治疗

突发出血者，应安静休息，减少出血量，减轻对视力的影响，给以维生素C、芦丁、钙剂、止血药、云南白药、碘剂促进吸收。

（三）应用糖皮质激素

早期应用糖皮质激素可减轻静脉周围炎的炎症反应。可采用冲击疗法，一般10天后减少用量，15天为1个疗程。

（四）光凝治疗

可采用激光光凝视网膜病变血管及缺血区，常需多次治疗。

（五）手术治疗

对持久的玻璃体积血和牵拉型视网膜脱离者应做玻璃体切割、视网膜脱离手术和眼内光凝术。

第三节　外层渗出性视网膜病变

外层渗出性视网膜病变由George Coats于1908年首先报道，故又称为“Coats病”。它是指一种多发生于健康男性儿童的眼底病变，常为单眼发病，成年患者临床表现和病程基本与儿童相同，但通常伴高胆固醇血症。病程缓慢，相对而言发生于少年，特别是学龄前儿童阶段，儿童患者发展快于成年患者。呈进行性，早期不易察觉，尤其患者是儿童时，甚至在出现视力显著减退、白瞳或失用性斜视时才被注意。

一、诊断思路

（一）临床表现

早期病变多发生于视网膜周边部，对视力没有影响，只在眼底检查时发现。随着疾病的发展，病变逐渐扩展至黄斑区，造成视力下降，可出现失用性斜视。中晚期多表现为“白瞳症”，眼底检查可见视网膜脱离，视网膜下大量黄白色脂质渗出，可呈胆固醇结晶样，并随视网膜下液体流动；视网膜上可见异常血管，毛细血管扩张呈梭形、囊状或者球形，静脉迂曲扩张，出现葡萄簇样的血管瘤。

（二）辅助检查

1.FFA 检查

FFA检查可见毛细血管扩张迂曲、微动脉瘤、血管渗漏和无灌注区。

2. 眼球超声检查

眼球超声检查时，典型病例可能在视网膜下有泥沙样物质流动。

（三）诊断依据

1. 视力

儿童型Coats病就诊时，多已为晚期，患者视力较差。成年型Coats病的症状则为视力不同程度下降。

2. 主诉

儿童型Coats病典型主诉为家长发现白瞳、斜视或入学体检发现视力低下，成年型Coats病典型主诉为视力下降。

3. 视网膜血管异常

眼底可见视网膜血管第二级分支后，血管变直、扭曲、囊样扩张或呈串珠状，并可伴有视网膜新生血管和血管交通支。

4. 广泛视网膜渗出

渗出灶多位于颞侧及后极部，与视网膜血管异常所在位置契合或环绕在视网膜血管异常区域，呈一个或多个大斑块状黄白色渗出灶，扁平或隆起，多位于视网膜血管下。渗出灶周围可见胆固醇结晶沉着及点、片状出血。黄斑受累时可呈星芒状或环形硬性渗出。

5. 视网膜脱离

渗出明显者可导致视网膜球形隆起，引起渗出性视网膜脱离。

6.Coats 病的 FFA 检查

（1）视网脂血管异常：病变区小的动、静脉迂曲扩张，管壁呈囊样、梭形或串珠状瘤样改变。血管通透性增加，染料渗漏，晚期呈现片状强荧光。亦可见毛细血管无灌注区及周围的毛细血管扩张，微血管瘤形成，部分可见视网膜新生血管性团状强荧光。

（2）视网膜渗出：多数视网膜渗出不表现出荧光异常，浓厚的视网膜渗出灶可显示视网膜大、中血管下的浅淡遮蔽荧光。

（3）视网膜脱离：脱离区视网膜血管迂曲及聚焦不良。

（四）鉴别诊断

需要与白瞳症鉴别的有视网膜母细胞瘤，家族性渗出性玻璃体视网膜病变，早产儿视网膜病变。

二、治疗

由于病因不明，目前尚无有效治疗方法。激光光凝及透热凝固术可用来治疗病变范围局限的早期病例，可封闭其病变血管，使视网膜水肿及渗出逐渐被吸收，但远期疗效尚难肯定。

三、预后

如果病变累及黄斑，则预后视力较差。

第四节　家族性渗出性玻璃体视网膜病变

家族性渗出性玻璃体视网膜病变是一种双侧的、缓慢进展的玻璃体视网膜异常，为常染色体显性遗传。本病同时侵犯双眼，双眼病情轻重不一。眼底改变与某些早产儿视网膜病变类似，但本病发生于足月顺产儿，患者无吸氧史，且多数有常染色体显性遗传的家族史。

一、临床分期

Gow与Oliver将本病分为三期。

第一期：双目间接检眼镜加巩膜压迫检查，可见颞侧周边部视网膜受压处及其周围苍白。视网膜血管无异常，视网膜亦无渗出性改变。

第二期：颞侧视网膜自赤道部至锯齿缘出现新生血管，视网膜及视网膜下有渗出，局限性视网膜脱离，颞侧纤维血管膜牵引视网膜血管，形成黄斑偏位。

第三期：病变进一步发展，发现牵拉性视网膜全脱离，视网膜及视网膜下有大量渗出，可并发白内障、虹膜萎缩、新生血管性青光眼等眼前节病变。

二、诊断思路

有家族史、早产吸氧史、双眼罹病、玻璃体混浊，及特殊的检验镜下所见和FFA报告，为本病诊断的重要根据。

（一）病史要点

1. 视力

不同类型对视力影响差异较大。

2. 主诉

视力下降和视物变形。

（二）查体要点

1. 玻璃体改变

玻璃体改变主要包括玻璃体后脱离、增殖膜形成、玻璃体视网膜牵拉和玻璃体雪花样混浊等。

2. 视盘或黄斑移位

视盘或黄斑移位常见改变为视网膜被牵引，黄斑及视盘血管向颞侧移位。轻微的牵引可发现黄斑颞侧水平缝上下小血管末梢之间正常的交叉分布被破坏，小血管平行地向周边延伸。

3. 周边视网膜血管异常

周边视网膜血管异常表现为颞侧赤道部视网膜血管走行变直、分支增多，而且在赤道部以前突然中止，血管末端形成扇形边缘。

4. 周边视网膜无血管区

视网膜血管末端可见小动、静脉交通支。血管扭曲、扩张及白鞘形成等，其以远的周边视网膜为无血管区。

5. 周边纤维增殖膜形成

眼底颞下或颞侧周边部出现固定的纤维血管增殖膜，可与周围的视网膜、睫状体甚至晶状体后囊的周边部发生粘连。

6. 镰状视网膜脱离

颞侧视网膜出现无血管区，玻璃体视网膜广泛粘连，形成机化条索，受其牵引常出现马蹄状视网膜裂孔和镰状视网膜脱离。

7. 视网膜下或视网膜内的渗出

由于眼底存在大量的异常视网膜血管，血管渗漏可发生视网膜下或视网膜内的渗出，严重情况可形成渗出性视网膜脱离。

8. 并发症

可并发白内障、玻璃体积血及新生血管性青光眼等疾病。

（三）辅助检查 FFA

1. 视网膜血管异常

FFA检查可发现异常血管的形态和染料渗漏，周边部位存在形态不一的视网膜无灌注区。视网膜血管通透性增强，动脉期伸向视网膜大片状渗出区的动脉充盈较早，赤道部毛细血管网呈扇形终止，末端吻合。大量荧光素在动脉末端渗漏，随造影时间延长，染料逐渐渗漏，晚期染料积聚于视网膜下。回流静脉粗大。

2. 周边纤维增殖膜形成

纤维增殖膜早期呈强荧光，晚期表现为荧光强度更强，范围扩大或不变。

三、治疗

尚无有效治疗方法。

本病发生的牵拉性视网膜脱离复位困难，必要时可施行玻璃体视网膜手术，或巩膜扣带等外加压术。在施行玻璃体视网膜手术时，应注意：

（1）本病增殖膜存在特异性（洋葱皮样的形态和具有羊皮纸样连贯性，不可能从视网膜上剥离，但必须将其从视网膜上切断）。

（2）避免切开视网膜，以免血-眼屏障破坏，提高增生性玻璃体视网膜病变（PVR）之风险。

四、预后

预后的优劣，取决于病变程度和病情是否进展。病变区早期激光光凝、冷凝，有望阻止病变的进一步发展。

如病变止于第一期，患者的视功能尚可保持，可随访观察，不要过早干预。如病变继续发展，玻璃体视网膜损害严重，则预后不良。

第五节　霜样树枝状视网膜血管炎

霜样树枝状视网膜血管炎是一种特殊的视网膜血管炎，为一种少见的葡萄膜炎类型。西方患者多为全身型，常发生于合并全身性疾病的患者，如获得性免疫缺陷综合征、肿瘤和一些感染性疾病患者。东方患者则多为特发型，多见于免疫功能尚未完全成熟的儿童。其特征为广泛的视网膜血管旁渗出，形似挂满冰霜的树枝。

一、病因

病因不明。许多学者推测本病与免疫机制异常有关。发病前可能有病毒感染，如EB病毒、巨细胞病毒、流感病毒、人类免疫缺陷病毒等。结核病等免疫力低下的患者易患此病。

二、诊断思路

（一）临床表现

可出现急性的视力下降。前节和玻璃体可有轻度的炎症反应。眼底可见视网膜水肿，视网膜血管从后极部到周边部有明显的鞘膜，如霜枝样外观。

（二）辅助检查

（1）FFA检查可显示视网膜血管晚期着染或渗漏，病情较重时可有血管闭塞。部分病例可出现无灌注区和新生血管。

（2）视野可表现为中心暗点、生理盲点扩大等特征。

（3）ERG、EOG和VEP检查可出现波峰降低，提示视网膜、视网膜色素上皮和视神经的功能障碍。

（三）诊断依据

1. 视力

视力变化范围大，可从仅有光感至1.0。

2. 主诉

患者主诉双眼视力急剧下降伴眼红、畏光、眼前黑影等。

3. 视网膜血管周围炎

视网膜血管周围炎为本病的特征性眼底改变，广泛性出现动、静脉管壁周围白色渗出物，围绕血管形成白鞘，像挂满冰霜的树枝，多以中周部显著，少数以后极部为主，动、静脉均可受累，但静脉受累更为明显和严重。

4. 特发型的其他眼底表现

特发型的其他眼底表现有视网膜广泛水肿或局部尤其是周边部的渗出，后极部视网膜下广泛或散在点状或片状出血。视盘多正常，少数可有充血、水肿等。视网膜血管迂曲和扩张，黄斑部可发生囊样水肿或渗出性脱离。患者可出现明显的玻璃体积血、视网膜中央静脉栓塞等改变。

5. 全身型的其他眼底表现

全身型的其他眼底表现主要有原发病伴发的病变，如出现典型巨细胞病毒（CMV）视网膜炎的改变，视网膜局部坏死和渗出性病灶，可有点状或片状出血，也可出现艾滋病病毒（HIV）感染所致视网膜棉绒状斑块。系统性红斑狼疮（SLE）患者所伴有的霜样树枝状视网膜血管炎可引起渗出性黄斑脱离、散在的视网膜内出血和具有“白心”外观的视网膜出血（Roth斑）。

6. 眼前节改变

眼前节改变可正常或出现轻中度的虹膜睫状体炎，也可因严重的黄斑部渗出性脱离或视网膜脱离引起传入性瞳孔障碍。

7. 霜样树枝状视网膜血管炎的眼底血管造影

（1）FFA检查可表现为广泛的视网膜血管及分支荧光素渗漏、黄斑囊样水肿、视盘染色、出血遮蔽荧光、毛细血管无灌注、视网膜新生血管等。

（2）吲哚青绿血管造影（ICGA）表现为散在分布的脉络膜灌注不良性弱荧光斑和脉络膜血管染料渗漏。

（四）鉴别诊断

本病绝大多数发生于全身健康的青少年，可与白血病、淋巴瘤患者偶有的类似眼底像相区别。另外，霜枝样视网膜血管炎样眼底病变亦可见于人类免疫缺陷病毒感染、Epstein-Barr病毒感染、流感病毒感染、巨细胞病毒性视网膜炎，应当根据各个疾病的全身症状、体征与化验室检查所见，予以鉴别。

三、治疗

糖皮质激素对本病有效，用泼尼松1mg/（kg·d），每日清晨8时前顿服，炎症控制后减量渐停；亦可用地塞米松0.5mL（2.5mg）与2%的利多卡因0.5mL混合后，作眼球周围注射，隔日1次，连续5次（病情特别严重的病例可用甲泼尼龙500mg加入生理盐水250mL中静脉滴注，每日1次，连续3~5天，待患者病情缓解后改用上述激素口服）。如并发虹膜-睫状体炎症，用0.25%地塞米松滴眼液及阿托品滴眼液滴眼。

四、预后

如能及时正确治疗，预后视力良好，但有复发倾向。

第六节　早产儿视网膜病变

1942年Terry TL在白瞳及视力不良的受检婴幼儿中发现位于晶状体后的纤维膜为先天性晶状体血管膜遗留，他称之为晶状体后纤维膜增生症。1949年Owens经临床观察证实，本病并不是先天性异常，而是在纤维膜形成之前还有一个活动期。1950年Heath将此病命名为早产儿视网膜病变，认为该病与不足月生产、出生时低体重、温箱吸氧有关。1984年世界眼科学会对此予以确认。早产儿视网膜病变绝大多数见于胎龄少于32周、体重不足1500g的早产儿，也偶见于超过上述体重的足月产儿。该病无明显性别差异，双眼受害，但轻重不等。

一、病因及发病机制

早产儿视网膜病变（ROP）的病因及发病机制目前均未十分明确，患儿一般有出生后在温箱内过度吸氧史。吸氧时间越长，发病率亦越高。无吸氧史者，亦可因胎儿血红蛋白氧饱和度的急剧上升，胎儿氧分压转入新生儿氧分压时的剧烈变化等导致本病。此外，母体贫血及多胎儿等，亦为本病发病的原因之一。遗传因素也可增加其易患性。

视网膜血管发育，始于胎龄16~17周时（胚胎100mm），源自视神经的间质梭形细胞，由内皮覆盖而形成管腔，逐渐自视盘向周边视网膜延伸。开始仅见于神经纤维层，继而可达深层。正常胎儿在24~28周时，血管增生发育显著，32周到达鼻侧锯齿缘，36周抵达颞侧锯齿缘。早产儿视网膜尚未发育完善，视网膜周边部最不成熟（周边无血管区，胎龄越小，无血管区越大）。婴儿出生后突然处于相对高氧或高氧环境下，由于前文所述的原因，血管发育突然停止，甚至消退。但这一情况可迅速导致视网膜周边部（特别是颞侧）缺血、缺氧损害而驱动血管内皮生长因子（VEGF）等新生血管生长因子释放，激发血管异常增生，形成相当宽阔的、嵴状隆起的新生血管。在病程发展中，此种嵴状隆起的新生血管虽然大多数可退化，但也有严重病例可穿过内界膜向视网膜表面发展并伸入玻璃体内，引起渗出及玻璃体内积血机化，在晶状体后面形成结缔组织膜，或可因此而发生牵拉性视网膜脱离。

二、诊断思路

（一）临床表现

常见于出生后3~6周，临床上分成3个阶段，即急性活动阶段、退行阶段及瘢痕阶段。

1. 急性活动阶段

按ROP国际分类法（ICROP），此疾病可因发病部位分成3个区，用时钟钟点记录病变范围，又根据疾病进展轻重分成1~5期。

（1）分区：将眼底划分3个区。

Ⅰ区：以视盘为中心划一圆，圆的半径约两倍于视盘至黄斑中心的距离。

Ⅱ区：为Ⅰ区以外的环形区，以视盘为中心划圆，半径为视盘至鼻侧锯齿缘的距离。

Ⅲ区：在Ⅱ区之外的其余眼底部分，直达颞侧锯齿缘。

（2）按时钟钟点方位标出病变范围。

（3）根据病程进展轻重分成5期：

一期（分界线期）：视网膜无血管区与进行性增生的视网膜异常血管之间，有一平坦而明显的白色分界线，异常血管分支不超越此线。

二期（嵴状隆起期）：分界线增宽，隆起呈嵴状，密集的血管丛自视网膜面伸向嵴上，但仍在视网膜界面，嵴状隆起自白色变成粉红色，嵴后可见新生血管丛，尚无纤维增生。

三期（增生期）：嵴状隆起处有视网膜外纤维血管组织增生，自嵴面伸向附近玻璃体。

四期（视网膜脱离期）：视网膜下渗出和（或）视网膜玻璃体增生膜牵拉作用，导致部分视网膜脱离。又按是否累及黄斑中心凹分为A、B两级。A级：视网膜脱离位于Ⅱ区或Ⅲ区，尚未累及黄斑，或仅为周边象限性脱离。B级：视网膜脱离包括Ⅰ区部分，呈皱褶状，自视盘经Ⅰ区至Ⅱ、Ⅲ区，累及黄斑中心凹。

五期（视网膜全脱离期）：因广泛的机化膜形成，牵拉视网膜，使视网膜呈宽或窄漏斗状全脱离。此种漏斗状脱离亦可表现为后宽前窄的倒漏斗状。

对符合ROP高危因素的新生儿，必须在出生后4~6周起，给予眼底检查，观察其病变活动情况。检查时应在护理人员及儿科医生协作下进行，以便同时监测生命体征，防止眼-心反射等意外事故发生。检查时用奶嘴安抚，以复方托吡卡胺滴眼液（每1mL含0.5%的托吡卡胺、2.5%的盐酸去氧肾上腺素水溶液各0.5mL）滴眼（每次1滴，共2~3次，每次间隔5~10分钟），充分散瞳，用盐酸丙美卡因滴眼液点眼麻醉，开睑器分开眼睑，用双目间接检眼镜（接物镜为+20D~+30D，必要时加巩膜压迫，附有计算机辅助成像者更为理想）检查（检查结束后，最少半小时内禁止哺乳）。近年来，数字广角小儿眼底成像系统被应用于对

ROP的筛查，其在安全性、敏感性及简便快捷性等方面极具优势。

如果首次检查双眼眼底正常或仅有一期改变，则每隔2周检查1次，直到确定无ROP或一期改变退行，视网膜血管长到锯齿缘为止。如一、二、三期改变，出现“附加病变”“阈值前病变”，需每周复查，至病变活动缓解、趋向退行后，改为隔周检查，直至完全退行。如为二期病变，则每2~3天复查一次，一旦发现已达“阈值病变”水平，应立即给予激光光凝、冷凝等治疗。

附加病变：ROP急性活动阶段如果出现后极部视网膜动、静脉迂曲、怒张（特别是静脉管径有时比正常的管径大3~4倍），或Ⅰ区内有迅速发展的毛刷状异常血管，或虹膜血管高度扩张时，称为附加病变，提示病变活动加速、加剧。

阈值前病变：指ROP局限于Ⅰ区的一、二、三期病变。ROP位于Ⅱ区则有3种情况：

（1）二期有附加病变。

（2）三期无附加病变。

（3）有附加病变而异常血管不到连续5个钟点范围，或不连续而累计尚不足8个钟点范围。

阈值病变：位于Ⅰ区或Ⅱ区的ROP，异常血管连续占据5个时钟点范围，或虽不连续而累计已达8个钟点范围，并且出现后极部视网膜血管迂曲扩张等附加病变时，是进行早期治疗的关键时刻。

2. 退行阶段

ROP的急性活动阶段一般为3~5个月，在此过程中，大多数可自行停止而进入退行阶段，资料显示，至少有1/4的一期病例、1/4的二期病例活动停止而转向退行。退行的表现为周边视网膜渐趋透明，正常的视网膜血管进入原无血管区，直达锯齿缘，分界线和嵴样隆起逐渐消退，不留后遗症。

3. 瘢痕阶段

20%~25%的病例由活动阶段向瘢痕阶段移行，移行是逐步的，在此过程中，活动与瘢痕可同时存在于同一病例或同一病眼。所谓瘢痕是指活动病变消失后残留的一些不可逆性改变，除真正意义上的瘢痕（机化膜）外，还包括脉络膜视网膜萎缩病灶、色素斑在内。因程度不同，自轻至重分为一至五度。

一度：眼底后极部正常，视网膜周边部血管细窄，视网膜周边部存在灰白色瘢痕病灶、形状不规则的小块色素斑、脱色斑，附近玻璃体有小块混浊。中心视力正常，或伴有可矫正的近视。

二度：颞侧视网膜周边部有浓厚机化膜团块，视网膜被牵引而偏移，黄斑可异位，视盘亦因之倾斜。中心视力之损害因黄斑有异位而不同。

三度：机化膜牵拉视网膜，形成一个或数个皱褶，每个皱褶均与视网膜周边部膜样机化团块相连接（皱褶90%位于颞侧，10%位于鼻侧，位于颞上、颞下侧者少见），隆起于视网膜面，形态与先天性视网膜皱襞类似，但ROP视网膜血管不沿此皱褶分布，这与先天性视网膜皱襞有所不同。中心视力常低于0.1。

四度：晶状体后玻璃体内可见灰白色纤维膜（或含被牵拉脱离的视网膜），一部分瞳孔领被遮蔽，自未遮蔽处用检眼镜检查，仍可见眼底红色反光，视功能高度不良。

五度：晶状体后均被纤维膜和（或）牵拉脱离的视网膜所覆盖。如果能充分进行散瞳检查，在瞳孔周边部可见呈锯齿状伸长的睫状突。但大多情况下，常伴有虹膜前后粘连，并发性白内障，亦可因继发性青光眼或广泛虹膜粘连而导致角膜混浊。眼球萎缩，眼位凹陷，视功能丧失。

目前ICROP对上述分类法又做了一些修订，主要增加了下列内容：

（1）后极部视网膜血管扩张迂曲等病变较轻，称为“前附加病变”。

（2）明确了Ⅰ区范围病变位置愈靠后，范围愈大，则预后愈恶劣。

（3）体重过低的新生儿，ROP见于Ⅰ区或Ⅱ区后部，早期后极部4个象限有附加病变，病变进展迅速，情况特别严重，称为进展性后部ROP（或称后部侵袭性ROP，不多见）。

（二）辅助检查

FFA检查可见毛细血管无灌注区及扩张的毛细血管。

（三）诊断依据

ROP绝大多数发生于低体重早产儿，患儿多有温箱内哺育吸氧史、双眼受害的眼底改变，据临床表现不难诊断。

三、治疗

对于早产儿和低体重的ROP高危新生儿，及早给予眼底检查与随访观察。一旦发现阈值病变，即为本病治疗的关键时刻，当立即用二极管激光或经巩膜的810nm激光进行光凝（亦可冷凝，但其并发症大于光凝）和（或）使用抗血管内皮生长因子如雷珠单抗，在玻璃体内注射（0.5mg/0.05mL）。及早发现阈值病变和及时治疗，可使大部分病例避免后极部视网膜脱离、黄斑皱褶、晶状体后机化膜增生等严重影响视功能的后果。

如果阈值病变没有被及时发现、发现后没有及时治疗或治疗效果不良，则活动病变进入四期A级，经过一段时间随访观察，仍不见自行停止而进入四期B级者，行巩膜环扎术以解除机化膜对视网膜的牵拉，排出视网膜下渗漏液，使视网膜复位，以期避免发展为第五期。

第五期视网膜已全脱离，行玻璃体视网膜手术。手术虽能使视网膜全部或部分复位，但对视功能而言并无太多帮助。

活动阶段虹膜受到波及的重症病例，为了预防发生继发性青光眼，必须给予扩瞳，以免虹膜后粘连。扩瞳以弱扩瞳药为宜，一可避免阿托品中毒，二可防止因长期持续的瞳孔散大而引起虹膜周边前粘连。如果虹膜前、后粘连已经形成，而且比较广泛，则可考虑行抗青光眼手术。

第六章　黄斑部疾病

第一节　中心性渗出性脉络膜视网膜病变

一、病因

中心性渗出性脉络膜视网膜病变的病因尚不清楚。医学界认为本病是一种原因不明的、由黄斑视网膜下脉络膜新生血管（CNV）引起的独立性眼病。

在早年文献中，研究者曾以为本病与弓形虫、结核、梅毒、组织胞浆菌病等感染有关，并称之为Rieger中心性渗出性视网膜炎，是肉芽肿性炎症，但此后数十年来大量资料证实，绝大多数病例在临床和实验室检查中并未发现上述感染。黄斑CNV与其他疾病引起的CNV不同，是一种找不到任何发生原因的CNV。因此，它又被称之为特发性脉络膜新生血管。

二、诊断思路

（一）临床表现

病变早期可能无自觉症状。随着病灶的逐渐扩大、渗漏和出血，可能出现视力减退、视物变形，出现中心或旁中心暗点。症状反复发作时，黄斑部受到严重破坏，可能形成永久性视力障碍。眼底检查可发现视网膜下出血和硬性渗出。视网膜下出血因位于色素上皮下而呈暗红色、青灰色或棕灰色，边界比较清楚。如果出血穿破色素上皮，到达视网膜的神经上皮下或神经上皮内，即呈鲜红色。少数病例的出血可穿破视网膜神经上皮而溢入玻璃体腔。在新生血管区可见视网膜神经上皮脱离，它与中心性浆液性脉络膜视网膜病变时的视网膜神经上皮脱离不同，此种浆液较为混浊。病程较长的病例可出现黄斑囊样水肿。CNV迁延数月或数年逐渐稳定，由灰黄色的纤维血管膜代替，之后可变成肉色，最后形成视网膜脉络膜萎缩区。

（二）诊断依据

1. 视力

病症累及中心凹者，视力下降明显，伴中心暗点、视物变形变小等，未累及中心凹者视力影响可能不明显。

2. 主诉

典型主诉为视力下降，中心暗点，视物变形、变小等。

3. 灰红色孤立性病灶

眼底可见视网膜下灰红色病灶，周围可伴视网膜下出血、硬性渗出及水肿等。

4. 色素增生

病变的周围常出现RPE增殖所致的色素增生。

5.FFA 检查

（1）FFA检查可见ICNVV病灶，与检眼镜下的灰红色病灶相对应，多为Ⅱ型CNV，位于RPE上方，造影早期即可见辐轮状、花瓣样新生血管轮廓，随造影时间延长，染料逐渐渗漏，晚期荧光更强，范围扩大。

（2）视网膜出血及色素增生，呈遮蔽荧光。

6.OCT 检查

（1）OCT检查表现为神经上皮和色素上皮或脉络膜毛细血管层间光带反射增强，呈梭形增厚，向神经上皮延伸，上方的神经上皮轻度隆起，CNV的反射光带红白色相间，边界较清晰。

（2）神经上皮脱离表现为神经上皮与色素上皮的局限性分离，其间为浆液性低反射腔隙或视网膜水肿，神经上皮下低反射区或视网膜增厚等。

（3）出血可表现为血液性PED，图像表现为神经上皮下一条弧形隆起的、边界清晰的纤细红色光带，与下方脉络膜光带之间呈现中高反射光带，下方无反射暗区。

（三）鉴别诊断

（1）针对少数前期的老年患者，诊断时应与渗出性年龄相关性黄斑变性鉴别。其主要区别之处，后者为双眼发病，在一眼已有渗出性病变时，另一眼大多数可见黄斑部位有玻璃膜疣及色素紊乱。

（2）中心性浆液性脉络膜视网膜病变（中浆病）患者的发病年龄与本病相同，亦多单眼受害，但中心视力多数不低于0.5（最坏不低于0.2）。黄斑表现为浆液性视网膜神经上皮层浅脱离，病变初起时，视网膜下积液透明，且绝无出血，与本病不同。

（3）点状内层脉络膜病变患者多数为伴有中、高度近视的女青年，半数累及双眼，病灶亦位于黄斑中心凹附近，但同时有多个小病灶存在（10个以内，小病灶个体体积为150~500μm），与本病有异。由各种感染引起的黄斑渗出性炎症，都有全身症状、体征及实验室检查的发现。

三、治疗

（1）糖皮质激素或非甾体类抗炎药物，全身应用，效果很好，可减轻水肿和渗出。

（2）一般支持疗法：口服多种维生素。

（3）前列腺素抑制药：常用吲哚美辛25mg，口服。可抑制视网膜下新生血管的形成。

（4）实验性抗结核治疗：可应用链霉素肌内注射，口服异烟肼，如病灶缩小、渗出减轻，则继续用药3~6个月。

（5）疑似弓形体感染者，可使用乙胺嘧啶和磺胺嘧啶进行治疗，3周为1个疗程。

（6）激光治疗：凝固新生血管，促进病变萎缩，从而减少出血和渗出，缩短病程。

第二节　特发性黄斑视网膜前膜

特发性黄斑视网膜前膜通常被认为是黄斑变性的一种特殊表现。文献中有对其的多种命名，如Jaffe综合征、玻璃体-视网膜内界膜综合征、牵引性视网膜皱褶、黄斑前纤维增生症、玻璃纸样黄斑病变等。此病多见于55岁以上的老年人，年龄越大，发病率越高，无明显性别差异。双眼发病率为10%~20%，相隔时间自数月至数年不等。

一、病因

无可见的确切原因。

二、诊断思路

（一）视功能

近70%的病眼能在较长期间内保持0.5以上的中心视力，但也有部分患眼因黄斑严重皱褶、水肿、裂孔形成等原因而下降至0.1或以下（10%）。患者常主诉视物变形或物象放大（大视症），Amsler表检查阳性，中心视野有虚性相对性暗点，个别病例出现复视（中心凹被牵引移位），VEP异常。

（二）检眼镜检查、FFA 检查及分期

根据FFA检查结果不同，文献中有对病症的不同分期。本文采取的分期见表6-1。

此外，OCT检查有利于诊断，黄斑表面可见一层高反射信号带，如有水肿则视网膜神经上皮层变厚，中心凹隆起，反射信号减低，呈“V”字形。OCT亦可更好地鉴别玻璃体黄斑牵引和假性黄斑裂孔。

表 6-1 特发性黄斑

分期	检眼镜下改变	FFA 检查所见
1	黄斑前有玻璃纸样或湿丝绸样反光	小血管正常或仅轻度蛇行，拱环无改变
2	小血管迂曲或牵拉变直，或有放射状皱褶	拱环变形，小血管无渗漏
3	较显著的膜形成，小血管行径异常明显	小血管渗漏，膜染色或透见荧光（黄斑孔）

注：有假性裂孔而其周围小血管无荧光渗漏者归入 2 期，有渗漏则纳入 3 期。

三、治疗

本病多数病例能长期而稳定地保持较好视力，预后较佳，除必要时使用碘剂外，一般不必治疗。少数发展至上述第三期的病例，如视功能损害严重，可考虑行视网膜前膜剥离切除术。

四、预后

术后因消除了玻璃体对黄斑中心凹的牵引，黄斑皱褶趋向平伏，70%~80%的病例视力有所改善（提高两行以上），但发生白内障的风险也明显增加。

第三节　特发性老年性黄斑裂孔

黄斑裂孔为发生于黄斑中心凹的视网膜神经上皮层的局限性缺损裂孔，因中心凹仅是黄斑的中央部分，所以严格地说应称作“黄斑中心凹裂孔”。多种原因可导致黄斑裂孔，在排除诸如外伤（包括眼球钝挫伤、激光意外和日蚀等放射性损伤）、变性近视、糖尿病黄斑病变、视网膜静脉阻塞的黄斑囊样变性等所引起的继发性黄斑裂孔之外，见于50岁以上且病因不明者，称为特发性老年性黄斑裂孔。

特发性老年性黄斑裂孔在所有黄斑裂孔病例中占很大比重（>80%）。自内界膜至视细胞层全部缺失者称全层裂孔，尚有部分组织残留者称板层裂孔。神经上皮层内层组织缺失而外层组织尚有保存时，为内层板层裂孔，反之则为外层板层裂孔。两者间内层板层裂孔占绝大多数，外层板层裂孔少见。

一、病因及发病机制

病因不明，推测如下：

（1）本病绝大多数发生于老年人（50~80岁，或更大，平均年龄57~66岁），尤其多见于经绝期后的老年妇女（女：男=10：1），患者中有63%~80%患有心血管疾病，因此学界认为此病可能与脉络膜缺血有关。

（2）有人发现本病在应用雌激素治疗及子宫切除后的病例中发病率高，因此认为此病可能与雌性激素有关。由于两者均可导致黄斑中心凹的营养障碍，引起退行性变薄或囊样改变（由囊样水肿发展至囊样变性）而导致裂孔发生。

自Gass提出玻璃体牵引是裂孔形成的关键之后，这种说法得到众多支持。Gass认为玻璃体皮质受到某些生物学改变影响，发生液化及后脱离，由于视网膜内界膜在黄斑中心凹处比其他部位更为脆弱，而与玻璃体后界面的黏附却最为紧密，如果存在病理性粘连，玻璃体后脱离不完全，则此种粘连较易对中心凹视网膜产生牵引（切线方向，间或横向牵引），并逐步形成中心凹视网膜的全层裂孔。OCT的发明、发展和普及，更加验证了这一观点。但是，仅凭牵引作用解释裂孔形成问题是不够的，它无法解释板层裂孔，特别是外层板层裂孔。所以，可做如下假设：

（1）本病发生必须满足黄斑中心凹视网膜神经上皮层退行性变和玻璃体牵引两个因素，两者相互影响，但两者所起作用的主次不同，从而形成不同的临床改变。

（2）以玻璃体牵引为主，视网膜退行性变程度较轻者，形成内层板层裂孔；反之，形成外层板层裂孔。倘若玻璃体不完全后脱离、液化、与中心凹视网膜局限性粘连较大，视网膜退行性变薄、囊样变性等亦相当严重，则发展为全层裂孔。

二、诊断思路

（一）诊断依据

1. 症状

患者主诉患眼视力下降，内层板层裂孔者可保持较好的中心视力，一般不低于0.3，中心视野有时可检到2°~5°虚性相对性暗点，色觉正常。外层板层裂孔的中心视力较差，在0.05~0.2，多数为0.1

左右（旁中心注视），中心视野有2°~5°虚性绝对性暗点（偶为实性），色觉损害，蓝色觉损害尤为明显。全层裂孔的中心视力常低于0.05（旁中心注视）。中心视野有10°左右相对性暗点，其核心有5°左右实性绝对暗点，存在色觉障碍。并发低位视网膜脱离者，还能检查到相应的周边视野缺损。

Amsler表检查比较敏感，无论内层、外层板层裂孔或全层裂孔均属阳性。Watzke-Allen征检查更具特异性。

2. 视觉电生理方面的改变

VEP改变极为显著，表现以振幅降低为主，高空间频率时P-VEP异常率达93.3%。对P-ERG的研究表明，特发性老年性黄斑裂孔不仅有视锥细胞功能损害，视杆细胞功能亦受影响。多焦ERG（mf-ERG）可从三维反应密度图像表现出裂孔相应处的波幅下降，描绘出一个火山口样地形图，说明黄斑中心凹功能损害有其独到之处。

3. 检眼镜及裂隙灯显微镜（加前置镜头或接触镜）检查所见

三种裂孔在检眼镜下均可显示出一个暗红色圆形斑，1/4~1/2PD，边缘清晰整齐，如同用穿孔器打出的凿孔。孔缘可能绕有浅灰色轮晕，其表面有时可见散在的数个黄色小点（多数见于全层裂孔）。裂隙灯显微镜下绝大多数能显示玻璃体混浊、液化、完全或不完全后脱离，脱离后界面处。部分病例中能见到透明度不等的盖片，盖片多位于裂孔附近，少数病例中还可见Weiss环。以窄光带检查裂孔处，如光带在裂孔底面与裂孔缘有明显差位，嘱患者注视光带，若称光带中断（Watzke-Allen征阳性），则为全层裂孔。全层裂孔周缘常有轮晕，倘轮晕宽阔，裂孔缘翘起，则提示存在裂孔周围局限性视网膜脱离，须充分扩瞳检查下方周边眼底，以确定有无视网膜低位脱离。如果窄光带在裂孔处仅变细、不中断、裂孔缘无轮晕（或很狭窄）、裂孔底面与裂孔缘无明显差位、患者注视窄光带无中断感觉（Watzke-Allen征阴性），则为板层裂孔。

4.FFA 检查

所见裂孔相对应处有透见荧光（窗样缺损），强荧光斑为全层裂孔（发病时间较短，色素上皮层尚未发生失用性萎缩者，为弱荧光斑），弱荧光斑为外层板层裂孔，内层板层裂孔不出现透见荧光。

5. 频域相干光断层扫描（SD-OCT）检查

深度达2mm，精度达5~10 μ m，可清晰地看到黄斑裂孔处组织缺损量（板层或全层）、裂孔形态、有无盖片、有无玻璃体后界面-黄斑中心凹牵引、视网膜下有无积液及积液量的多少。

6. 共焦激光扫描检眼镜（CSLO）检查

可见裂孔处488nm波长激发的自发荧光（BL-AF），BL-AF提示视网膜色素上皮细胞内脂褐质的含量，从而评估色素上皮细胞的代谢功能。亦可由F-AF强度提示色素上皮层前方有无神经上皮层的被覆，及量的多少。

针对特发性老年性黄斑裂孔全层裂孔的形成过程，Gass分期分为4期。

Ⅰ期又分a、b两级：在中心凹视网膜神经上皮层下有少量黄色小点者为Ⅰa，成环状者为Ⅰb。Ⅰa、Ⅰb时仅有黄斑中心凹前玻璃体皮质收缩而引起的视网膜表面切线方向（间或横向）牵引，不能见到玻璃体后界面同黄斑中心小凹内界膜之间的脱离，此种情况被称为先兆黄斑裂孔。1/2以上的病例，可在玻璃体完全后脱离后自行缓解。

Ⅱ期：玻璃体牵引加剧，中心凹边缘出现半月形、马蹄形乃至整个圆形裂孔，裂孔缘可有盖片。

Ⅲ期：裂孔进一步扩大，直径达400~500 μ m，中心凹视网膜神经上皮层全部缺失，色素上皮层暴露（全层裂孔），表面附着有玻璃膜疣样沉着物（黄色小点），中央小凹边缘有微囊样水肿。

Ⅳ期：裂孔与玻璃体完全分离，如果原来可见到盖片，则盖片向前方移位。如同时有视盘边缘玻璃体脱离，则还可见Weiss环。

（二）鉴别诊断

1. 假性黄斑裂孔

假性黄斑裂孔是黄斑视网膜前膜裂开所造成，黄斑组织并无缺失。检眼镜下酷似黄斑裂孔，境界虽然锐利，但参差不整，与真性裂孔（板层和全层）如凿孔样正圆形不同。另外，假孔周围视网膜前膜呈玻璃纸状皱褶，小血管迂曲，FFA无透见荧光。OCT能清晰显示视网膜前膜，及神经上皮层是否完整，可与真性黄斑裂孔相区分。

2. 继发性黄斑裂孔

继发性黄斑裂孔均有原发病可查，如增生性糖尿病视网膜病变、视网膜静脉阻塞、眼内炎症、孔源性视网膜脱离术后（包括光凝、电凝、冷凝）、外伤（眼球钝性外伤、光损伤）等疾病。

3. 黄斑囊样变性

黄斑囊样变性由微囊样变性融合而成，检眼镜下很像黄斑裂孔，但FFA所见与裂孔迥异，可资鉴别（囊样变性有荧光潴留）。OCT检查更有利于分辨。

4. 黄斑出血

黄斑出血为偶尔中心凹或其邻接处视网膜有类圆形出血斑，易于误诊，但出血斑境界绝不会像裂孔、凿孔样清晰和圆整，而且会在随访过程中逐渐消失。

三、治疗

激光光凝虽然可封闭裂孔，但对黄斑中心凹的损害太大，导致视功能不可逆性严重障碍，对特发性老年性黄斑裂孔，特别是板层裂孔，应予禁用。事实上特发性老年性黄斑裂孔，即使已形成全层裂孔，亦不同于其他原因引起的黄斑裂孔，极少发生视网膜脱离。为预防视网膜脱离而做氙光光凝并无必要，这一主张已得到多数学者认同（即使光凝，必须切记保护裂孔鼻上缘视网膜，万万不可损害此处视网膜，使中心旁注视进一步恶化）。在玻璃体-视网膜手术趋于成熟的今天，如果已发生视网膜脱离，也不宜贸然使用激光，应当首先考虑玻璃体-视网膜手术，在解除玻璃体对中心凹的牵引术中施行气液交换，使用膨胀性气体充填眼球内，术后取俯卧位（1~5天或改用重硅油填充，则不必俯卧）。亦可在手术时使用自体血清、转化生长因子β_2或自体浓缩血小板等生物辅助剂涂布于裂孔面，有可能促进裂孔愈合。亦有作者证明联合黄斑部内界膜剥离，可提高裂孔愈合率。有人建议在内界膜剥离术中使用ICG，使内界膜染色而易于辨认，但ICG等对裸露了的视网膜色素上皮细胞与神经节细胞均有一定毒性，必须注意其剂量、浓度和接触时间。建议利用曲安奈德的粉末状颗粒附着于内界膜，能达到同样目的。

在GassⅠ、Ⅱ期，可施行玻璃体联合内界膜切除以防止病变进一步恶化，但玻璃体视网膜手术毕竟是对组织损伤性较大并有一定风险的手术，当患者尚有较好视力（包括旁中心视力）时，应权衡利弊，谨慎对待。

四、预后

板层裂孔有一定的自限性，板层裂孔很少发展为全层裂孔，全层裂孔也不一定引发视网膜脱离，总体来说，预后较好。

第七章　眼底肿瘤

第一节　视盘黑色素细胞瘤

视盘黑色素细胞瘤是一种原发于视盘及周围的浓厚色素的良性肿瘤。好发于中年人，单眼发病，较常见于黑种人及脉络膜色素深浓者。

一、病理

黑色素细胞瘤由大小一致的细胞构成，含有大量黑色素，在普通染色切片标本上无法辨认细胞结构。漂白后可清楚地见到细胞呈多角形或卵圆形，胞质丰富、核小、核仁不太明显。如果不见核丝分裂，则为正常黑色素细胞，与恶性黑色素瘤中所见细胞形态有明显不同。黑色素细胞存在于正常眼球，尤其是皮肤比较黝黑的人，巩膜和巩膜导管内、上巩膜组织、视神经软鞘（脑）膜、巩膜筛板等处均可见到，视盘黑色素细胞瘤可能起源于视盘的此种细胞。

二、诊断思路

（一）病史要点

99%为单眼发病，左右眼无差别。大多数病例无任何症状，在检查眼底时才发现。仅极少数有比较显著的中心视力下降，甚至失明。视野方面除肿瘤占位相应的生理盲点扩大外，亦仅有极少数能检出与生理盲点相连接的视神经纤维束性视野缺损，这种情况被认为是由肿瘤压迫引起视盘缺血所致。

1. 症状

视力一般不受影响，部分患眼伴有视野缺损。

2. 体征

肿瘤呈深棕色或灰黑色，可发生在视盘任何部位，瘤体常沿视盘神经纤维及浅层视网膜内血管周围浸润。75%的瘤体边缘呈不规则形状，较多累及视盘颞侧或颞下，大小范围一般占视盘1个象限，但也有累及整个视盘或超过视盘边缘者。

（二）查体要点

眼底检查发现，黑色素细胞瘤可发生于视盘任何部位，以颞侧或颞下侧较多，占视盘面积的1/2以下，亦可能累及整个视盘与其相邻接处的视网膜。个别病例在远离视盘处，有脉络膜层面的灰黑色斑，呈圆形或类圆形，境界清晰，隆起不明显（脉络膜痣）；个别病例在肿瘤附近玻璃体内可散见黑色素颗粒。

FFA瘤体处为遮蔽荧光，无渗漏。彩色多普勒成像（CDI）瘤体呈高回声波，但不见血管分布。

（三）辅助检查

1.FFA 检查

造影期间视盘黑色素瘤呈现弱荧光，系色素组织遮蔽效应所致，而瘤体以外的视盘组织，可见神经纤维推向一侧，常伴视网膜毛细血管轻度扩张及染料渗漏。

2. 超声检查

A型超声显示瘤体反射较高，内部结构不规则，未见血液循环。B型超声显示病变早期为扁平隆起的病灶。

3. 视野检查

与肿瘤大小和范围相对应的视野缺损。

4.ICGA 检查

病灶呈弱荧光，且完全遮蔽病灶后方的荧光。

三、治疗

（1）一般瘤体生长缓慢，肿瘤大小及视功能保持不变的患者，可定期观察，不必治疗。

（2）部分患眼可并发视盘水肿、视网膜渗出水肿、局限性视网膜下积液、视网膜出血等而导致视功能障碍，可用营养神经、视网膜的药物及祛除水肿渗出等的药物治疗。

（3）怀疑有恶变时，可试用经瞳孔温热疗法（TTT）。

第二节　视网膜毛细血管瘤

视网膜毛细血管瘤又名“von Hippel病”，视网膜血管瘤往往仅为全身血管瘤病的一部分，常伴有小脑、延髓、脊髓、肾上腺、肾、肝、附睾等部位的血管瘤、囊肿或肿瘤，其中以小脑的血管网状细胞瘤最常见。学界将单纯的视网膜血管瘤称为“von Hippel病”，如合并颅内或其他器官病变，则称为“von-Hippel-Lindau”病。

一、病因及发病机制

本病为常染色体显性遗传，基因缺损的部位已被定位在第3号染色体，子代有50%的发病率。病因可能为外胚叶发育不全，也可能起源于中胚叶。但有些器官的病变呈静息或隐匿状态，临床无症状及体征，以致难以发现。另外，其遗传外显率不完全或表现有变异，使临床所见极不一致，往往同一家族的患者表现也不一，家族成员间及与先证者之间病变部位亦可各异，有的仅有颅内或其他器官病变而无视网膜血管病，亦有与之相反者。此外，眼科医生还必须认识到颅内等部位病变的症状与体征，往往出现于视网膜血管瘤10年之后，所以von Hippel病很可能是von Hippel-Lindau病的早期表现。

本病大多在青年期出现症状而被发现，但也有在50岁左右才被发现的病例。患者性别差异不明显，1/2以上为单眼受害，左右眼无区别。

二、诊断思路

（一）病史要点

1. 症状

早期可无任何症状，后期可出现不同程度的视力减退或视物变形。

2. 血管瘤

80%的视网膜毛细血管瘤会并发脑视网膜血管瘤病（同时患有小脑及脊髓血管网状细胞瘤、肾性细胞癌及嗜铬细胞癌）。

3. 体征

早期肿瘤位于眼底周边部，难以辨认，表现为细小密集成团的毛细血管扩张，后逐渐形成典型的橘红色血管瘤，表现为迂曲、扩张的毛细血管管腔，与其滋养动脉和回流静脉相互吻合。

（二）临床分型

临床上一般将视网膜毛细血管瘤分为5期。

1. 初期

周边部眼底出现小血管瘤或毛细血管纠结成团。有时瘤体较小，检眼镜不易发现，通过FFA才能发现小动脉和小静脉之间毛细血管网存在的微小血管瘤。

2. 血管扩张及血管瘤形成期

本病多发生在眼底颞侧视网膜，受累的视网膜动静脉怒张、迂曲，沿血管行径至周边部，可见此动静脉相连接处的毛细血管高度扩张成一个乃至多个球状血管瘤，此后逐渐增大。瘤体呈红色或暗红色，为圆形或卵圆形，与之连接的视网膜动、静脉分别为瘤体的供养动脉及回流静脉。一、二期病变多局限于周边部，患者常无感觉。

FFA检查对诊断非常重要。动脉期即可见到瘤体内迅速充盈的荧光，在此同时，与之相连的静脉亦出现明显早于其余静脉的层流。后期血管瘤体及其周围荧光素渗漏而形成强荧光团块。

3. 渗出及出血期

血管瘤处及其附近有局限性视网膜水肿和渗出，可伴有小出血斑。由于血管瘤壁渗漏，瘤体表面和周围视网膜呈灰白色混浊。疾病发展后，渗出液中脂质沉着，血管瘤周围出现环状或弧形黄白色大片硬性渗出，个别病例出现胆固醇样结晶。当渗出波及黄斑时，视力可明显受损。

4. 视网膜脱离期

随着血管瘤不断增大，渗出亦逐渐增多，视网膜可发生渗出性脱离。

5. 晚期

可因继发性青光眼、葡萄膜炎、牵拉性视网膜脱离、并发性内障或眼球萎缩，而致视力完全丧失。

（三）辅助检查

1.FFA 检查

FFA检查对本病的诊断和指导治疗有重要意义。通过造影可准确显示血管瘤的位置、大小、渗透的程度，并鉴别供养动脉及回流静脉。造影早期供养动脉迅速充盈，随即荧光充满肿瘤及回流静脉，并伴有血管瘤周围的毛细血管扩张。随后染料逐渐渗漏，肿瘤边界模糊，晚期仍可呈强荧光。

2.B 超检查

B超检查易查出厚度>2mm的肿瘤，并可显示视网膜下积液及视网膜脱离。

3.OCT 检查

OCT检查可检测出肿瘤，主要用于检测视网膜下积液的改变，有利于评估患者预后视力。

（四）诊断依据

本病初期可发现毛细血管高度扩张及微小球状血管瘤，多发生在眼底颞侧周边部视网膜，可据此做出早期诊断，如有怀疑应做眼底血管荧光造影。当进入第二期后，血管瘤已极明显，并有与其相联系的动、静脉高度扩张、迂曲，诊断已无困难。必要时可行彩色多普勒成像（CDI）及相干光断层扫描（OCT），以了解血管瘤内部血流速度与其供养血管管径。

（五）鉴别诊断

本病应与蔓状血管瘤相区别，后者有粗大迂曲且呈藤蔓样纠缠在一起的血管，但无血管瘤及黄白色脂质沉着物。有时本病也可能与孤立性脉络膜血管瘤相混淆，后者多位于眼底后极部、视盘周围，呈杏黄色或橘红色隆起，表面或边缘有色素沉着，视网膜血管无异常，与本病不同。

四、治疗

本病基本上是静止性的，即使发展亦极为缓慢，一般除随访观察外，不必处理。但当瘤体增大并有视网膜下渗出，对中心视力有严重威胁时，可选择下列治疗：

（1）激光光凝。对中、小血管瘤，直接光凝瘤体，或同时光凝供养动脉，使瘤体萎缩机化，供养动脉闭塞。即使对较大的血管瘤，亦可采用多次小剂量激光光凝瘤体表面。

（2）对大血管瘤可考虑光动力治疗（PDT），但疗效尚难肯定。

（3）冷凝：已发生渗出性视网膜脱离时，冷凝效果较好。

（4）透热电凝术：与视网膜脱离的透热电凝术相似，即于血管瘤相应的巩膜表面做透热电凝术，致使血管瘤萎缩而成瘢痕。

（5）玻璃体内有机化膜并有牵拉性视网膜脱离者，行玻璃体视网膜手术。

第三节　视网膜大动脉瘤

视网膜大动脉瘤亦被称为获得性视网膜大动脉瘤，多发生于有高血压史的老年人。多为单眼发病，表现为视网膜动脉管壁上出现纺锤状或梭形血管瘤样扩张，及视网膜的出血、渗出。因而，可将该病分为出血性和渗出性两型。

一、病因

获得性的视网膜血管异常，常与高血压相关。二、三级视网膜分支动脉与静脉交叉处血管瘤样扩张，易出现破裂、出血、渗漏。

二、发病机制

视网膜大动脉瘤（KMA）是视网膜动脉的获得性局限性扩张，人们对它的发病机制认识不一，目前认为随着年龄增长，视网膜动脉壁内平滑肌细胞纤维胶原化、玻璃样变性，再加上高血压，是本病发生的原因。又有学者指出其形成与脑动脉瘤形成有相似之处，既有血管中膜缺损等先天因素，又有内弹力膜变性等后天因素。但通过组织学检查，发现内弹力膜有多处断裂，未见中膜缺损。

三、诊断思路

（一）临床表现

多位于颞上或颞下第一或第二分支动脉上。瘤体呈球状，数量为一个或多个。由于瘤体周围有毛细血管扩张、微动脉瘤和无灌注区，因而瘤体常被大量硬性渗出和出血环绕。瘤体破裂时，可形成视网膜下出血、视网膜前出血，出血可突破进入玻璃体腔，也可遮蔽瘤体。患者早期无症状，常等到发生出血、视力下降后就诊，故初诊时患者大多有出血，而且出血位置靠近黄斑。

（二）辅助检查

FFA检查：无出血遮蔽时，早期瘤体可快速充盈，晚期呈荧光积存状态。

（三）诊断依据

1. 视力

视力可突然或逐渐下降。

2. 主诉

患者主诉视力突然或逐渐下降，多为单眼发作。

3. 视网膜大动脉瘤的位置与形态

视网膜大动脉瘤多位于第1~3级视网膜动脉分支或动、静脉交叉处，呈纺锤状或菱形血管瘤样扩张。

4. 多层次视网膜出血

出血性视网膜大动脉瘤病多见多层次视网膜出血，出血发生于视网膜下、视网膜内或视网膜前，密集浓厚的出血可遮蔽原发病灶。

5. 视网膜渗出

渗出性视网膜大动脉瘤病多见视网膜渗出，该型多发生于血管弓颞侧，表现为动脉瘤处液体渗出，视网膜渗出物堆积。

6. 视网膜大动脉瘤病的眼底血管造影

视网膜大动脉瘤典型的荧光像特征为，FFA造影早期大动脉瘤迅速充盈，呈粟粒状或囊样强荧光，随造影时间延长，染料逐渐渗漏。静止期的荧光像可见瘤体处的动脉远近端呈闭塞状，附近可有动、静脉侧支循环出现。在视网膜出血掩盖病灶、FFA无法显示时，ICGA可较好地显示大动脉瘤的存在。

（四）鉴别诊断

本病应与渗出性年龄相关性黄斑变性、成人型Coats病、脉络膜恶性黑色素瘤相区别。

四、治疗

本病自然发展过程中多无严重后果，可经常随访观察，如无出血等并发症时，特别是动脉瘤距黄斑较远者，不必治疗。如有以下情况时，可试行激光光凝：

（1）伴有黄斑水肿者。

（2）渗出将波及或损害黄斑中心凹者。

（3）可看到瘤体自发性搏动及出血增加并有波及黄斑中心凹之趋势者。

（4）瘤体周围已有出血，经止血和血管壁加强药物治疗3个月，出血有增未减者。光凝建议采用环绕瘤体周围的氩-绿激光间接光凝，以防直接光凝有引起瘤体破裂、出血加重、动脉阻塞等危险。但也有人主张在有大片已静止的视网膜前出血时，用氩激光直接击射出血面，击破内界膜使积血流入玻璃体而促进其吸收。

视网膜神经上皮层下出血严重者（血肿），可考虑进行玻璃体视网膜手术，在血肿内注射阿替普酶（重组组织纤维蛋白溶解酶原激活剂，rt-PA），溶解血凝块后清除之。

五、预后

本病多数可自愈，自愈后，动脉壁遗留局限性纤维组织，一般不再发生动脉扩张。只要病变并未累及黄斑（尤其是中心凹），均能保持较好视力。

第四节　视网膜母细胞瘤

视网膜母细胞瘤（RB）是儿童时期最常见的眼内恶性肿瘤，源自神经外胚层，对视力和生命有严重的威胁和危害。多发生在5岁以前，可单眼或双眼发病，但双眼患者的发病年龄早于单眼发病患者。视网膜母细胞瘤分为遗传型（40%）和非遗传型（60%）。晚期可转移至全身。

一、病因及发病机制

目前RB基因二次突变说获普遍认可，只有RB的两个等位基因失活时，RB才能发生。遗传型第一次突变是由亲代遗传而获得，亲代可能是RB患者、基因携带者，也可能是正常人，因其生殖细胞内的一个RB等位基因由遗传或突变而失活，第二次突变发生在行将发育成视网膜成分的体细胞。非遗传型两次突变都发生在体细胞。遗传型为常染色体显性遗传，多数为双眼发病，每一眼底都有多个肿瘤，发病早（平均13个月龄，很少大于3周岁），亦可为单眼发病而有家族史，或单眼存在多个肿瘤，遗传型易发第二恶性肿瘤。非遗传型不遗传，多为单眼，单个肿瘤，发病略晚（平均24个月龄，很少大于6周岁），不易发生第二恶性肿瘤。

与RB发生有关的基因位于13号染色体长臂1区4带，这是一种抗癌基因。这种基因缺失或功能失活，不仅能够导致视网膜母细胞瘤，而且还可引起第二恶性肿瘤，包括成骨肉瘤、纤维肉瘤、恶性网状细胞瘤等。

二、病理

RB在病理组织学上，有未分化型与分化型两种。未分化型占病例中的大多数，恶性程度高；分化型仅见于部分病例，恶性程度较低。未分化型主要是由小圆形神经母细胞构成，瘤细胞胞质少，细胞核染色深，分裂象多见。分化型主要由方形或低柱状细胞构成，瘤细胞环绕一个圆形腔隙排列如菊花瓣状，在腔隙内，有时可隐约见到类似锥细胞或杆细胞样的突起。

肿瘤增长过速，瘤组织内虽有丰富血管，但仍能满足肿瘤组织生长的需要，因而常出现大片坏死。在病理切片上，常能见到距血管远处的瘤组织坏死的现象，而围绕在血管外围的存活瘤组织则呈珊瑚样或指套样排列，称为假菊花形排列。通过电子显微镜可以见到瘤细胞变性及细胞核畸形等改变，此种情况在未分化型和分化型视网膜母细胞瘤中均能见到。此外，病理组织检查中常可见到在坏死和变性的瘤组织内，有大小不等、形态不规则的钙质沉着，少数病例还可见到由坏死组织引起的急性或慢性炎症细胞反应和膜组织生成。

三、诊断思路

（一）病史要点

患者主诉：白瞳、斜视、视力下降、眼球突出等。

（二）临床发展过程

因生长部位、生长速度和分化程度不同而呈现不同的临床表现。

1. 眼内期

眼内期肿瘤起源于视网膜神经上皮层，早期病变小，不易发现。当肿瘤发展到后极部时，瞳孔区常呈现黄白色反光（猫眼或白瞳症），并可有斜视。眼底处可于视网膜任何部位出现圆形或椭圆形边界不清的黄白色隆起的肿块，多见于后极部偏下方。肿块表面团块分散于玻璃体及前房中。

2. 青光眼期

青光眼期肿瘤增大导致眼压不断升高，患儿表现为眼球充血、疼痛、哭闹不安。检查可见结膜充血、角膜上皮水肿、角膜变大及眼球膨大。

3. 眼外期

眼外期肿瘤已穿破眼球壁，表现为眼球表面肿块或眼球突出。检查可见眼球运动障碍或眼球突出，伴球结膜水肿。

4. 转移期

转移期肿瘤常通过视神经、球壁上神经血管孔道向眶内或颅内蔓延，或经过淋巴管、血管全身转移，最终导致死亡。

（三）辅助检查

1.X 线检查

X线检查显示眶腔增大，眼窝密度增高，偶见雪花样钙斑。

2. 超声检查

超声检查显示玻璃体腔内存在1个或数个实体性肿物，光点强弱不等，分布不均，与球壁相连。晚期肿物充满玻璃体腔，局部可见钙斑反射。若见视神经增粗，应考虑肿物通过视神经转移，若眶内出现异常回声，说明已出现眶内转移。

3.CT 检查

CT检查可见钙斑（呈不规则形，位于软组织密度块影内）及视神经增粗。

4. 超声波检查

超声波检查可检出实体肿瘤及钙化病灶声像图。

5. 尿液检查

尿液检查结果显示尿液中香草基苦杏仁酸和高香草基酸排出量增加。阳性者有助于诊断，但阴性者亦不能排除RB。

6.LDH 浓度检测

在正常眼，当房水中乳酸脱氢酸（LDH）浓度与血清内LDH含量之比值大于1.5时，提示RB存在的可能。抽取前房水（包括抽取玻璃体做细胞学检查）有加快肿瘤向球外扩散的危险，不应轻易采用。

7. 腰椎穿刺脑脊液和骨髓穿刺涂片的细胞学检查

使用腰椎穿刺脑脊液和骨髓穿刺涂片做细胞学检查对判断肿瘤是否存在全身转移有参考价值。

（四）诊断依据

RB为：①发生于正常大小眼球内的肿瘤；②在眼内期早期前房深度正常。白瞳见于任何程度的小眼球时，即可认为是排除RB的有力根据。

（五）鉴别诊断

婴幼儿瞳孔内出现黄白色反光者，除本病外，还可能有下列一些眼底疾病，应严格鉴别。

（1）Coats病：临床相对地比较多见，且最易误诊为RB。两者的鉴别要点见表7-1。

表 7–1　视网膜母细胞瘤与 Coats 病的鉴别

	视网膜母细胞瘤	Coats 病
年龄及性别	大多在 3 岁以下男女性别无差异	大多在 6 岁以上，男性多见
眼别	可为双眼（1/5）	绝大多数为单眼
病程	较短，晚期发展更快	较长，发展缓慢
视网膜病变形态	出血少见，隆起病灶为灰白色团块，可有卫星样结节，能见到珠白色或乳白色钙质沉着区	出血多见，视网膜外层有黄白色大片渗出，大部分病例视网膜面有光泽的胆固醇结晶
视网膜血管异常	肿瘤区内局限性血管怒张、迂曲，其他部位血管正常	整个眼底有广泛的血管改变，有微血管瘤（粟粒样血管瘤）
玻璃体混浊	多见为大小不等的肿瘤碎片	少见，或仅有轻度尘埃状混浊
CT 扫描或 MRI	钙质沉着多见，为细碎的斑点，视神经骨管有时可见扩大	钙质沉着罕见，如有，则为大片的钙化区，视神经血管不扩大
B 型超声波检查	有实性肿块波型，其内有弱或中强回声，60%~80% 有强回声斑（钙化斑）	无实性肿块波型，视网膜脱离腔内有细弱均匀可移动点状回声

（2）早产儿视网膜病变（ROP，其瘢痕阶段的晶状体后纤维增生）：见于有给氧史的低体重早产儿，婴儿出生后3~5个月时，其晶

状体后玻璃体内有大片灰白色不透明的纤维血管组织。纤维组织周边可见到被牵引迹象，向中心移位的睫状突是该病此时最富有特征的改变。RB则不存在此情况。另外，RB不发生于小眼球。

（3）永存原始玻璃体增生症：通常在婴儿出生后即已存在，多为单侧（90%以上）患病。晶状体后有致密的灰白色膜，晶状体周围亦可见到比正常小而长的睫状突，病眼几乎都是小眼球、浅前房，与本病不同（RB不发生于小眼球）。超声波检查及CT扫描有助于鉴别。

（4）眼内炎症性瘢痕：一般发生于猩红热、流行性脑脊髓膜炎引起的转移性眼内炎，因此均有高热的既往病史。眼前段及玻璃体或视网膜常有炎性后遗症改变，眼压低，眼球有不同程度萎缩。

（5）视网膜皱襞、脉络膜缺损、视网膜有髓神经纤维等眼底先天性发育异常，在检眼镜检查中所见与本病迥异。

（6）犬弓蛔虫幼虫可由血行经视网膜中央动脉或睫状动脉进入眼内，在视网膜形成孤立的白色肉芽肿。疑似本病时，应当检测血常规。犬弓蛔虫病患儿的嗜酸性粒细胞比例增高、犬弓蛔虫血清抗体效价上升等可经实验室检查发现，可资鉴别。

以上几种眼底病可导致视功能丧失但无生命危险，所以不必摘除眼球。但在鉴别困难、视功能无恢复希望且有疼痛等症状时，仍应考虑摘除眼球并立即给予病理组织学检查，以免因漏诊RB而危及患儿生命。

四、治疗

根据视网膜母细胞瘤不同的分期、病变部位、数量及大小等，选用不同的治疗方法。主要有手术治疗和非手术治疗。目前化疗联合局部治疗是视网膜母细胞瘤治疗的主要手段，此方法使很多儿童得以保存眼球并避免了外放射治疗。

（一）眼球摘除术

如果肿瘤体积大于眼内容物的50%，单侧有视网膜母细胞瘤且病情严重、双眼有视网膜母细胞瘤且其中一眼特别严重，对化疗无明显反应及其他治疗均不能挽救所存视网膜或保留其有用视力，则需要行眼球摘除术。术中应避免眼球穿孔及尽可能切除较长的视神经。

（二）放疗

主要适用于肿瘤在玻璃体腔种植，双眼患病且肿瘤较大，及化疗失败的病例。对肿瘤已达眼外期者可先行放疗，待肿瘤体积缩小后，再行眶内容物剜除术，术后可再次放疗。

1. 外部放疗

适用于邻近视盘或黄斑的肿瘤、直径大于15mm的肿瘤、多个肿瘤、玻璃体种植及扩散至眼眶的肿瘤、经化疗的双侧视网膜母细胞瘤和局部治疗复发的肿瘤。对周围正常组织有一定损害。

2. 巩膜敷贴放射疗法

适用于单个、底部小于16mm、厚度小于800mm的肿瘤或局部玻璃体种植的周边肿瘤。方法是把含有放射性的置入物放在肿瘤基底部所对应的巩膜处，经过2~4天释放4000~4500Gy剂量到达肿瘤顶部。

3. 三维适形放射疗法

利用直线加速器配合角度旋转，对瘤体释放高剂量射线。此法对儿童骨骼生长抑制作用明显减少。

4. 适形强调放射疗法（MRT）

应用计算机做肿瘤形态图，以不同强度的窄放射线从多角度对消肿瘤，极大程度减少放疗对正常组织的损害。

（三）激光光凝治疗

激光光凝治疗适用于肿瘤位于赤道部及后部，肿瘤直径小于5mm、厚度小于3mm，未出现玻璃体和视网膜下播散的患者。

（四）冷冻治疗

冷冻治疗的适应证与激光光凝治疗相似，要求肿瘤位置靠前。

（五）化疗和化学减容治疗

化学减容治疗为目前新的治疗理念，适合部分做眼球摘除术或放疗的患者，对控制病情发展及复发转移有重要意义。常用药物由卡铂、长春新碱、依托泊苷组成（CEV），每次2天，3~4周为1个周期，环孢素为化疗辅助药。

（六）基因治疗

许多癌蛋白成为肿瘤治疗学抑制的潜在目标，如HDM2和Bcl-2等，基因治疗成为新的治疗途径，但尚待进一步研究。

（七）其他

辅以中医中药治疗。中药在逆转耐药性、增加药物的疗效和缓解化疗药物不良反应等方面具有明显作用。

五、预后

RB为恶性肿瘤，对视功能、患儿生命影响较大，预后较差。预后优劣是相对而言的，临床上，肿瘤位于赤道部后的预后优于赤道部前；早期诊断，肿瘤范围较小，能及时治疗者预后较好；发病年龄越小，预后越差；未分化型比分化型的预后更为恶劣；肿瘤局限于视网膜与玻璃体，未侵犯其他组织，或虽已侵入球后视神经但距离有限，手术时能切除干净者，预后较好。反之，如肿瘤不仅侵犯视神经，且累及脉络膜者，手术预后不良，已有眼外或全身转移者（包括非颅内转移的三侧视网膜母细胞瘤），预后更为恶劣。

第五节　脉络膜痣

脉络膜痣是一种来自神经脊的非典型性黑色素细胞（痣细胞）局限性聚集于脉络膜组织而形成的良性肿瘤。发病无年龄、性别差异。一般为先天性，也可为后天性。

多数脉络膜痣位于脉络膜较深的组织内，根据其内含色素的多少，分为色素性脉络膜痣和非色素性脉络膜痣两类。脉络膜痣一般为静止性或生长相当缓慢，极少恶变，如果范围较大，表现为不规则的地图状，则应考虑恶变的倾向。

一、诊断思路

（一）病史要点

1. 视力

患者一般无明显视力改变。

2. 主诉

患者主诉偶有视力下降、视物变形等症状。

3. 眼底改变

（1）部位：好发于后极部和赤道部，前者常见。

（2）形态：扁平或轻微隆起，圆形或不规则形，表面光滑，边界清晰但不规则。呈青灰色或灰蓝色，颜色由含色素量多少决定。表面及周围常有RPE萎缩或脂褐质沉着。

（3）大小：变异较大，为0.5mm~10mm。

（4）浆液性神经上皮脱离：黄斑或黄斑区附近的脉络膜痣偶尔引

起RPE渗漏而致神经上皮脱离。

（5）偶见并发CNV。

（二）辅助检查

1. 眼底血管造影

（1）FFA检查：可因脉络膜痣含有色素的多少、位置的深浅及有无视网膜RPE的改变有不同的表现。①边界清晰的遮蔽荧光：含色素较多、瘤体较厚且累及脉络膜毛细血管者。②较弱的遮蔽荧光：含色素较少者。③相对正常荧光：脉络膜痣位于脉络膜深层。④斑驳状透见荧光：脉络膜痣表面及周围有RPE色素脱失及萎缩改变。

（2）ICGA检查：根据脉络膜痣内色素含量的多少、瘤体厚度及瘤体内是否有血管存在，有不同的荧光形态。①色素性：造影期间呈相对弱荧光，晚期可有轻度染色，但仍比周围正常脉络膜组织弱。②非色素性：当其内在脉络膜血管清晰可见时，呈较强荧光，晚期与周围的脉络膜荧光相比，可呈弥散性的强荧光、等荧光或弱荧光。弱荧光的原因可能是瘤体对脉络膜血管产生压迫而使脉络膜血管灌注不良所致。

2. 视野检查

少数患者可有相应的视野缺损。

二、治疗

（1）脉络膜痣本身不需要治疗，注意随诊。

（2）伴发RPE渗漏者及神经上皮脱离者可行氩激光光凝治疗。

（3）并发CNV者可采用光凝或PDT。

第六节 脉络膜骨瘤

脉络膜骨瘤亦称脉络膜骨性迷芽瘤，是一种少见的脉络膜良性肿瘤。多发生于20~30岁健康女性。多单眼散发，双眼发病者具有遗传倾向。在自然病程中，脉络膜骨瘤生长缓慢，早期通常可保持较好视力，但若肿瘤侵犯黄斑中心凹，并发浆液性神经上皮脱离或CNV形成，则视力严重受损。

一、病因

脉络膜骨瘤病因尚不清楚，人们现认为它是一种迷离瘤，中胚叶组织残留在脉络膜内，继而发展成骨瘤。瘤体主要由致密的骨小梁及含内皮细胞的大血窦和毛细血管组成。

二、病理

由致密的骨小梁衬以内皮细胞的大血窦和毛细血管组成，可见大量的成骨细胞、破骨细胞和骨细胞。骨小梁间的髓腔可见输送的纤维血管、肥大细胞和泡沫间质细胞。脉络膜毛细血管变薄或消失，Bruch膜上可见含色素颗粒的嗜黑色素细胞。

三、诊断思路

（一）病史要点

1. 主诉

患者主诉患眼视力下降、视物变形、眼前出现旁中心暗点、复视或视野缺损等。部分患者伴有偏头痛或恶心、呕吐等症状。

2. 脉络膜骨瘤眼底改变

（1）部位：肿瘤多位于后极部，接近视盘呈扇贝状，可环绕视盘呈地图状，也可单独存在于黄斑区，呈类圆形。

（2）形态：扁平状生长，边界清晰，边缘圆钝不齐，如伪足状，呈黄白色或橙红色病灶（瘤体颜色受其表面RPE厚薄及脱色素的程度、瘤体骨质钙化程度的不同影响），表面凹凸不平，可见散在的色素沉着灶。部分晚期骨质吸收后呈凹陷状萎缩，完全吸收后透见巩膜。

（3）大小：为2.0mm~22mm，厚度为0.5mm~2.5mm。

（4）血管分布：视网膜血管除随肿瘤表面起伏走行外，无明显异常。偶见从瘤体向表面发出的血管丛呈蜘蛛状分布。另外，部分患者可并发CNV，引起黄斑区出血、渗出及盘状瘢痕形成。

（二）辅助检查

1.FFA 表现

（1）肿瘤区：早期肿瘤区呈弱荧光，部分于肿瘤内部可见血管丛荧光。随造影时间延长，逐渐呈强荧光，晚期由于骨瘤染色呈广泛强荧光。

（2）伴发CNV：早期呈花边状、车辐状、网状或不规则斑片状强荧光，荧光素渐渗漏，晚期呈片状强荧光。若有视网膜下出血或色素增殖斑块形成，则呈遮蔽荧光。

2.ICGA 表现

（1）肿瘤区：早期呈弥散性弱荧光，这是由于该区域的脉络膜组织被骨质损害代替，缺乏正常的脉络膜灌注，肿瘤边缘的脉络膜静脉可扩张，伴回流迟缓；中期瘤体表面的异常脉络膜血管有染料渗漏；晚期呈边界欠清、强弱荧光夹杂的荧光形态。

（2）伴发CNV：可确定CNV的大小范围，但是有时不易与肿瘤本身的异常血管相鉴别。

3. 其他影像学检查

（1）B超：肿瘤呈强回声，降低增益后，眼内其他组织回声消失，但肿瘤回声仍然存在。

（2）CT：后部眼环出现与眶骨一致的高密度影像。

四、治疗

本病尚无有效治疗方法，当荧光造影发现视网膜下新生血管时，应及时进行氩激光光凝，阻止渗漏、出血。激光光凝必须避开视盘黄斑纤维束及黄斑中心凹，可改用PDT，以保护中心视力。也有人主张除激光光凝新生血管外，直接光凝瘤体，多次反复光凝瘤体可使瘤体脱钙而趋于萎缩。

第七节　脉络膜血管瘤

脉络膜血管瘤是一种先天性血管畸形所形成的错构瘤，是一种良性肿瘤，可孤立出现于眼底视盘周围、后极部（孤立性）或分布在整个葡萄膜组织（弥散性），后者往往还伴有面部、腹部或全身其他病变。瘤体主要由大小不同的血管组成，按血管形态可分为毛细血管型、海绵窦型及混合型，随着病情的发展，后期易形成渗出性视网膜脱离。

一、病因

良性先天性血管发育畸形病变。

二、诊断思路

（一）临床表现

1. 视力

视力有一定程度下降。

2. 主诉

患者主诉眼前有黑影伴视力下降、视物变形、视野缺损等症状。

3. 眼底改变

（1）孤立性脉络膜血管瘤多发生于后极部，界限清楚，患者不伴有面部和全身其他部位的病变。多发生于青壮年，平均诊断年龄近40岁。视力下降或视物变形为常见症状，病程久者可有中心暗点，有扇形甚至半侧视野缺损。瘤体多位于后极部，96%位于赤道后，86%

位于距黄斑区3mm以内，42%部分或完全位于黄斑下。病灶大小为3mm~18mm，平均为7mm。隆起1mm~7mm，平均3mm。病灶呈橘红色隆起，边界清楚，瘤体表面的色素上皮或增生呈色素沉着，或化生呈黄白色纤维组织。肿瘤对应处视网膜改变呈多样化，或轻度水肿，或囊样变性，囊样变性也可融合成视网膜破裂。早期渗出性视网膜脱离多局限于肿瘤附近，后期视网膜广泛脱离，坐位检查眼底可见下方视网膜明显隆起，甚至达晶状体后部，邻近视盘的病灶能引起缺血性视神经改变，进而出现相应的视野缺损，如半侧视野缺失。自然病程中肿瘤增大缓慢，但视网膜病变逐步加重。

（2）弥散性脉络膜血管瘤无明显界限，往往从锯齿缘部延伸到后极部，通常伴发脑部、颜面部血管瘤病（Sturge-Weber综合征）。弥散性脉络膜血管瘤因常有颜面部血管瘤和患侧眼球结膜及巩膜表层血管扩张，多较早进行眼科检查，多在10岁以前发现眼底改变。颜面部及皮肤血管瘤多沿一侧三叉神经分布，少数患者为双侧分布，部分患者同时有软脑膜多发血管瘤。有颜面部及皮肤血管瘤的患者50%伴弥散性脉络膜血管瘤。少数患者因血管瘤较小，常规眼底检查难以发现。症状典型的患者瞳孔区呈现明亮的橘黄色反光，眼底后极部表现为广泛扁平无边界的番茄色增厚，与之对应的视网膜因变性和含脂褐质的巨噬细胞或色素上皮细胞侵入，呈污秽状，类似于视网膜色素变性。常有广泛低平的渗出性视网膜脱离，视网膜血管多扩张、扭曲。

（二）辅助检查

1. 眼底血管造影

（1）孤立性脉络膜血管瘤：①瘤体：FFA显示瘤体于动脉前期或动脉早期出现不规则网状荧光，因血管渗漏融合，至动、静脉期已呈强荧光区，其间夹杂弱荧光斑点，晚期染料渗漏更明显。ICGA于1~5s

内可清晰显示瘤体内脉络膜血管团，随造影时间延长，渐有染料渗漏，呈强荧光灶。②瘤体周围：ICGA显示瘤体周围脉络膜灌注不良，呈扇形分布在瘤体上方或下方。③冲刷现象：ICGA晚期瘤体内强、弱荧光交杂，周围强荧光条带围绕，呈边界清晰的“桑椹状”外观。

（2）弥散性脉络膜血管瘤：①FFA显示后极部脉络膜背景荧光增强，不均匀，未见明显脉络膜血管瘤性荧光征象。②ICGA于显影后数秒可较清晰地见到弥散性脉络膜血管瘤的结构，周围尚有脉络膜灌注不良，随造影时间延长，渐有染料渗漏，晚期呈片状强荧光。ICGA有确诊作用。

2.B 超检查

B超检查提示占位性病变。

3.A 超检查

A超检查开始的高尖波峰提示肿瘤表面较致密的纤维组织，甚至骨化成分，其后相对规律的波峰间隔提示肿瘤内部的窦腔结构。

4.CT、磁共振成像（MRI）

CT、MRI可用于辅助及鉴别诊断。

三、治疗

（一）孤立性脉络膜血管瘤

（1）无症状者可定期观察。

（2）氩激光光凝：目前在渗出性视网膜脱离方面应用最为广泛，该方法可封闭瘤体表面的渗漏点血管，使渗漏减少或消失，视网膜下液逐渐被吸收。

（3）玻璃体手术：对于高度视网膜脱离的患者，采用玻璃体手术可在眼内彻底引流视网膜下液，眼内光凝瘤体，进行硅油填充等。

（4）TTT：对较大的瘤体有优势。

（5）PDT：对于黄斑下瘤体的治疗有优势。

（二）弥散性脉络膜血管瘤

（1）治疗困难，目前尚无统一标准。

（2）氩激光光凝：出现视网膜脱离时，可试行散播光凝或结合巩膜外冷凝。

（3）玻璃体手术：可尝试引流视网膜下液，但易并发出血性脉络膜脱离或浆液性脉络膜脱离。

（4）放疗：如外放射、质子束照射。

（5）PDT：PDT是治疗脉络膜血管瘤安全而有效的手段，但对于弥散性脉络膜血管瘤，由于瘤体范围广、厚度高，所以需多次治疗，并进行长期随访，以防复发。

四、预后

本病在确诊后，早期激光光凝等适当治疗，有可能保持原有视力或部分视力，如失于治疗或治疗无效，特别是长期存在渗出性视网膜脱离，可导致视网膜退行性变（如视网膜血管狭窄、管壁白鞘、管腔闭塞及由黄斑囊样水肿发展成囊样变性等），预后不良。少数病例并发新生血管性青光眼，常因眼压增高无法控制，失明、疼痛而不得不做眼球摘除术。

第八章　口腔种植外科与种植修复方案设计

第一节　下颌无牙颌的固定修复治疗方案

在上颌种植修复中，可摘修复较固定修复具有以下两个优点：有利于保持上唇的丰满度和便于维护。与上颌义齿不同，下颌义齿一般不需要通过唇侧的基板恢复美感。混合式固定修复的技工费和耗材费与种植覆盖义齿（RP-4）相当。种植覆盖义齿与种植固定义齿的椅旁操作时间差不多，但是一般全口义齿和局部可摘义齿的费用要低于固定义齿很多倍，医生常常将种植可摘义齿的费用定在固定修复的一半，但两者的技工费、耗材费，及椅旁时间都差不多，如果两者费用相当，那么患者一般更愿意选择固定修复。

一、固定和可摘种植修复体的对比

固定种植修复体用起来和自然牙差不多，然而覆盖义齿即便是全种植体支持式的，也终究是一种可摘修复体。实际上接受种植固定修复的患者，经常感觉种植牙比自己的天然牙还要好，覆盖义齿用起来只是比可摘全口义齿好一点。

可摘种植覆盖义齿需要经常维护，并且其并发症的发生率也要高于固定修复。Waiton和McEntee研究发现，调整和维护可摘种植覆盖义齿的时间是固定修复的3倍，种植覆盖义齿通常情况下每隔6个月到2年就需要调整，由于经常摘戴所以每隔5~7年需要更换修复组件。Coodacre等人通过回顾文献发现，维护时间的30%用于调稳定问题，

19%的时间用于重衬，17%的时间用于修复卡环或连接体断裂，12%的时间用于修复种植体折断。种植固定修复只需要很少的维修时间，使用寿命更长久。虽然固定修复在崩瓷修复时费用较高，但是总体来说，可摘种植修复的费用可能更高。

下颌可摘种植覆盖义齿和普通活动义齿常常会发生食物嵌塞，义齿边缘常常与肌肉附着点平齐，这样不会影响吞咽过程中的口底抬升，结果在肌肉放松状态下食物残渣就会积存于基板之下，然后在吞咽时受到挤压。固定修复体的外形不利于食物的嵌塞。杆卡固位的下颌种植覆盖义齿的日常维护与下颌固定修复体类似，都不需要为美观和发音扩展基板，这一点与上颌固定修复体不同。

Wright等人最近的临床研究评估了种植覆盖义齿（RP-5）和带悬骨的固定修复在下颌后牙区的骨质吸收情况。在20位接受RP-5修复的患者中，有14人后牙区每年骨吸收范围是+0.02~-0.05，而固定修复组22位患者中有18人后牙区每年骨吸收范围是+0.07~-0.015。Reddy等人对60例在前牙区植入5~6颗种植体并在固定修复体远端设置悬臂的患者进行了临床研究，也有类似发现。负载4年后牙槽骨的高度由（7.25 ± 0.25）mm增加到（8.18 ± 0.18）mm。几乎所有的骨质增加都出现在负载后第1年。因此下颌全种植体支持式义齿对于保持下颌后牙区的骨量甚或骨质再生具有重要作用。这一点非常重要，因为下颌牙区骨质的吸收可能造成下唇麻木，甚至下颌骨体部骨折。

医生常常只为无牙颌患者提供覆盖义齿这一种治疗方案，而不提供种植固定修复方案，但种植固定修复与覆盖义齿相比具有明显的优点，因此也应为患者提供。本节主要讨论下颌无牙颌的种植固定义齿治疗方案。

二、力学因素

种植固定修复体的受力与覆盖义齿（RP-4）类似，从这方面考虑，两种修复方式的种植体数量也应该一样。下颌覆盖义齿在晚上可取下，防止牙合力异常，但由于部分下颌无牙颌患者同时伴有上颌牙列缺失，所以患者如果愿意晚上摘除上颌义齿，那下颌固定修复体因咬合异常出现风险的概率就会大大降低。这样支持固定修复体所需要的种植体数量就和种植覆盖义齿一样了。

当患者上颌有天然牙或种植体时，在进行下颌固定修复的同时，通常需要增加种植体数目以减少咬合负担，或者也可减短悬臂的长度。应综合考虑力学因素例如咬合异常、牙冠高度、咀嚼力，及种植体区骨密度，进而可改变种植体的植入位置、数量、直径。增加的牙合力会导致修复体脱落、螺丝松动、部件折断和种植体颈部骨组织吸收。因此和种植覆盖义齿相比，种植固定修复对于生物机械力学往往有更高的要求。

三、下颌的运动

（一）近中运动

许多研究报道指出，下颌骨在运动过程中由于肌肉的作用存在三维方向上的变化，其中包括五个方向上的运动，近中向运动是最常见的。双侧颏孔间运动是相对稳定的，颏孔远中部分的下颌骨在开口运动时在向近中方向有较明显的运动。这个运动是由附着在下颌升支近中的翼内肌收缩造成的，下颌骨变形发生于开口运动的早期。在张口度达到28%时下颌扭曲达到最大，此时下颌骨运动大约12mm的距离。这种扭曲在下颌前伸时也会出现，前伸和张口运动动度越大，变化的幅度就越大，不同个体由于骨密度、骨量及下颌骨位置不同，其位移也不同，下颌骨体部向中线方向的扭曲在第一磨牙处大约为800nm，在下颌升支处大约为1500μm。Hobkirk观察了进行种植固定修复的下颌骨，发现近中向扭曲大约为41μm。

（二）扭曲

颏孔后下颌骨体的扭曲变形在动物和人体上都能观察到。Hylander观察了大量的恒河猴，发现工作侧下颌骨在旁矢状面上有扭曲，平衡侧在重咬或单侧咀嚼时也有扭曲。Marx证实了人类在单侧咀嚼时下颌骨在旁矢状面上的扭曲，他在离体的下颌骨标本的正中联合及下颌角皮质骨处置入螺丝，然后用拉力测量器加力并测量下颌局部的扭曲变形。Hobkirk等人证实，在右下颌种植修复体时，存在19° 骨腹侧切变。单侧咀嚼时咬肌附着处的拉力会造成下颌骨扭曲变形。当双侧下颌磨牙结扎在一起后，异常咬合和磨牙症会对种植体和修复体造成伤害。

带悬臂的修复体会使后牙区下颌骨扭曲变形，因为牙合力在种植修复体上比在普通义齿上大3倍，增加的牙合力会促进下颌骨后部骨量增加。

Reddy和Wright等人报道，颏孔一般位于第一、二前磨牙之间，因此当联冠延伸至双侧前磨牙之后，就需要考虑下颌骨的动态变化。Miyamoto的一项研究证实了颌骨的变形是全口种植修复中后牙种植体失败的主要原因，远中桥体越长，失败的风险就越大，另外，下颌骨骨质减少越多，形变就越大，所以，在其他影响因素相同时，C和D分类的下颌骨变形就大于A分类。

结果，在全口种植修复时，后牙区多颗种植体连接到一起后，在开口运动或异常咬合时会对修复体产生相当大的舌腭向力量。作为医生应考虑天然牙和种植体间的动度不同，天然牙的垂直向动度是

28μm，侧向动度是56~108μm，而种植体的垂直向动度是5μm，侧向是10~60μm。下颌骨的扭曲度是天然牙的10~20倍，因此应该更加仔细评估下颌骨的扭曲变形。

过去的学者建议在双侧第一磨牙和尖牙区植入四颗种植体进行全牙弓种植固定修复。在前磨牙和切牙区增加四颗种植体，然后将全牙弓种植体连接起来进行修复，但是在将下颌磨牙区种植体连接固定起来进行修复时应慎重考虑。修复体会影响下颌骨的扭曲变形，对种植体施加侧向力。如前文所述，由于下颌骨存在形变，这些种植位点增加了磨牙区种植体和骨组织发生病症的风险。

在双侧下颌磨牙间安装杆卡进行种植修复的患者中，25%的患者会出现张口疼痛，将杆卡与颏孔处切断后疼痛立即消失。这个临床观察结果并不意味着另外75%的患者在开口时没有下颌骨的变形，观察证实扭曲与术后的并发症呈相关关系。双侧下颌后牙种植体杆卡连接全牙弓种植修复的并发症包括：种植体周围的骨丧失、种植体的脱落、种植体或修复体折断、修复体固位不良和张口不适。除非有新的可靠的临床研究结果，一般不建议将双侧下颌磨牙连接起来进行种植固定修复。

将位于颏孔前的种植体连在一起，或是将同侧前后牙植体相连并不会出现与下颌骨扭曲相关的并发症。全种植体支持固定义齿可阻止后牙区的牙槽嵴吸收，与活动义齿相比可减少并发症，因此应为下颌无牙颌患者提供固定修复治疗计划。有5个种植固定修复方案可供选择，这些修复方案种植位点的选择与种植覆盖义齿相似。

当下颌覆盖义齿全靠种植体支持，依靠杆卡和悬臂提供固位稳定时，其在功能上和骨量的维护上与固定修复体类似。因此，本节提到的5种方案也适用于RP-4覆盖义齿或固定修复体。

四、固定修复种植治疗方案

（一）治疗方案一：Branemark 方案

双侧颏孔间的下颌骨扭曲变形并不明显，所以前牙联冠修复风险不大。在双侧颏孔间植入4~6颗种植体，然后在双侧后牙区设置悬臂结构修复缺失的后牙，这是1967—1981年Branemark系统提供的治疗方案。

此方案在5~12年间的种植体成功率是80%~90%。在Attard和Zarb报道的18~23年的长期回顾性研究中，种植体和修复体的成功率均为84%，影响种植成功率的主要原因在于扩大了这一方案的适应证，而不考虑牙冠高度、对颌情况、种植体长度、种植体植入位置，及异常咬合等影响因素。

当只在下颌前牙区植入4~6颗种植体，进行全口义齿修复时，牙形态和颏孔的位置是重要的影响因素。前牙弓的形态（方圆形、卵圆形、尖圆形），会影响最前方种植体的植入位置。自前牙种植体中份至双侧远中种植体远中面连线的垂直距离称为A-P。

Branemark治疗方案中的常见种植体数量是5颗。5颗种植体的A-P值与6颗种植体一样，而种植体之间的距离更大，因此当其中的种植体发生骨质吸收时，不至于影响到邻近的种植体。然而A-P值只是需要考虑悬臂长度设计的一个方面，一般来讲，当在颏孔间下颌骨前部植入5颗种植体进行固定修复时，悬臂长度不应该超过A-P值的2.5倍。此结构中还有其他力学作用，但影响比较小。当力学因素（咬合异常、牙冠高度、咬肌功能、对颌牙情况）影响较大时，不推荐使用悬臂设计，修复体后牙区悬臂的长度设计应综合考虑，A-P值只是其中之一。

应力等于各个区域受力的总和，可通过调整种植体数目、大小、位置来调节修复体受力区域，当只有3颗种植体时就不应使用悬臂设计，即便其A-P值与5颗种植体一样。当植入5颗种植体时，可适当延长悬臂长度，因为种植体表面积较大，而且修复体螺丝也不易松动。较细的种植体不能用于悬臂结构，而较粗的种植体可支持较长的悬臂。

治疗方案一的设计主要基于患者的咬合情况、牙弓形态、种植体的数量、型号和植入位点，使用这种方案的最佳情况是牙合力较小，例如对象是佩戴上颌义齿的老年女性，还有前牙区骨量充足，牙冠高度在15mm以下，尖圆形或卵圆形下颌牙弓，但是后牙区骨量不足，无法植入种植体的情况。

（二）治疗方案二

伯明翰阿拉巴马大学工学院生物力学系的Bidez分析了有牙颌和无牙颌下颌骨，并建立了扭曲模型，使多个种植体位点成为新的选项。

本方案对Branemark原则进行了少许的改动，在颏孔上方植入种植体，因为下颌骨在颏孔以后的形变较大。颏孔上植入种植体有以下几个优点：

（1）种植体数量可增加至7枚。

（2）虽然种植体数量还是5颗，但A-P值增大了，减少了远中悬臂造成的一类杠杆力。

（3）最后一颗种植体向远中移动了一个牙位，这将使远中悬臂的长度大幅缩短。

在选择治疗方案二时，颏孔区骨质必须要有足够的高度和宽度。因为颏孔一般距下颌骨下缘上方12mm左右，可用骨高度较少，与前牙区相比颏孔区常需要植入较短的种植体。当力量加载至悬臂最远时，种植体受力最大，如此一来，极短的种植体就要承受最大的牙合力。补偿的办法是保证种植体长度不少于9mm，增大种植体直径和表面积。

这个方案中关键的种植体位点是第二前磨牙区、尖牙区、中切牙区或中线区，两个可选种植体位点在第一前磨牙区。

（三）治疗方案三

Bidez的无牙颌力学模型提示医生可将后牙区和前牙区种植体连接起来进行修复。笔者评估了近10年来将单侧后牙种植体与前牙区种植体连接起来进行种植固定修复的病例，进行了回顾性分析，发现它与前牙区单独修复相比没有明显区别。因此支持下颌固定修复体的另一个可选方案是在单侧磨牙或第二前磨牙区增加种植体，与颏孔间的4~5颗种植体相连，这样种植体总数就达到了5~7颗。

治疗方案三与双侧悬臂结构修复体相比有很多优点，在一侧颏孔远中植入1~2颗种植体，并与颏孔前种植体连接在一起，这样它的生物力学性能就比较好了。尽管治疗方案三种植体数量与治疗方案一、二差不多，但A-P值增大了1.5~2倍，后方连线是将一侧磨牙区种植体后缘与对侧前磨牙区种植体后缘相连。另外治疗方案三中仅有单侧悬臂，而不是双侧悬臂，当牙合力较大时应该使用6~7颗种植体，一般在颏孔间植入5颗种植体再加上在一侧颏孔远中植入1~2颗种植体。

种植体或修复体失败的现象很少出现。这种治疗方案优于治疗方案二的双侧悬臂设计，因为A-P值增大了，而且可植入种植体更多，只在单侧设置悬臂结构。但是这种方案在治疗时，要求至少一侧下颌后牙区牙槽骨有充足的骨量。

（四）治疗方案四

在双侧后牙区植入种植体，但不将其与前牙区种植体连接起来进行修复，这也是全口固定修复的治疗方案之一，此方案适用于牙合力较大或者骨质较差者。上颌后牙区的骨质常常较差，但有时下颌骨骨质也较差，这种方案也用于后牙区采用骨膜下种植体的情况，当双侧后牙区有种植体植入时有多种固定治疗方案可选。

在治疗方案四中，种植体植于下颌骨的三个分段中。关键种植位点是双侧第一磨牙、双侧第一前磨牙和双侧尖牙区，次选种植点是第二前磨牙和中线区。将所有的前牙种植体与一侧后牙种植体连接起来，进行九单位固定桥修复。另一侧后牙区种植体进行三单位固定桥修复，关键种植位点位于第一磨牙、第一前磨牙，次选植位点在第二前磨牙处。操作中常常在较短的一部分使用3颗种植体，来缓解牙合力的问题和植体呈直线排列的问题，这个方案中至少植入6颗种植体，牙合力较大时可将种植体数量增加至9颗。

这个方案的优点是可消除悬臂，这样修复体脱落和咬合负担过大的问题就减轻了。另一个优点是修复体分两段，因为没有悬臂结构可使用较弱的粘接剂，如果修复体需要修理，只需要拆除损坏的一段。缺点是要求双侧下颌后牙区有充足的骨量，由于增加了1~4颗种植体，费用也相应增加。修复体应避免后牙区侧向牙合力过大，尤其是在种植体数目较少时。

（五）治疗方案五

牙下颌的另一项改良设计是制作三段式修复体，下颌骨前部可植入4~5颗种植体，关键的种植位点在双侧磨牙区、双侧前磨牙区和双侧尖牙区，次选种植位点在第二前磨牙区和中切牙区。这一治疗方案中，双侧从第一磨牙至第一前磨牙为后段修复体，前牙区修复体修复6颗前牙。下颌后部修复体一般为两颗种植体支持的联冠。

这个方案的优点在于各段修复体较小，万一出现崩瓷或脱落，比较好处理。另外由于修复体为分段式的，即使下颌的形变超过预期，修复体也不会出问题。缺点是种植体数量较多，需要骨质条件较好。不管下颌骨质条件和咬合情况如何，修复下颌牙齿一般种植体不超过9颗。在第二前磨牙、第一磨牙区植入种植体时，下颌后牙区的骨量减少会增加颌骨的变形，这样的话就建议使用三个独立的修复体。

五、长期治疗计划

由2颗种植体支持的覆盖义齿（RP-5）优于传统义齿这一观点是公认的，但覆盖义齿也不能作为终身修复体。下颌后牙区的骨吸收是前牙区的4倍，前牙种植体支持覆盖义齿可能加速后牙区的骨吸收，由于咀嚼功能恢复较好，患者也乐于使用下颌修复体。在患者和医生制订治疗方案时，眼光应放长远一些，应考虑终身治疗计划，而不是短期的计划，这对医患双方都有好处。

下颌覆盖义齿由RP-5升级为RP-4，然后进行固定修复（RP-3）。如果骨量充足，无异常咬合，每隔5年植入2~3颗种植体，在4~20年后患者就可进行全口种植固定修复了。因此牙医应该致力于随着修复体升级而建立终身治疗方案，例如第一阶段在尖牙区植入种植体进行覆盖义齿修复，第二阶段在左侧第一磨牙和右侧第一前磨牙处植入种植体，第三阶段在左侧第一前磨牙位置植入种植体，最终完成RP-4或RP-3修复。

六、小结

多数无牙颌患者希望得到一副固定义齿，而不是可摘修复体。种植固定修复体的费用常常较高，但应该与全种植体支持式覆盖义齿的费用接近，种植体的位置和数量应考虑牙合力、骨密度、下颌骨的扭曲变形等因素。下颌种植体支持的固定修复有5种治疗方案；方案一的优势在于只在前牙区植入5颗前牙，种植体费用较低，缺点是有双侧悬臂会导致负载过大；方案二在方案一的基础之上有一定的改进，但仍然有双侧悬臂；方案三又在以上两种方法上有所改进，但至少需要一侧后牙区的骨质满足条件。最理想的方案是方案四或方案五，因为它们没有悬臂，而且可制作2~3段修复体。这几种治疗方案可承受更大的牙合力而不影响修复体，然而一般需要在双侧后牙区植骨。后两种治疗方案由于需要植入较多种植体，费用也较高。

第二节 单牙修复治疗方案

70%的美国人至少缺失一颗牙齿，与过去相比，将来单牙缺失修复将占更大比例。1960年，55岁以上的美国人平均只剩7颗牙。现在，65岁以上的美国人平均有18颗牙齿。预计婴儿潮（1946—1964年）时期出生的一代人在年龄达到65岁时将保留有24颗牙齿。缺失第一颗牙齿的年龄一般介于35~54岁。在全国普查中，50~59岁年龄组有将近30%的美国人存在单牙或多牙缺失。这一人群的可支配收入是最高的，不依赖于保险公司支付牙科治疗费用，单颗后牙缺失修复的费用占保险公司每年牙科医疗偿付费用的7%，超过32亿美元。

一、单颗后牙缺失

第一磨牙是萌出的第一颗恒牙，在建立咬合时具有关键作用。这些牙齿易患龋坏，所以成年患者口内至少有一颗牙冠修复。牙冠修复体的使用寿命差异较大，平均使用寿命大约为10.3年。修复体失败的原因包括需要牙髓治疗、崩瓷和（或）根折、修复体脱落，这些患牙可能因为这些原因需要被拔除，这也是造成成年人单颗后牙缺失的主要原因。

二、单颗后牙缺失治疗方案

循证医学是指认真、明确和明智地应用现存的证据为患者提出个体化的医疗决策。经过多年的研究发现，客观的临床证据既能用来推翻早期被认可的治疗方案，也能通过调整来使原有治疗方案更加有效和安全，循证医学原则适用于单颗后牙缺失的修复。

对于单颗后牙缺失的治疗，这里有5种方案可供选择。无论选择哪一种方案都要对牙龈距进行仔细的评估，如果没有足够的垂直距离，若不在前期调整咬合曲线及上下颌颌位关系，就无法修复。

（一）可摘义齿修复

可摘义齿（RPD）是单牙缺失的修复治疗方案之一，尽量为患者提供固定治疗方案是口腔修复治疗的一个基本原则。RPD一般适用于修复连续三颗以上的后牙缺失，或者尖牙伴有两颗以上的邻牙缺失，但牙齿缺失患者一般不愿意接受RPD修复治疗。多颗牙齿缺失进行RPD修复时具有以下几个优点：邻牙的日常维护较方便，缺失牙位于美学区域并伴有大量组织缺损时可对软组织进行恢复，可维持上唇的丰满度，对邻牙的预备最少，费用低廉。然而单颗后牙缺失时用RPD修复并没什么优点。

活动修复不能保持骨组织，上颌后牙常常位于美学区域（特别是上颌前磨牙），骨组织的丧失可影响到美学效果。在只有1~2颗牙齿缺失时用可摘义齿修复在功能上并没有多大作用。患者接受RPD治疗的原因通常只有两个：其一是为美观，其二是为保持缺牙间隙。由于需要扩展义齿基托并在对侧设置卡环以保证修复体的固位稳定，RPD相对于其他修复方式更容易积聚食物残渣和菌斑。目前还没有关于后牙区单牙缺失的情况中RPD使用寿命和邻牙状况的临床报道。从循证医学角度考虑，不推荐使用这种治疗方法。

最近，Shugars和Aquilino等人报道了后牙非游离端缺失后邻牙的存留状况，当进行RPD修复以后，缺牙区邻牙存留率低于其他修复方式，17%~44%的基牙在4.2~13.5年内丧失。没有选择可摘活动义齿修复缺失牙的患者邻牙的存留率高于那些戴可摘活动义齿的患者。

（二）树脂粘接固定部分义齿

修复后牙非游离端缺失的另一个方法是树脂粘接固定局部义齿修复，其优点是牙体预备量少，费用低廉。关于失败率的报道，各文献中的数据差异较大，根据大部分文献的报道，树脂粘接固定局部义齿修复10年内的失败率为30%，但较高时在11个月内的失败率可达到54%，数据还表明早期的打孔设计失败率较高。

大部分FPD修复失败是由粘接失败造成的，口内不同部位的成功率也不同，上颌前牙区成功率最高，其后依次是下颌前牙区、上颌后牙区、下颌后牙区后牙缺失树脂粘接修复的成功率不及前牙区。牙齿脱落一般发生在咀嚼时，而吃饭通常是社交活动，这可能会造成尴尬的情况，甚至出现危险。患者选择这一治疗方法通常是基于经济因素或者想尽量保存牙体组织。与RPD相比，患者一般更愿意接受FPD，但是由于树脂修复易脱落，一般被用作过渡性的修复方式。

（三）后牙缺牙间隙的保持

后牙缺失的第三个治疗方案不是修复缺牙，而是维持缺牙间隙。一般修复缺牙是为了防止邻牙倾斜、对颌牙伸长、菌斑附着、龋病、牙周病，或者维持牙弓的完整性。然而临床研究发现，在缺失一两颗后牙8~12年后邻牙缺失的可能性为8%~25%。Aquilino等人报道，后牙缺失后邻牙丧失的比例约为18%，缺失后牙的牙位会影响修复方案的制订。当第三磨牙缺失后，则不建议修复缺失的下颌第二磨牙。下颌第二磨牙不在美学区域，而下颌第一磨牙近中以前的牙齿承担了90%的咀嚼功能。所以修复第二磨牙一般并非出于功能考虑，第二磨牙在咀嚼时的受力比第一磨牙大10%，它常常在工作侧和非工作侧出现侧牙合干扰，牙冠高度降低，种植空间受限，特别是在对颌牙为自然牙列时，由于牙合力增大，修复体基台高度受限，致使修复体易崩瓷和脱落。另外，由于下颌第一磨牙前方下颌管与颏孔处于同一水平，而第一磨牙位置下颌管位置变化较大，在该区种植术后易出现下唇麻木或下颌神经血管束损伤。下颌第二磨牙区也较其他区域差，骨质吸收和种植失败的风险较大。由于颌下腺窝的存在，此处种植体倾斜角度增大，使种植体颈部受力增大，骨质吸收的风险增高。由于颊肌向口内突出，易出现咬腮。另外，在开口和第二磨牙咬合力较大时下颌骨扭曲变形增大。最后，第二磨牙种植的费效比不高，所以一般在下颌第三磨牙和第二磨牙均缺失时，第二磨牙不予修复。

下颌第二磨牙不予修复的弊端是上颌第二磨牙伸长，以至于需要拔除，会造成邻牙接触关系不良，龋病和牙周病的患病风险增高。

如果患者或者医生比较担心上颌第二磨牙伸长，可将下颌第一磨牙做冠修复，并使其与上颌第二磨牙的近中边缘嵴建立咬合，或者也可将上颌第二磨牙与第一磨牙连接起来。

当下颌第三磨牙存在并且功能良好时，有患者会要求恢复牙列完整，希望修复缺牙。如牙骨充足，并且出现下唇麻木的风险较低时，可修复下颌第二磨牙。但这通常属于特例。

单颗后牙缺失不予修复的另一个原因是缺牙间隙过小，口内的咬合关系可能阻止邻牙的倾斜和对颌牙，这种情况常出现于第二磨牙缺失，而下颌第三磨牙存在时。当缺牙间隙快要关闭时，可通过正畸或者修复邻牙冠来关闭修复缺隙。

（四）固定部分义齿

修复单颗后牙缺失最常用方式是三单位固定桥（FPD）。在美国19世纪90年代有超过400万的患者接受了FPD修复，这种类型的修复体可在1~2周内完成，而且具有较好的外形、舒适度、功能、美学，因为这些优点，FPD在过去的70多年中被认为是一种较好的治疗方式。这种方式不需要过多考虑缺牙区的骨组织和软组织量，每位牙医都对其治疗过程非常熟悉，因而被专家、患者及牙科保险公司广泛认可。

三单位FPD降低了修复体和邻牙的生存率。Crengers等人分析了自1970年以来的42例接受FPD修复治疗的患者，发现修复后15年的成功率为74%。Walton和Schwartz等人报道，其平均使用寿命分别是9.6年和10.3年。Scurria等人对文献进行Meta分析发现，10~15年的失败率为30%~50%。报道的结果差异较大，失败率最低的数据为在第23年时只有3%，最高者在第3年就有20%的失败率。

当在牙体预备中进行冠修复时，有5.7%的可能性会造成不可逆性的牙髓损伤，需要进行牙髓治疗。另外，桥体的冠边缘是龋坏的高发区，可能也需要牙髓治疗。龋坏和基牙的牙髓问题是修复体失败的常见原因，研究发现基牙牙髓治疗术后进行FPL，修复的成功率远低于健康基牙。牙体龋坏常常发生于桥体邻面的边缘。只有很少一部分患者能使用牙线，结果桥体与基牙连接的连接体就成为牙菌斑的聚集点，超过15%的固定修复体的基牙需要牙髓治疗，不作为基牙的牙齿（冠修复）仅有3%需要牙髓治疗。基牙的牙周健康处于高风险中，其中包括骨丧失。

FPD失败的不良后果不仅仅是更换失败的修复体，还会导致基牙的脱落而不得不增加基牙数量和桥体长度。FPD修复后15%的基牙都需要牙髓治疗，而根管治疗的8年成功率只有90%，有很多基牙可能会缺失。

FPD修复后8~14年基牙的缺失率会达到30%，最近的研究报道表明，FPD修复后10年内基牙的缺失率达到8%~18%。问题是80%的基牙在FPD修复前并未存在龋坏或者仅有少量充填物。

（五）单牙种植

单牙缺失的第五个治疗方案是种植治疗。多年来患者不得不接受

FPD修复，但是许多患者还是认为种植修复是单颗牙缺失最理想的治疗方式，而不是将牙体预备后进行固定桥修复。建议患者进行FPD修复的最根本的原因是它的临床易用性和较短的治疗时间，但如果将这个观点扩展来讲，就意味着拔牙可替代牙髓治疗，甚至冠桥修复可代替正畸。选择治疗方案不仅仅要考虑治疗的难度和时间，更应该考虑远期治疗效果。

1990年之前，关于口内单牙缺失种植修复远期疗效的研究报道很少。研究表明，那时单牙种植修复的结果比最近十年要差。例如，1990年Jemt等人报道，23颗（上颌21颗，下颌2颗）螺丝固位种植修复术后3年的失败率达到9%。1992年Anderssori等人报道，34位患者（37颗种植体）修复术后3~4年成功率只有89%。

1993年至今，单牙种植修复已成为修复牙齿缺失的最佳方法，关于种植的文献也远多于其他方法，文献报道的5年成功率也高于其他修复方法。Schmitt和Zarb在1993年报道，40颗种植修复无一例失败（上颌28颗，下颌12颗，共计40颗种植体，其中前牙区27颗，后牙区13颗），修复术后6.6年时所有种植体功能完好。Ekfddt等人在1994年报道，对77例患者（93颗种植体）进行4~7年的回顾性分析发现，修复体有粘接固位也有螺丝固位，共有两颗种植体失败，都是出现在修复后的第1年内。同年，Cordioli等人报道了67颗单牙种植体修复，术后5年的失败率是5.6%。Haas等人1995年报道了76颗单牙缺失种植修复，术后6年的失败率是2.6%。

针对1991年、1994年、1996年的一系列报道，共92位患者（107颗种植体）的多中心回顾性研究显示，3~5年的累计成功率是97.2%，边缘骨吸收平均不到1mm（自第一螺纹开始），菌斑和牙龈指数反映出牙周组织健康。最常见的并发症是基台螺丝松动，1年之后这个并发症出现概率则明显降低。

Becker等人分析了282颗磨牙种植修复情况，发现4年成功率达到了90%。Simon分析了种植修复术后6个月到10年的情况，发现70颗种植体的成功率达到了97.1%。Levin等人在2006年报道，单颗磨牙种植修复的远期成功率达到了93.6%。

自1996年开始，Maestro对种植系统进行了多中心临床研究，在后牙区植入了38颗种植体，其中上颌15颗，下颌23颗，具体牙位如下：第二磨牙区6颗（上颌4颗，下颌2颗），第一磨牙区22颗（上颌6颗，下颌16颗），第二前磨牙区7颗（上颌3颗，下颌4颗），第一前磨牙区3颗（上颌2颗，下颌1颗）。所有的修复体都是粘接固位，种植体5年的种植成功率达到了100%。种植术后至二期手术时牙槽骨的吸收量为0.4mm，修复后第1年的骨吸收量低于0.3mm，此后就没有出现骨质吸收，没有发现基台或其他部件出现松动或折断的现象。在2000年，Misch等人报道，上颌后牙区30颗单牙种植修复10年成功率达到了100%。

Priest在一项为期10年的研究中表明，单颗后牙种植的成功率超过了97%，更值得注意的是没有邻牙出现龋坏或需要拔除，仅有一颗牙在种植术后进行了牙髓治疗。这篇报道清楚地表明在用种植修复缺牙后邻牙出现风险的概率极低。

尽管单颗后牙种植修复是一种较新的方式，但关于它的研究文献却多于其他修复方式。如果不算早期报道，那么种植修复后1~10年的成功率介于94.6%~100%。Gooddlre等人对文献进行了回顾性分析，发现自1981年至2003年单颗后牙种植修复的成功率最高，平均达到了97%，报道最多的并发症是螺丝松动，但并不会导致修复体或种植体的失败。

在单颗牙齿缺失的五种治疗方案中其种植修复的成功率是最高的，同时邻牙的成活率最高且并发症最少，它有着许多优点；另一方面，由于种植修复不像其他修复方式那样有着长期的研究报道，所以种植修复牙冠的使用寿命没有明确报道。而10年的数据就表明种植修复的成功率远高于FPD。

尽管存在一些局限和临床挑战，但目前单颗后牙种植修复仍然是较理想的治疗方式。另外，种植修复的性价比也比较高。当邻牙健康、可充填修复或患者不愿将邻牙预备进行三单位固定桥修复时，单颗后牙种植修复是最佳的解决方案。因为不需要对邻牙进行预备，所以此方法具有一定的优势，包括降低了龋坏和牙髓病的发生率，提高了邻牙邻面的清洁能力（减少了龋病和牙周病的发病率），降低了邻牙出现因刷牙或低温刺激出现过敏的可能性，改善了美学效果，稳定了缺牙区的骨组织，改善了患者的心理（特别是对牙齿先天性缺失的患者和冠修复后牙齿拔除的患者），降低了邻牙因龋坏或牙髓治疗而导致最终拔除的风险。这些优点对保持身体健康、保持牙弓形态和邻牙牙周健康是很有意义的，因此牙种植可适用于大多数情况。

早期单牙种植的失败率也许高于三单位桥修复，尽管外科的成功率很高，但牙槽骨吸收常造成种植的失败。如果患者要求再次种植，一般就要植骨了。植骨的效果不像种植手术那样可预期，失败的风险会增加（特别是在高度不足时），但种植修复的失败不像固定桥修复那样会有导致邻牙的损伤和拔除的风险。

三、单颗后牙种植的禁忌证和局限性

单颗后牙种植的局部适应证是唯一的（表8-1）。相比较而言FPD对骨量、缺牙间隙和邻牙动度的要求不太高。移植技术可改变骨量，当邻牙有骨吸收时骨移植可增加骨量，但不能像植入种植体时那样可预期。因此FPD仍可作为一种可选的治疗方案。

表 8-1 单颗后牙种植修复的禁忌证与单颗后牙固定桥修复的适应证的对比

单颗后牙种植的局部禁忌证	固定桥修复的适应证
骨量不足	骨量不足
颊舌径 <5mm	缺牙间隙 <6.5mm（仍可做固定桥）
近远中距 <6.5mm，选用 >3.5mm 直径的种植体	邻牙骨高度不足
邻近 2~4 颗牙齿中至重度松动	邻牙松动
患者治疗时间局限	治疗时间较短

后牙缺牙区的近远中距至少应该是6.5mm，咬合距离较小时应该通过FPD修复，用牙线可很容易地清洁单冠，而联冠却不容易清洁，并且单冠FPD修复能降低成本。如果间隙不在美学区域，且邻牙由于和对颌存在咬合关系不会出现倾斜，那么可考虑不修复缺失牙。

当邻牙的动度达到二度，而其他牙的牙间指数尚在正常范围之内时，三单位固定桥则是较为理想的修复方式。当邻牙松动度介于中等至重度时，对种植冠的咬合调整是比较困难的，因为种植修复体在3~5个相邻牙齿中是唯一比较稳定的一个。邻牙都活动时，力量的平衡就不可能了，因为种植冠会在其他牙运动结束前形成咬合接触，结果种植体会承受所有松动牙的牙合力。因此在邻牙重度松动时不宜种植修复。

有时候，治疗周期过长也会使患者放弃种植修复，FPD修复体可在1周内完成。

总的来讲，因为单颗种植的局限性而选择三单位FPD修复的基本适应证是：

（1）时间有限。

（2）骨高度不足且植骨效果不确定者。

（3）咬合间隙不足。

（4）邻牙的动度过大。

在单牙缺失时，只有极少数情况下才首选可摘修复体，然而这种修复体常作为美学区域种植体愈合过程中的过渡修复体。可摘过渡修复体对植骨材料上方的软组织的载荷会影响植骨术的效果。在一些极少的情况下RPD会导致骨吸收，甚至在早期骨结合阶段的负重可能会导致种植的失败。可摘过渡修复体也会压迫邻牙的牙间乳头，这会影响到美学效果。树脂粘接固位的修复体可作为美学区的过渡性修复体，尤其是对于前期植骨及植骨术合并同期种植体植入的患者，因为植骨术后植骨区很脆弱，植骨术后愈合时间也要相应延长。

可摘或树脂粘接固定修复体都可作为过渡义齿。可摘修复体在术后佩戴前应基板调磨，以便对切口进行保护。然后可在拆线以后再进行树脂粘接修复。由于既制作了可摘修复体又制作了树脂粘接固定修复体，所以一旦树脂粘接修复体脱落，患者还可佩戴活动修复体，这不但满足了患者的美观需求，又避免了尴尬的情况，但是这会增加治疗的费用。在后牙区牙冠较短时或者咬合关系不良时，无法进行树脂粘接修复。

在后牙非美学区进行修复时，一般不做过渡义齿修复，例如下颌后牙区。尽管在4个月的愈合期内咬合和邻牙会有变化，但这对将来修复的影响却是微乎其微。

四、种植体的选择

用于单颗后牙种植修复的种植体需要满足一定的条件以减少并发症，单牙种植修复最常见的问题是基台螺丝的松动。颈部组件和基台连接设计时应减少基台螺丝的受力，种植体必须有抗旋转的结构（内八角或外八角），这个结构越深越高，传导至基台螺丝的力就越小，基台螺丝设计的精确性和螺纹的数量是另一个重要因素。

种植体应由钛合金制成以减小折断的风险，它的抗折能力是1型钛的4倍，是3型钛的2倍，带螺纹的种植体比圆柱形种植体功能面积更大，锥形种植体的功能面积小于平行壁种植体。当种植体是内连接设计时，后牙区种植体的直径至少需要4mm，以保证种植体的强度，降低折断的风险。

单颗后牙种植体的直径取决于缺牙间隙的近远中径和颊舌向宽度（表8-2），基台连接部周围1.0~1.4mm会出现角型吸收，因此若种植体与邻牙过近，邻牙牙周会出现骨吸收，当种植体唇面骨厚度少于1.4mm时，常常会发生骨吸收并最终导致种植失败。种植体周围水平向的骨吸收会导致探诊深度的增加，并加速软组织的萎缩，这会影响到菌群和颈部的软组织美学形态，这也是较粗种植体较窄颈种植体更容易发生软组织萎缩的原因。因此理想的种植体应与邻牙保持1.5~2.0mm的间隙，与颊舌侧也应有1.5mm的间隙。后牙区种植体的直径应该比缺牙区近远中距小至少3mm，比颊舌向宽度也应该小3mm。一般来讲，磨牙区应选择较前磨牙区直径更大的种植体。

表 8-2　上颌牙齿大小

牙齿	近远中距牙冠（mm）	近远中距颈部（mm）	釉牙骨质连接处近远中距（mm）	颊舌径牙冠（mm）	颊舌径颈部（mm）
第一前磨牙	7.1	4.5	4.2	9.2	8.2
第二前磨牙	6.6	4.7	4.1	9.0	8.1
第一磨牙	10.4	7.9	7.0	11.5	10.7

五、前磨牙种植修复

第一前磨牙是种植修复最理想的牙位，如果进行FPD修复的话，以尖牙为基牙存在风险，因为尖牙区侧向牙合力较大，容易造成修复体断裂。一旦修复体断裂，它比前牙和后牙更加难以恢复其原有形态。第一前磨牙区牙槽骨的垂直高度一般比其他后牙高，它一般位于上颌窦前下方，颏孔的前方，与下颌神经血管束接近。下颌第一磨牙区的骨量比牙弓内的其他牙齿都更适合种植。

对于高笑线的患者，上颌第一前磨牙区常常处于美学区域。上颌第一前磨牙区种植时常常需要植骨，由于拔牙后颊侧骨壁菲薄，常常会出现颊侧骨壁吸收。如果在植入时不植骨，那么种植术后可能会发生牙龈萎缩。以前经常用牙冠的盖嵴部加以纠正，但是，这样的盖嵴部形态会影响清洁，而且不能探查牙冠唇侧龈沟，应予以避免。

为了达到理想的美学效果，并避免以牙冠盖嵴部来纠正牙龈萎缩，种植体的植入位置应与前牙区相似，即位于颊尖下。稍微偏颊侧的植入方法改善了上颌前磨牙牙冠颈缘的牙龈形态。前磨牙在釉牙骨质界下2mm处的直径是4.2mm，所以前磨牙区种植体的直径一般最大为4mm。当近远中距≥7mm时，在邻面留有1.5mm的间隙。当缺牙间隙近远中距只有6.5mm时推荐使用直径为3.5mm的种植体。

上颌尖牙牙根一般向远中倾斜约11°，32%的情况略向远中扭转，有时可越过第一磨牙较短的牙根。种植体长度常常超过天然牙，在植入种植体时，常将种植体与第二前磨牙保持平行，这有可能会伤及尖牙牙根，导致不得不给尖牙做根管治疗，甚至最终需要拔除尖牙。因此在第一前磨牙区植入种植体时必须仔细评估尖牙的角度及垂直高度的限制。可能需要将种植体植入方向与尖牙牙根保持平行，并植入较短的种植体。在种植体根部1/3处设为锥度设计会比较好。

第二前磨牙根尖与下颌神经血管束或上颌窦关系密切，与前牙区相比，其牙槽骨高度降低，所以在这一区域植入种植体时一般使用较短的种植体。

六、第一磨牙种植修复

第一磨牙是后牙区较常缺失的牙齿，它的近远中径为8mm~12mm，这取决于缺失牙齿的形态及在植入术前第二前磨牙向远中倾斜的程度。当缺牙区近远中距为12mm时，如果植入直径为4mm的种植体，那么在牙冠的两侧会形成4mm~5mm的悬臂。放大的牙合力（特别是在咬合异常时）会造成骨质吸收，患者难以维护，增加螺丝松动的可能，负荷的增大也会造成基台或种植体失败。根据Sullivan的研究，使用Nobel Biocare标准种植体修复第一磨牙缺失时种植体折断的发生率是14%，这不是一个合理的治疗方案。Rangert等人研究了过度负荷的第一磨牙修复术后的情况，很多患者在骨质吸收后继发了种植体折裂。应该尽可能选择直径更大的种植体以增加种植体的强度，这样可增加种植体表面积、增强修复组件的抗折强度、增加基台稳定性，改善牙龈形态。

当缺牙区的近远中径为8mm~12mm，颊舌向宽度大于7mm时，应选择直径在5mm~6mm的种植体。Langer等人提倡在骨质不好时或种植失败即刻补种时选择大直径种植体，大直径种植体不需要很长，可避免后牙区由于解剖结构的原因对种植体长度的限制。当近远中径达到14mm或更大时，应该植入两颗直径为4mm种植体，当磨牙区种入两颗种植体修复体时在近远中方向上的载荷会减小，两颗种植体的表面积要大于一颗较粗种植体的表面积，另外两颗标准种植体较一颗较粗种植体能更有效地分散应力。1996年Bahat等人报道，不同种植体数量和型号的总体失败率是1.2%，但两颗5mm种植体的成功率是100%。同年BaIshi等人比较了用两颗标准种植体或一颗较粗种植体修复缺失磨牙的情况，3年的累计生存率是99%，单颗种植体修复组最常见的并发症是修复体和螺丝松动（48%），这类并发症在两颗种植体组降至了8%。有一项体外实验对比了两颗标准植体和一颗较粗种植体组的螺丝松动率，结果是较粗种植体修复组的发生率更高。Geramy和Morgano对三种不同种植体支持的磨牙冠进行了有限元分析，直径为5mm的标准种植体近远中和颊舌向的应力减少了50%，双种植体支持时应力最小，因此，如果可能的话，应用两颗种植体修复较大的磨牙缺失间隙，可以减少悬臂负荷并减少基台螺丝的松动率。

当后牙缺牙间隙达到14mm时，种植体的最大直径可通过用间隙的总宽度减去6mm再除以2得出，依此数据选用两颗直径为5mm的种植体。

这个直径指的是种植体颈部的直径，一般较种植体体部直径宽0.35mm。两颗种植体应保持3mm的距离，否则种植体的颈部会出现骨质吸收。宽度不足1.5mm时易吸收，因此保持3mm或更大的间隔时，可以避免这种垂直型吸收转变为水平型吸收，避免龈沟的深度增加导致牙龈乳头高度丧失。如果可能的话，在修复缺失的磨牙时应尽可能选用两颗标准种植体或一颗标准种植体加一颗较粗种植体修复。磨牙的牙周膜面积是前磨牙的两倍，因此选择种植体时也应该选择更大直径的。

当近远中径在12mm~14mm时，治疗方案就不好确定了。5mm直径的种植体会造成5mm的悬臂，但两颗种植体又会给外科、修复和清洁维护带来困难。因此一个重要的目标是获得至少14mm修复间隙，间隙的获得可通过以下几种方式：

（1）对邻牙的邻面进行釉质片切，增加缺牙区的近远中距离，缺隙远中邻牙常向近中倾斜，釉质的片切可有效地增加间隙。

（2）通过正畸远推近中倾斜的第二磨牙也是一种增加间隙的方法，可先种一颗前牙种植体，以它为支撑推磨牙向远中处，正畸治疗结束后再植入第二颗种植体。另一种方式是通过正畸减小缺牙间隙，再用一颗种植义齿修复缺牙。

（3）不将种植体植于牙槽中央，而是将一颗种植体植于偏颊侧，另一颗植于偏舌侧，这样对角线的直径就增加了0.5mm~1.0mm。这样植入种植体时，就应该更加注意咬合和卫生。在下颌，将近中种植体偏向舌侧，而远中种植体偏向颊侧，有利于对种植修复体进行清洁和维护。咬合也要做出调整，将近中种植体颊侧咬合接触点设置于中央窝处。在上颌前方近中种植体植于偏颊侧，远中植体偏腭侧，这样能使美学效果更好。远中的咬合接触应位于舌尖，近中的咬合接触点应位于中央窝处。远中部分为了便于清洁和维护，牺牲了美学效果。上颌磨牙种植修复的分叉部位偏腭侧，下颌偏颊侧。

七、上颌前牙美学修复

与后牙缺失不同，几乎所有的患者都担心上颌前牙缺失对美观的影响。毫无疑问这是需要修复的，患者也愿意花钱。后牙拔除后，患者一般还能接受对邻牙预备，进行固定桥修复，但是当需要对正常的前牙进行牙体预备和固定桥修复时，患者通常难以接受，希望选择其他的治疗方法。在患者看来，前牙区的固定桥修复体不会比天然牙美观。先天缺失上颌侧切牙或者外伤致上颌中切牙缺失的年轻患者，其父母都要求达到极佳的美学修复效果，通常会选择种植修复。因此临床上经常遇到上颌侧切牙或中切牙种植修复的患者。

在1994年，美国平均每个患者口内种植体的数量少于2颗，这是因为大部分牙医选择种植修复单牙缺失，及利用2颗种植体完成小跨度FPD或有2颗种植体的覆盖义齿的结果。自1990—1999年由开业医生完成单牙种植的数量增加了3倍，整个种植体市场也有了同样的发展，单牙种植修复在美国现在已经是很常用的单牙缺失修复方式。缺失在后牙非美学区域，对种植外科和修复来讲都是难度最低的情况。然而，上颌中切牙单牙种植修复在种植修复中是最困难的。

缺失在上颌前牙区对美观要求高，常常需要对软组织进行重建，软组织的恢复常常是治疗中最困难的一部分。因此即便对于经验丰富的医生来说，上颌前牙单牙种植修复也是个艰巨的挑战。

前牙区根管治疗失败的概率远低于后牙，但与后牙区相比，前牙牙髓坏死导致牙根吸收的情况经常发生。

八、上颌单牙缺失的治疗方案

牙缺失的治疗方案比口内其他牙位都要复杂。

影响方案选择的因素包括使用寿命、常见的并发症，及能否成功治疗并发症。需要依据循证医学制订修复方案。

（一）固定部分义齿

三单位固定桥修复治疗时间短，在短期内的疗效是可预期的，并能满足邻接、舒适、功能、美学、发音和健康的要求，但是三单位固定桥7~9年的生存率低于75%，远期成功率更低，有报道称23年失败率低于3%，也有报道称3年内的失败率就达到了20%。Crengers等人对自1970年以来的42篇论文进行了研究，发现理想条件下FPD的15年生存率是74%。Scurria等人对FPD修复后10年和15年的结果进行了方差分析，发现失败率分别是30%和50%。

FPD失败的常见并发症是龋坏、牙髓病变、折裂、修复体脱落。但一颗牙被预备为FPD基牙，其牙髓病变的发生率是15%，而单冠修复后牙齿的牙髓病变发生率只有3%~5%，其原因可能是为了获得共同就位道而造成牙体预备过量、修复失败后对牙齿的再预备，或是增加了基牙龋坏的风险。据文献报道，牙髓治疗的8年成功率是90%，牙髓治疗失败增加了牙齿缺失的风险，这也是义齿修复8~10年后单牙缺失的主要原因。根管治疗后的患牙易折裂，这是导致牙缺失的第二大原因。FPD桥体会增加菌斑堆积，增加了基牙因龋坏或牙周疾病缺失的风险，且FPD发生崩瓷的可能性要高于单冠（分别是16%和2%）。另外前牙区的美学效果失败率要远高于后牙区。Cooclacre等人统计发现，FPD相关的并发症发作的概率约为27%，平均使用寿命约8年，单冠的6年并发症发生率为11%。

FPD失败的不良后果不仅仅是重新制作修复体，还可能会导致基牙的丧失。8%~12%的基牙在10年内需要拔除，30%的基牙在14年时需要拔除，而FPD修复前80%的基牙是健康完好的。从这方面来讲，单牙种植修复与FPD相比对邻牙造成的长期风险更少。

1. 影响种植修复的因素

（1）患者的依从性和恐惧：如果想达到理想效果，患者常常需要在种植修复前完成一系列治疗，例如通过正畸来调整邻牙的位置、进行骨增量手术、软组织改建等。软组织手术、植骨术、种植手术、烦琐的修复步骤需要多次的治疗和更长的愈合周期。如果患者不能配合完成这些治疗步骤，那么结果往往达不到预期。对于骨量、软组织和间隙不足的情况，FPD修复的并发症相比较而言可能较少。

患者对手术的恐惧也是治疗的障碍。对于这些患者来讲，软组织修整、植骨、种植体植入、二期手术等过多的手术可能令患者难以忍受。因此患者可能希望采用非手术的治疗方法。患者的期望值过高、顺从性和手术恐惧等都可能成为种植治疗的禁忌证。

（2）治疗周期：治疗周期过长也是治疗受限的原因之一。当骨量足够时，完成整个种植修复全过程可能需要3~6个月的时间。如果需要骨移植或软组织重建，治疗的周期可能会增加至1年。相比而言，传统的三单位固定修复只需要不到3周的时间。

在一些特殊病例中，植骨和种植体植入可同期完成，这样能缩短治疗周期。这种治疗方式仅限于某些患者，例如根管治疗失败、折裂、根面龋坏、牙根吸收的患者。对于某些活动性炎症患者或者牙周病患者，由于致病菌会影响愈合，也不推荐植骨与种植体植入同期手术。

（3）失败的后果：由于单牙种植时需要植骨、种植体植入和修复，短期内的失败率可能较三单位固定修复更高。种植的失败会导致骨的丧失（特别是前牙区），还可能波及邻牙的牙槽骨。种植失败不单会影响骨组织，也会影响到局部的软组织，因为骨组织高度的降低会造成牙龈萎缩，这会影响修复的美学效果。因此并不仅仅是在种植前需要骨移植，种植或植骨失败后也同样需要，另外，一般还需要进行软组织重建。

患者的主观愿望是不在传统固定修复后进行种植修复的最常见原因。举个典型的例子，比如一颗前牙因龋坏或创伤而接受了全冠修复，后来又进行了根管治疗，再后来由于根管治疗失败导致根尖切除，最后发生了根折，患牙被拔除。由一颗单冠修复引起了这一系列的并发症，患者一般不会再接受传统的三单位固定修复。另外，患者更关心前牙的修复效果且不想破坏邻牙。患者一般会认为单牙缺失后种植修复比固定桥修复效果好，而且更美观。

患者的主观愿望常常影响着治疗方案的制订。在开始治疗之前必须给患者讲明治疗的最终效果及各种风险。对软组织的处理应该经过认真的讨论，特别是患者的笑线较高时。当患者的期望值很高时，种植修复前的各项条件必须良好，骨量、位置、角度、大小、深度、软组织健康情况、邻接、邻牙颜色都必须非常合适，才能获得理想的效果。另外还要考虑牙冠的形态、颜色和各种修复问题。

（4）邻牙的动度：当前牙因为牙周病缺失后，不但要考虑种植修复时临床牙冠过长的问题，而且理想状况下，邻牙动度还应达到最小。然而有牙周炎病史的患者就很难满足这一点了，由于邻牙松动，那么侧向咬合时，给力就集中在种植义齿上。当邻牙的松动度达到2度时，无论是正中咬合或者是侧向咬合时种植义齿都将承担全部的给力，因此前牙缺牙区邻牙松动时不宜种植修复，除非种植义齿的牙合力可分散到天然牙上。

对于中度至重度咬合异常的患者，邻牙松动的风险较大。如果各项牙周指数正常，天然牙的使用寿命与动度无关。因此当种植体周围邻牙松动时，可选择传统的FDP修复作为治疗方案。可增加基牙数目来降低松动度，特别是在邻牙需要充填治疗时。

（5）牙齿大小和位置不理想：有时上颌中切牙异位萌出、倾斜、扭转或者过小。可利用FPD来修复侧切牙，并改善中切牙的位置和大小，可把尖牙做得稍微窄一些，这样就可使侧切牙与对侧大小接近，在这种情况下，传统的三单位固定桥在修复治疗上具有很多优点，尤其是当侧切牙缺牙间隙不足5mm时。

2.FPD 修复的禁忌证

FPD修复的禁忌证包括基牙条件较差；骨量不足；桥体部位软组织缺损，不能形成良好的牙龈形态；患者要求保留前牙缺牙间隙或不愿将邻牙进行牙体预备，或者患者为髓腔宽大的年轻患者。

（二）单端固定桥

单端固定桥的愈合要差于传统FPD，失败的原因常常是修复体脱位，因为它将应力传导至粘接剂，而粘接剂的强度比这种应力要小10~20倍。但是当悬臂较短、缺牙区咬合间隙较小或者近远中距较小时，应用单端固定桥修复也是合适的，当侧切牙缺牙间歇小于5mm时，可考虑单端固定桥修复，常常用尖牙作为基牙，因为尖牙牙周膜面积大，牙根形态好。如果需要的话，可将基牙牙冠做得窄小一些，以尽量恢复侧切牙形态。通过单端固定桥修复的方式就不用在窄小的侧切牙缺牙间隙进行种植修复，也避免了通过正畸来扩大缺牙间隙了。

（三）可摘活动义齿

RPD可作为单颗上颌前牙种植修复的过渡修复体。义齿修复的一个基本原则是尽量选择固定修复，因此没有用RPD修复上颌前牙的长期或短期临床研究报道。通常用这种修复体，在发音和咀嚼时都不太稳定。选择可摘义齿修复的患者通常是出于经济因素的考虑，很少有患者愿意将RPD作为上颌前牙缺失的永久性修复体，但它是潜入式种植愈合过程中最简单的过渡修复体。

在早期愈合过程中，如果RPD对植骨材料施加压力，会增加微动并降低植骨的成功率。因此如果进行了骨移植并且使用RPD作为临时性修复体，应在邻牙设置支托以避免在咀嚼时修复体旋转或者对软组织施加压力。

（四）树脂粘接修复体

在上颌前牙区使用树脂粘接修复体较其他位置成功率会高些，尽管如此也会有30%的概率出现脱落。

树脂粘接修复体的常见适应证是植骨术后或软组织移植术后的过渡性修复。修复体如果使软组织受力的话，会影响骨组织愈合。用树脂粘接过渡修复体时有以下两点调整。首先，不需要对基牙进行牙体预备，金属基板避开咬合区，这样基牙就不需要充填了，但是这种方法会降低修复体的稳定性。另一个改进方法是应用塑料材质、可摘的Essix修复体，或者应用flipper修复体。患者可随身携带可摘修复体以备急用，避免尴尬的情况。RPD只是为了避免出现美观问题，患者可以在复诊时将脱落的树脂粘接修复体再粘接上。

树脂粘接修复体有一些局限，如果邻牙釉质较薄，在修复体就位后牙齿会显得较灰暗。如果基牙松动，即便只是基牙之间有轻度的动度差异也会导致修复体松动率增加。

深覆牙合会使修复体受力过大，特别是在咬合异常时。磨牙症患者的树脂粘接型修复体较传统的修复体风险更高。在缺牙间隙过大、牙冠短小或者咬合关系不良时也不适宜做树脂粘接型修复。

（五）单牙种植

虽然上颌单牙种植修复是有难度的，但它有很多无法比拟的优点，例如使用寿命长、可保持骨量、基牙并发症减少，单牙种植修复已经成为首选治疗方案。

1. 文献回顾

1990年以前，关于单颗前牙缺失种植修复骨结合长期研究的报道很少。1996年Malevcz对75例84颗螺丝固位种植修复体进行了回顾性研究（71%的种植体位于前牙区），5年的累计失败率是2.4%。1997年Gomez-Roman等人发表了对376例696颗种植体的5年研究报道，其中42%的病例为下颌单牙种植体，成功率达到了96%。

2005年，Misch等人报道了276例上颌前牙先天性缺失患者的种植修复情况，在255例成年患者中随访2~16年，发现种植成功率是98.6%。同年Wennstrom等人报道了45颗单牙种植体的5年前瞻性研究，成功率是97.7%，骨质稳定。2006年Zarcme等人报道了34例上颌侧切牙先天性缺失患者种植修复结果，39个月的成功率是97%。

针对上颌前部单牙缺失的情况，对种植修复的研究比其他修复方式都多，其中有回顾性研究，也有前瞻性研究，前瞻性研究结果也符合前期报道的结果。

上颌前部单牙缺失的种植修复较其他修复形式成功率高（例如覆盖义齿、FPD、全口义齿）。在Creugers等人的报道中，对口内所有牙位的单种植修复进行了系统性回顾研究，发现4年的累计生存率达到了97%。Lindhe等人对9篇文章中570颗种植义齿进行了方差分析，回访1~8年的成功率为97.5%。Goodacre通过回顾文献发现单牙种植修复在修复方式中成功率最高，达到了97%。

针对单牙种植最近学界有选择进行一段式即刻种植修复的趋势，因为当拔牙前软组织情况理想，患者又希望尽早进行固定修复时，这种方式在上颌前牙区是很有利的。在对上颌102颗单牙种植的前瞻性研究中，Kemppainen报道中的一段式和两段式的成功率均是99%。其他一些研究支持选择合适的病例进行一段式即刻种植修复。

种植体和修复体的成功率很重要，种植修复后邻牙的预后也很重要，单牙种植修复后邻牙的预后较其他任何修复方式都好。Priest的研究报告指出，种植修复10年后邻牙发生龋坏、牙髓炎、过敏、菌斑附着和邻牙丧失的概率很小。Krenmair和Misch等人的研究也得到了相似的结论。当上颌前牙区骨量充足、修复间隙充足时，应首选单牙种植修复。

2. 影响治疗的因素

单牙种植是种植修复中最常见的，尽管上颌单牙种植修复成功率较高，但患者的高期望值、较高的美学要求和软硬组织的缺损也增加了前牙修复治疗的难度。上颌中切牙的单冠修复对牙医来说是比较困难的，当采用种植修复时就会更加困难。因此种植修复单颗上颌中切牙就成为口腔种植修复中的难题。

影响上颌前牙种植修复的因素应在术前得到评估，包括患者的全身状况和手术区域的软硬组织状况。这既与患者的一般情况有关，也和治疗区局部的软硬组织条件有关。

（1）年龄：上颌前牙区种植治疗的最小年龄一直是个问题，特别是那些先天缺牙的患者。在前牙区进行固定义齿修复的大量患者，由于邻牙髓腔宽大，易发生牙髓炎，而树脂粘接修复义齿固位差，如果骨量充足，医生一般希望在骨质吸收之前进行种植修复。但是种植义齿与骨粘连牙齿类似，会影响局部的生长发育。

研究者发现，种植体不会随着邻牙的萌出而萌出。由于种植义齿就像粘连的牙齿一样，它不会随着颌骨的发育而移动，所以位置会逐渐变得不合适，年轻患者在种植术10年后，种植体的位置就常常变得不合适了。重新制作牙冠也许能解决美观问题，但是由于存在较深的盲袋，后期容易引起牙龈萎缩、种植体周围炎等疾病。在一项对年轻患者单颗上颌切牙种植修复后8年的临床研究中，Thilandei等人发现，固定的年龄分级不能提供足够的指导意义，因为成年后邻牙还有持续的少量萌出。而在种植治疗前需要通过正畸治疗来开辟合适的间隙，避免牙齿伸长，建立良好的牙合关系，避免复发。

上颌骨的生长发生在三个方向：①横向（宽度），②纵向（长度），③垂直向。

上颌骨前牙区在横向的生长在成年前就已完成，10岁以后尖牙间的横向距离变化就很小了。上颌骨的纵向生长是上颌粗隆发育的结果，最值得关注的变化就是纵向的生长，因为上颌切牙区骨会向前下方生长，前牙区的骨质吸收导致上颌种植体颊侧的骨吸收，最终导致有25%的可能性会种植治疗失败。这种生长是被动的结果，到7岁时，这可能占生长的1/3，而另外的2/3是由后期的扩大造成的，然而这种扩大在每个人身上却不尽相同。在种植体种入前必须确保受植区生长已停止，对年轻患者不应该将多颗种植体跨中线连接，因为这样会影响到颌骨的生长。

另外，在生长期，牙齿通常向近中移动，10~21岁时后牙区平均向近中移动5mm，前牙区平均移动2.5mm，如果过早地植入种植体会阻断这种近中移动，造成颌骨不对称。

上颌骨垂直向的生长是随着眼球、鼻腔和上颌窦的生长而变化的，在颊舌侧沉积新骨，横向和纵向的生长结束后，垂直向的生长仍然继续着。在9~25岁之间上颌前牙平均向唇部方向移动2.5mm，向下移动6mm，萌出速度在活动期每年约为1.5mm，18岁之后平均每年为0.1mm~0.2mm。临床报道表明，下颌前牙在7岁时的位置与9年后邻牙的位置相比偏根向10mm，若在12岁时植入种植体那么在4年后就会向牙根方向萎缩5~7mm。

一般来讲，侧切牙的种植年龄应该早于中切牙和尖牙，与中切牙相比侧切牙高度变化很明显，侧切牙通常较邻牙短，然而过短的中切牙则是较严重的美学问题。

Misch等人为年轻患者的种植制订了4个标准，第一个标准是患者的年龄。女孩的生长高峰期在9~15岁，男孩在11~17岁，原则上应该等到骨和牙齿发育结束以后再进行种植。一般来讲，在下颌前牙区，女孩应在15岁以后，男孩应在18岁以后。然而也不能严格遵从这一条，较为理想的是根据患者的生理年龄，而不是实际年龄。

在进行种植前应对其他生物学因素进行评估。判断能否种植的第二个标准是内分泌情况，符合标准的女性患者应该已经行经，男性患者应该有体毛、已变声，很可能已经开始刮胡子了。

第三个标准是孩子的身高，能接受种植的患者身高应该高于同龄的其他患者，这一点比年龄更重要。

第四个标准是最近的6个月患者已经停止生长了，Thilander等人注意到如果最近6个月患者已经没有身高上的变化，那么下颌骨的发育也就基本完成了。这比进行X线片测量要简单很多，一些学者建议连续进行2年的X线片检查确保没有变化，尽管这比较困难，但这是生长结束最有力的证据。

使种植区风险增高的两个标准：①男性患者，②中切牙。

对于发育较晚的男性患者，在高度上会有10cm的变化，女性患者会有2.5~5cm的变化。中切牙的位置是很容易被注意的，即使有很小的变化也会很明显，而两侧侧切牙长度不一致的情况却很常见。

如果所有的四条标准都满足了，患者的上颌骨前部发育就结束了，可接受种植治疗。

（2）美学挑战：上颌前牙单冠的美学修复是很困难的，在基台上制作一颗类似天然牙的牙冠是很不容易的。种植体常常是5mm或直径更小的圆形，天然牙冠的颈部宽度在近远中方向上大概是4.5~7.0mm，一般不会是圆形，实际上天然中切牙和尖牙在釉牙骨质界位置的颊舌径要大于近远中径。种植体如果精确复制天然牙袖口形态，那么种植窝的预备就会很困难。另外由于颊舌向骨质的丧失，如果使用较大直径的种植体就需要骨增量技术，结果单牙种植的颈部美学必须迁就于圆形种植体，同时还要考虑清洁维护与美学。额外的修复步骤和一些部件，可以使基台颜色个性化从而让修复体更加逼真。

技师制作上颌前牙种植冠需要接受特殊的训练，常常需要使用软组织材料转移口内的软组织情况，软组织反映了骨的情况，而且每个人的软组织情况也是不一样的。在种植修复中很少像在天然牙上进行冠修复那样仅需要单一的技术。结果，对修复医生和技师来讲，在美学区域进行种植冠修复要求会很高，这增加了失败的风险。

（3）垂直间隙：应该准确评估咬合间隙，安氏Ⅱ类第二分类的患者、上下颌骨关系不良或严重的垂直向缺损都会给治疗造成麻烦。因此如果不提前进行纠正的话，就会成为种植修复的禁忌证。实际上对所有修复上颌前牙的方案来讲，有限的垂直高度都是很麻烦的。由于可摘活动义齿常常会折断，FPD修复时对基牙的预备常常不能留有足够的间隙，过短的种植体基台又不能提供足够的固位，这就需要正颌与正畸联合治疗。

（4）近远中距：对于种植修复来讲，足够的近远中距对种植和邻牙的软组织美学来讲是很重要的。传统的两段式种植体需要和邻牙保持1.5mm左右的间隙，小于这个距离时，就会出现骨吸收而影响微沟、生物学宽度或者是力的分布，从而导致种植体或邻牙的骨丧失。这会影响到邻牙的美学及种植体和天然牙的健康。市场销售的种植体的最小直径是3.2mm，而颈部的直径则是3.5mm或更大。因此两段式种植体修复I缺牙时，缺牙近远中径最小间隙至少应该是6.5mm，上颌侧切牙的平均宽度是6.6mm，但先天缺牙的患者间隙往往会更窄，如果是这样就需要通过正畸治疗来获得间隙。另外，当侧切牙缺失时，邻牙的牙根可能会向缺隙侧倾斜，这会进一步影响缺牙区的种植治疗。

如果患者不能接受通过正畸治疗改善间隙情况，那这就是种植的禁忌证，在这种条件下FPD就是不错的选择。

一段式种植体可加工成直径为2.5mm~3.0mm大小，这样可以用于部分小间隙缺损修复。这种设计没有微沟，垂直向缺损要窄，联合两段式种植系统，与邻牙可保持1mm的间隙。

（5）骨高度：在美学区种植时，应仔细评估种植区可用牙槽骨的高度，因为这会影响到软组织形态、种植体大小、位置和最终的美学修复效果。为了获得理想的美学修复效果，就必须获要取准确的硬组织影像，不仅仅是可用骨量，还应该包括牙槽嵴的形态。理想的牙槽嵴顶应该在邻牙釉牙骨质界下2mm。一般来讲，进行了骨移植后牙槽嵴顶的位置可能会高于这个位置，理想的牙槽嵴应该呈扇形。

牙齿邻面的牙槽嵴高度是一个重要的解剖因素，对保持软组织高度具有重要作用。Bcckcr等人发现，邻面牙槽嵴应该比中部牙槽嵴高2.1mm~4.8mm，当高度差在2.1mm以内时为低平型，高度差为2.8mm时为扇形，高度差在4.1mm以上时为高凸型。低平型适宜制作方圆形牙冠，扇形牙槽嵴形态适宜制作卵圆形牙冠，高凸型牙槽嵴形态适宜制作尖圆形牙冠。然而也并非都是如此。在牙槽嵴为低平型而牙齿为尖圆形时，邻牙间隙通常不能完全为软组织充填，因为此时邻面接触点到骨的高度大于5mm。

天然牙和种植体区牙槽嵴常常比较尖，这种情况下，很难获得理想的牙冠形态、软组织形态和邻面软组织形态。下颌前牙缺失后软硬组织的改变很快，而且会有较严重并发症。因此需要在种植术前、种植同期或二期手术时对软硬组织形态进行修整。在软硬组织条件正常以后才能进行种植手术。

在术前对缺牙区和邻牙的软硬组织进行仔细的三维评估是很有必要的，对美学种植区牙槽嵴高度的评估十分重要。前牙区垂直骨高度一般没什么问题，但牙槽嵴顶部的组织的缺损常常会影响到植入位置。通过骨移植增加邻牙和种植区的骨高度是很困难的，而且是不可预期的，效果不如增加骨宽度的植骨或者在拔牙窝内植骨。当缺牙区牙槽嵴高度不足，且伴有邻牙牙槽骨吸收时，植骨效果不可预期，这在临床工作中是一项挑战。因此，通过骨增量技术增加缺牙区牙槽骨高度或者在邻牙根部植骨的效果都是不可预期的。

可考虑通过正畸的方法，增加邻牙骨质的高度。然而对于牙槽嵴高度明显降低的患牙，可能需要根管治疗并进行冠修复。当邻牙牙槽骨高度较理想时，缺牙区骨增量技术获得成功的概率也会增加。

（6）颊腭向宽度：部分单牙缺失的情况会导致颊侧骨壁的部分或全部吸收。另外，在缺牙后的第一年，颊舌向骨宽度会减少25%，到第三年会减少30%~40%。所以，在上颌中切牙拔除术后一年时，牙槽骨的宽度还有6mm~8mm，尚能植入种植体，而在缺牙三年后，大部分患者都没有足够的骨量进行种植修复了。牙槽骨的吸收是先从唇颊侧开始的，因为唇颊侧骨壁较舌腭侧薄，而且在牙根颊侧常存在凹陷（图8-1），通过骨移植恢复良好的牙槽嵴形态可避免种植体偏腭侧或根方。骨量不足的患者进行种植修复时，牙冠的长度常常比邻牙长，这也不利于清洁维护。因此大部分下颌中切牙缺失的患者在种植修复时都需要植骨以恢复美观，并且便于清洁维护。

可用的骨宽度至少应比种植体直径大2mm，最好是大3mm以上，直径为3.5mm的种植体需要至少5.5mm的牙槽骨宽度。通过骨移植增加牙槽骨宽度的效果是可预期的，许多时候需要在种植体植入前先进行植骨术，有时也可将植骨术与种植体植入术同期进行，特别是不会出现切口裂开、种植体暴露的情况时。应对种植体颈部的宽度进行测量。种植体体部直径为3.75mm时，植体颈部宽为4.1mm，因此缺牙区近远中径应该在7.1mm以上，颊舌向应该宽为6.1mm以上。

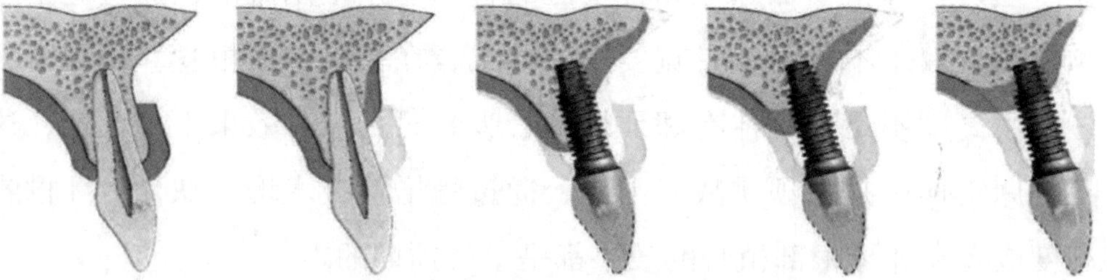

图 8-1　上颌前牙缺失后不行种植修复的骨组织变化

（7）软组织形态：在制定治疗计划前，应该关注牙间乳头的位置和形态，缺牙区软组织的形态和颜色应该与邻牙相似。牙齿缺失以后菲薄的邻牙间骨质吸收，牙槽骨由唇颊侧向舌腭侧斜行吸收，于是牙龈乳头也较邻牙低牙间乳头萎缩的另一个原因是邻面接点的消失，RPD的使用常常会加速软组织的根向萎缩，所以一旦牙齿拔除后牙间乳头很少能保持在原有高度，都会出现根向萎缩，所以在种植治疗同期进行软组织改建是很有必要的。有些学者制定了关于软组织改建的操作规范以指导医生进行合理的治疗。

（8）过渡性修复体：三单位固定桥的过渡性固定修复体是由树脂制作的，可在治疗的当天完成。单牙种植的过渡修复体常常是RPD，它的稳定和固位较差（故命名为flipper），因此强烈建议使用树脂粘接型固定修复体来改善功能，特别是在牙槽嵴骨增量术后。软组织与骨组织混合支持式过渡义齿会造成植骨术后牙槽骨吸收，导致种植体一期愈合过程中牙槽骨吸收，甚至由于种植体早期负荷而导致骨结合失败，也会引起邻牙的牙龈乳头萎缩。因此就需要树脂粘接型固定修复体进行过渡性修复，而将可摘修复体仅作为临时使用，或在树脂粘接型过渡性修复体脱落时应急使用。当使用树脂粘接固定修复体时不需要对邻牙预备，可将其粘在邻牙正中咬合接触点以下。

单牙缺失的过渡修复不压迫软组织、保护植骨区、保护种植骨结合界面。制作过渡性修复体的方法较多，Essix修复体的基托与漂白托盘类似，都是由丙烯酸树脂制作的，用塑料牙来修复缺牙，是术后制作过渡义齿最简易的方法。如果邻牙需要制作牙冠，那么可对邻牙预备，可以邻牙为基牙制作固定桥，桥体位于术区之上。如果患者需要正畸治疗，那么可将塑料牙通过托槽固定在弓丝上，作为临时性修复缺牙的方法。用铸造卡环对抗RPD的旋转也是不错的选择，可以防止压迫术区。

九、特殊的单牙种植适应证

（一）先天性缺牙

需要种植修复的上颌中切牙大部分都是由外伤造成的（例如根管治疗失败、折断、压根吸收），而侧切牙缺失大部分是先天性缺失。先天性缺牙可括缺失一两颗牙齿、部分牙缺失，或者全口牙缺失（极少），比多生牙的发病率要高好几倍。部分牙齿先天性缺失的主要原因是遗传，美国人的发病率是1.5%~10%。另外，有些综合征也会造成多颗牙齿缺失，其中最常见的是先天性外胚层发育不全。

乳牙缺失和恒牙缺失有一定的相关性，而恒牙缺失的发生率更高。Caprioglio等统计了将近10000名5~15岁的患者，其中下颌第二前磨牙的缺失率最高（38.6%），其次是上颌侧切牙（29.3%）、上颌第二前磨牙（16.5%）、下颌中切牙（4%），其余牙的缺失率为0.5%~1.8%，上颌第一磨牙先天缺失是最少见的。下颌第二前磨牙缺失多发于男性，上颌侧切牙缺失多发于女性，最常见的多牙缺失是上颌侧切牙、下颌第二前磨牙和上颌第二前磨牙，先天缺牙是临床中的一个常见现象，幸运的是在所有缺牙患者中，缺两颗的不足1%，缺牙超过5颗的不足0.5%。

修复先天缺牙会带来心理影响，因为先天缺牙是基因遗传造成的，带有这一基因缺陷的父母在为孩子种植修复缺牙以后，常常会感到心理上的释放。

种植牙的创伤很小，因为不需要对邻牙进行预备，所以虽然治疗周期长、花费高，家长也更倾向于种植修复。如果骨移植或种植失败，家长则会在感情上难以接受，特别是如果对邻牙造成损伤时就更加麻烦了。若年轻患者因为植骨或种植而导致邻牙拔除，将会对医患关系造成不良影响，因此医生应在种植开始前进行充分的评估，在种植体植入前确保有充足的骨量和咬合距离。

当条件允许时，可用种植的方式修复先天缺失的单牙。这个条件更有利于修复侧切牙，因为牙的颈部宽度与种植体颈部直径更相似。然而邻牙牙根常影响到缺牙区的骨组织，近远中距也常不足，这样在种植术前应该考虑正畸治疗。先天缺失牙种植前的正畸治疗还有一个优点，就是可以利用正畸的弓丝暂时修复缺牙，在种植体愈合期内不造成任何创伤的情况下提供过渡性的美学修复。

针对缺失的上颌侧切牙常用种植修复，因为正畸或其他修复方式都不是很好。医生首先要判断是否需要打开间隙或是关闭间隙。与上颌侧切牙相比，下颌第二前磨牙的修复方式往往不同。

下颌第二前磨牙缺失的患者常伴有第二乳磨牙滞留。乳磨牙常在患者5~6岁时拔除，此时第一恒磨牙偏近中萌出。当第一乳磨牙自然脱落时（9~11岁），可以通过正畸的方法使第一前磨牙与第一磨牙形成邻接关系，因为第二前磨牙的间隙已经消失了，这就不需要修复了。由于正畸的办法关闭了缺牙间隙，后期就不需要再进行正畸、植骨，种植或冠修复了，不会带来任何不利影响。

当第二乳磨牙存在时，常常会出现粘连，结果使对颌的第二前磨牙伸长。由于乳磨牙比前磨牙大1.9mm，将滞留的乳磨牙拔除后，近远中径就大于前磨牙间隙，乳牙的颊舌向宽度不能植入较粗种植体，用一颗标准种植体来支持较大的牙冠会使基台螺丝受力增大，这会增加基台螺丝松动的概率。

上颌侧切牙缺失时，人们很少通过正畸关闭间隙，因为如果将上颌尖牙拉至侧切牙位置，上颌中线通常会偏向缺牙侧，犬牙槽嵴会从正常位置移至鼻底，导致鼻孔侧方上唇欠丰满，这会随着患者年龄的增长越来越明显。上颌尖牙的颊舌径大于近远中径，会使颈部形态与对侧不一致，甚至采用贴面修复也不能补救，牙龈也会比对侧高。因此，上颌侧切牙缺失的治疗方法一般是通过正畸打开并保持缺牙间隙，然后进行种植修复。

Craber注意到缺失的单牙与间隙大小形态有明显的相关关系，常见的情况是侧切牙缺失，对侧同名牙过小或者呈锥形牙。近远中径通常小于6.5mm，可考虑使用2.5mm或3.0mm直径种植体，并避免其咬合受力。若咬合间距小于5mm，可以尖牙为基牙制作单端固定桥。

对于某些先天性缺牙患者，在种植术前对种植位点先行正畸治疗可获得很好的美学效果。如果患牙无法保留，那么应该尽可能设法保存软硬组织，而不是在牙齿缺失以后再进行软硬组织的重建。如果患者恒牙缺失，那么很可能需要进行软硬组织重建。如果背景高度不足，并且伴有邻牙骨质吸收，那么通过正畸帮助邻牙萌出，然后再行冠修复，可在缺牙区骨移植前改善基本状况。种植修复前的早期计划十分重要，计划中不仅仅包括修复缺牙，还包括对软硬组织的重建。

针对在尖牙萌出之前就发现了侧切牙缺失的情况，Kokich和Kokidl提出了如下可能的治疗方案：

（1）在发育完成前拔除上颌乳侧切牙。

（2）使尖牙萌出于缺失的侧切牙位置，这样尖牙区的骨质就形成于侧切牙区。

（3）恒尖牙于侧切牙位置萌出后拔除乳尖牙。

（4）通过正畸将尖牙移至理想的位置。

（5）若剩下侧切牙牙位的骨质充足，可进行单牙种植修复。

（6）当孩子生长发育结束以后，就可植入种植体了，这样种植术前就不需要植骨了，甚至在缺牙后几年再行种植术也不需要植骨。

（二）牙根的吸收

牙根吸收可导致单牙缺失，牙根的吸收分外吸收和内吸收两种类型。每种类型都与创伤或其他多种因素有关。然而当结构破坏严重的时候就必须拔除患牙了，根据吸收方式的不同，治疗方案也不同。

当出现内吸收时，根管治疗可阻断继续吸收。但是当牙齿结构破坏严重时，往往就需要拔除患牙。内吸收时牙周膜间隙仍然存在，正畸可将牙齿慢慢拉出，避免根折的危险，避免了腭侧骨板吸收及植骨术。随着牙齿的冠向移动，早期的根尖区域被骨质充填了，由于牙根呈锥形，经过3个月的正畸牵引，骨内牙根直径将小于种植体直径。这样，再行种植术时，种植体周围就没有骨缺损了，可进行即刻种植修复，此时种植体与邻牙有1.5mm~2mm的间距。另外，由于软组织随着牙齿冠向牵引而改建，牙龈乳头和牙龈形态也更适合种植修复。

正畸拔牙的时间常常短于拔牙后植骨的愈合时间，正畸拔牙的费用也常常低于软硬组织移植的费用。正畸拔牙一般适用于临床条件允许的患者，即在种植修复前通过正畸牵引拔除患牙者。

当外吸收成为根折的原因时，牙根吸收的部位可能同期被骨质充填。如果牙周韧带间隙不明显，这种情况下是不能通过正畸拔除患牙的。此时牙根可能与牙槽骨粘连，至少在牙根吸收的部位会出现粘连。虽然有一些微创拔牙的方法可以拔除粘连的牙齿，避免损伤骨壁，但是通常并不实用。拔除粘连的牙齿易损伤唇侧骨板，造成唇侧骨壁缺损，此时进行骨移植比在骨壁完整的拔牙窝内植骨难度要大，而改建软组织的难度更大，因为这易造成牙槽间隔吸收，并造成牙龈乳头缺失。

牙根吸收后进行修复时需要植骨，因此应考虑尽量推迟拔牙时间。一旦牙根结构破坏明显，剩余的牙根组织可在种植窝预备时取出，这样剩余的牙体组织也可在种植时取出。如果对即刻种植来说牙根缺损较大，那么就需要采用植骨术，然后再进行延期种植。

（三）余留的上前牙

只有种植修复体与邻牙完美整合在一起时，才能认为手术是成功的。随着美容牙科学和整形外科的发展，牙科种植学的发展水平也呈指数性增长。业内人士意识到种植体周围软硬组织的修复对种植修复来讲至关重要，种植已经不能仅仅满足于实现骨结合，而应在美学区种植修复时全面考虑到各种生理因素的影响。

当上颌切牙单牙缺失时，如果修复医生想获得理想的修复结果，医生不但要评估缺牙区牙槽骨的形态，同时也要关注邻牙的状况。由于仅是单牙缺失，那么义齿的长度、外形和位置由邻牙决定。若修复医生想对修复上颌单颗切牙的效果感到满意，那么所要评估的不仅是牙槽嵴情况，还包括剩余的前牙，因为当缺失一颗牙时，邻牙会影响到义齿的长度、形态、边缘和位置。如果医生对修复效果不是很满意的话，可对整个治疗计划做些调整。关于前牙美学健康修复的标准已经建立了，美学和修复医生提出了以下指导意见，所有这些标准对最终的修复都很重要，不容忽视。应在治疗开始之前告知患者病情的相关情况，并详细记录病历。患者一旦对自己的病情有了详细的了解，对于是纠正邻牙状况还是采用姑息治疗，都可自己进行选择。纠正的方法可能是简单的牙齿漂白，也可能是复杂的美学重建、冠延长术、软组织成形手术、瓷贴面、冠修复和正畸治疗等。

1. 牙齿的大小

两颗上颌中切牙应该形态相似、大小一致，这是中切牙缺失修复后评估的重要标准。上颌牙齿缺失后，邻牙会占据缺牙间隙。上颌中切牙缺失时，如果缺牙间隙与另一侧中切牙大小不一致，那么就建议通过正畸的方法加以纠正。另一个补救办法是对存在的中切牙进行瓷贴面修复，使之与另一侧对称。这样可降低两颗上颌中切牙的近中邻面接触点，把牙齿做得更方一点，两颗中切牙之间的牙龈乳头高度也就不需要那么高了。另外，两颗牙齿同时制作，也可以更加对称。

男性上颌中切牙的平均临床牙冠长度是10.2mm，女性是9.4mm，对于笑线较高的患者，可通过冠延长术或者制作较长的前牙牙冠，减少牙龈暴露。由于种植义齿的临床牙冠通常较邻牙长，此时对邻牙进行冠延长术比对种植义齿进行软组织重建更有好处，然而天然牙的临床冠长度很少超过12mm。

男性上颌中切牙的平均宽度是8.6mm，女性是8.1mm。虽然男性的牙齿显得较长较宽，但长宽比例与女性基本一致（男性长宽比为0.85，女性为0.86）。如果两颗中切牙形态相似，那么其长宽比介于0.7~0.86时可被接受。下前牙冠延长后，如果其宽度相同，那么修复的效果还是可接受的。

男性上颌侧切牙的平均冠长是8.7mm，女性是7.8mm。因此侧切牙平均比中切牙短1.5mm（颈缘与切端均短1.5mm）。上颌侧切牙的龈边缘形态与中切牙和尖牙相似，但是不应比邻牙高，所以种植修复的侧切牙牙冠不应比中切牙或者尖牙长。

男性上颌侧切牙的平均冠宽是6.6mm，女性为6.1mm，但与其他前牙相比这个数据变化较大。女性患者长宽比较大（女性为0.79，男性为0.76）。

上颌侧切牙的缺牙间隙较其他天然牙齿窄，所以在修复缺失的侧切牙时，可片切尖牙的近中部分以恢复侧切牙形态。

男性尖牙的平均冠长是10.1mm，宽是7.6mm，长宽比是0.77。尖牙的高度与中切牙一致，但要稍窄一些，比侧切牙宽1mm。女性尖牙的平均冠长是8.9mm，宽是7.2mm，长宽比是0.81。一般来讲，无论是男性还是女性，中切牙比侧切牙宽2mm，比尖牙宽1mm。但在水平方向上尖牙要比中切牙短1~2mm，曲线与微笑时的下斜曲线平行。

2. 牙齿形态

上颌中切牙的三个基本形态特点：①方圆形，②卵圆形，③尖圆形。

牙齿的形态会影响邻接点和牙龈形态。方圆形牙常能保持较好的软组织形态和牙龈乳头，因为邻接点更偏根方，邻接区牙体组织更多。与之相反，尖圆形牙冠的邻接点更偏切端，牙龈弧度更尖，与邻面的牙槽间隔距离更大。所以邻接点和牙龈乳头之间往往存在间隙，初诊检查时尤其要注意这一点。如果牙冠是尖圆形的，即便邻面有软组织，也容易在种植术后萎缩。如果种植体植入术前需要植骨，那么应谨慎处理邻牙的软组织，要使尖圆形牙的软组织修复达到理想效果并不容易。

应仔细检查缺牙区邻牙的牙龈形态。尖圆形牙冠的牙颈部较窄，而邻接点处较宽。另外，邻牙接触点通常高于组织，容易出现黑三角间隙。如果缺牙区邻牙出现这种状况，那么种植义齿的牙龈乳头也容易出问题。

牙齿形态也影响着起支持作用的硬组织的形态，尖圆形牙的牙根离邻牙较远，所以颊侧骨壁和牙槽间隔较厚，这可减少拔牙后牙槽骨的吸收。另外，由于骨缺损较少，与邻牙间的牙槽骨间隔大于1.5mm，所以适合即刻种植。方圆形牙冠的牙槽间隔较薄，即刻种植时牙槽嵴和牙槽间隔的骨质容易吸收，因此不适宜拔牙后即刻种植。

3. 软组织形态

微笑时上唇的高度（笑线）是上前牙检查的一项重要内容。它的位置常常与年龄有关，老年男性一般笑线较低，年轻女性笑线最高。有些患者（15%的男性患者，6%的女性患者）在微笑时只能露出牙冠的切端一半。医生应该告知这些患者不必对牙龈形态有过多要求，也不必对牙齿的邻接关系、牙间乳头的形态，甚至牙冠的形态和透明度有过高的要求。如果患者对美观没有过高的要求，那么可省去很多手术步骤和费用。

上唇的理想高度应位于中切牙和尖牙的游离龈边缘，这样可看到牙间乳头，一般看不到临床牙冠上方的牙龈。大约有70%的患者有理想的笑线位置。对于女性患者，露龈笑时，可露出上前牙临床牙冠上方2mm处牙龈。露龈笑在女性人口中的比例为14%，在男性人口中的比例为7%。笑线越高，对种植义齿的美学要求就越高。因此如果患者笑线较高，而且对美观要求又比较高时，应仔细检查上前牙的状况。

笑线较高时，应仔细检查余牙的软组织状况。理想的状况下软组织能充满邻间隙，不会出现黑三角，上颌中切牙的邻接点自切1/3处开始一直到牙龈乳头。在健康人群中，牙龈乳头和邻接点之间很少能看到间隙。Kois的研究表明，游离龈缘至牙龈乳头的距离大概是4mm~5mm，因此牙龈乳头的长度可达到冠长的40%~50%，从切牙至尖牙的邻接点逐渐靠近龈方，中切牙间的牙龈乳头最高，其次是中切牙和侧切牙之间，再次是侧切牙和尖牙之间的牙龈乳头。中切牙之间及中切牙与侧切牙之间牙龈乳头的高度一般相似。

理想状况下，上颌前牙扇形牙槽嵴低点应该位于釉牙骨质界下方2mm处，高点应位于牙槽间隔顶部，高点较低点高3mm。软组织形态与之相似，软组织的低点较骨组织的低点高3mm（釉牙骨质界下方1mm处），在邻面接触点下方，软组织高点较骨组织高点高3mm~5mm，牙龈乳头通常会填满整个空隙。

Tamow、Norland和Tamow等人测量了天然牙邻接点到骨面的垂直距离，观察了牙间乳头的充盈率，垂直距离的高度范围为3mm~10mm，有88%的垂直距离为5mm~7mm，其中6mm的占40%，5mm的占25%，7mm的占22%。

当邻接点到骨面的垂直距离为3~5mm时，牙龈乳头几乎都能充满间隙。当垂直距离是6mm时，45%的情况不能充满，当垂直距离是7mm时，75%的情况不能充满。

换句话说，垂直距离即使只有1mm~2mm的变化，对邻面软组织形态也会有很大影响。因此在种植术前准确评估是很重要的，如果邻面骨质丧失或临界点太靠近切端，那么牙龅乳头就很难充满间隙。当邻面接触点至骨面的垂直距离为7mm时，牙龈乳头基本能保持稳定，但是在术后只有25%的牙龈乳头能达到原来的正常位置。

牙龈的扇形越高拱，或者游离龈缘和牙龈乳头的距离越大，拔牙后牙龈萎缩的概率就越高，拔牙窝愈合后就更难恢复理想的软组织形态。与之相反，牙龈的弧度越平缓，邻接点与骨面距离越小，软组织萎缩的概率就越小。除非牙齿拔除后马上就进行修复，否则想通过外科方式恢复理想的软组织形态是很困难的。相反牙龈扇形较平，游离龈缘和牙龈乳头的距离较短，萎缩的概率较小，预后较好，治疗的效果也就越理想。

上颌侧切牙和4颗下颌前牙的牙龈高点位于牙齿中线位置，上颌中切牙和尖牙略偏远中。在游离龈高点颊侧牙龈组织高度在牙体中线位置，中切牙和尖牙稍偏远中，中切牙的游离龈缘高度与尖牙一致。双侧侧切牙牙龈颈部高点对称，位于切牙和尖牙之下或与之齐平。当种植修复侧切牙时，如果牙槽骨吸收，牙龈萎缩，那么调整对侧侧切牙牙龈形态比调整种植义齿的牙龈形态简单。单个牙齿牙龈位置高于其他牙齿的情况是最不理想的，不幸的是，这是种植修复时不进行骨或软组织移植时最常出现的情况。

对缺牙区组织的颜色和质地也要进行评估。种植体周围健康的附着角化龈的颜色和质地应该与邻牙的牙龈一致，牙龈的生物学类型分为薄和厚两种，厚牙龈生物型不易萎缩，骨质丧失后易形成牙周袋。薄牙龈生物型在拔牙术后易萎缩，且难以重建。薄牙龈生物型牙龈萎缩是前牙拔除后的常见并发症，也是种植或二期术后常见的问题。

根据Kois的研究，对上颌前牙单牙种植的修复效果的预后，主要取决于患者自身的条件。理想的条件包括：

（1）相对于牙龈边缘来讲，牙齿的位置更偏向冠方。

（2）方圆形牙齿。

（3）牙周的弧度较低平。

（4）厚牙龈生物型。

（5）唇侧骨板较邻牙和牙槽间隔高（<3mm）。

不利的解剖因素包括：

（1）余留牙齿较平齐或偏向根方。

（2）尖圆形牙齿。

（3）牙周弧度较锐。

（4）薄牙龈生物型。

（5）唇侧骨板较邻牙和牙槽间隔低（>4mm）。

十、种植体颈部设计

单颗前牙种植修复最常见的并发症是基台螺丝的松动和颈部骨的

吸收，颈部骨的吸收增加了种植体周围炎和软组织萎缩的概率，影响美学修复效果。这两者都与种植体的颈部设计有关，单牙修复时应该使用带有抗旋转结构的种植体。抗旋转结构的直径越大，基台插入后的抗旋转作用就越强，这可降低基台螺丝松动率。

种植体的颈部设计能将一些压力和拉力传导至颈部骨质，一旦种植体暴露，颈部光滑的金属表面增加了骨的吸收，能将剪切力传导至骨组织，这些情况都会增加种植体周颈部骨组织吸收的风险，颈部骨的吸收会导致软组织的萎缩而影响美观。因此光滑的金属肩台应限制在大约0.5mm以内。

影响种植体直径的首要因素是缺牙区的近远中径，男性中切牙平均近远中径是8.6mm，女性是8.1mm，男性侧切牙平均近远中径是6.6mm，女性是6.1mm，男性尖牙平均近远中径是7.6mm，女性是7.2mm。然而种植体不应该和天然牙冠一样宽，否则软组织轮廓和牙龈乳头就无法重建了。

牙齿由冠向到根向逐渐变细，上中切牙的颈部近远中径（游离龈下1mm）平均是6.4mm，侧切牙是4.7mm，尖牙是5.6mm，然而这些直径仍然比种植体要粗大。

天然牙的脊面应位于釉牙骨质界下方2mm处，在这个骨水平，天然牙的直径有所减小，中切牙为5.5mm，侧切牙为4.3mm，尖牙为4.6mm，骨水平的直径就更接近于种植体的直径，但是这个理想的直径对修复缺失前牙的软组织来讲有些太大了。

第二个决定种植体直径的重要因素是种植体与邻牙牙根间的距离，种植体负载后第一年内出现的早期垂直骨吸收在0.5mm~3mm范围内，种植体周水平向的骨吸收大约是1.4mm。当种植体与天然牙间的距离小于1.5mm时，垂直吸收就会变为水平吸收，导致邻牙骨质的吸收。

牙槽间隔的高度决定着牙间乳头的形态。当牙槽间隔到邻接点的垂直距离小于5mm时，牙间乳头能充满间隙；当垂直距离到6mm时，可能有45%的间隙不能充满；当垂直距离为7mm时，牙龈能充满不足75%的间隙。因此，牙槽间隔的高度能决定牙龈乳头的形态，应该加以保护。这样种植体与天然牙之间至少应该有1.5mm的距离，邻牙的牙槽间隔与邻接点的距离应该在5mm之内。

总结一下，两个近远中参数决定了种植体的理想直径，单牙种植体的理想宽度应该与缺失天然牙釉牙骨质界下方2mm处的直径一致。另外，还应该测量邻牙牙根间的距离，种植体的直径再加3mm应该等于或小于这个距离（釉牙骨质界下方2mm）。

另一个决定种植体直径的因素是骨的颊舌向宽度，理想的宽度是在种植体颊侧还有1.5mm的骨组织，这是因为如果种植体颈部出现垂直吸收，就不至于发展为水平吸收，不会影响唇侧牙龈的形态。Spray的一份报道指出，唇侧颈部骨组织少于1.4mm时易吸收。然而颊舌向的宽度在腭侧就没那么重要了，原因包括以下几点：

（1）腭侧皮质骨的密度能抵抗吸收。

（2）腭侧不处于美学区域，骨和软组织的改变不会对美观造成影响。因此前牙种植体颈部颊舌向宽度应该在颊侧保有1.5mm的骨组织，加上种植体颈部直径，再加1mm的腭侧宽度。由于骨宽度经常不足，常需要在种植体植入术时植骨。

种植体的直径影响着颈部的大小，而不是种植体部的直径。例如颈部直径为4.1mm（体部直径为3.75mm）的种植体需要的近远中宽度为7.1mm；种植体颈部直径为3.5mm时（体部直径3.25mm），骨宽度应为6.5mm；种植体直径为5.2mm时，骨宽度要求为8.2mm。

种植体的理想宽度不仅仅是与天然牙相似，更重要的是可保存骨组织和确保邻牙的健康。两颗天然中切牙的牙根距离接近2mm，然而中切牙与侧切牙，侧切牙与尖牙间的距离常常不到1.5mm，通常只有0.5mm。所以理想的单牙种植体直径要比天然牙根小，常用4.2mm~5.2mm直径的种植体修复中切牙，3.0mm~3.5mm直径的种植体修复侧切牙，3.7mm~4.2mm直径的种植体修复尖牙。

直径为4mm和5mm的种植体的穿龈形态没有明显差异，所以如果不确定的话，医生应该选用较细的种植体，例如可选用直径为4mm的种植体修复中切牙，用直径分别为3mm和3.5mm的种植体修复侧切牙。例外的情况是，患有中度磨牙症的患者，或者在后牙区植入种植体时，牙合力较大，较粗的种植体可降低同位螺丝的松动率，减少颈部骨吸收，并降低种植体远期失败率。

十一、小结

单牙缺失是牙科修复中常见的问题，治疗方案常常选择FPD或种植义齿修复，在后牙区很少将FPD作为首选，因为基牙的龋坏和根管治疗的风险可能导致牙齿缺失。有时候，后牙缺失可选择不予修复（例如下颌第二磨牙，或者邻牙伸长或倾斜导致缺牙间隙过小）。单牙缺失首选的治疗方案是选择合适的种植体进行种植修复。

应该注意到，上颌中切牙缺失的种植修复是比较有困难的，为了获得理想的治疗效果，可能需要多次手术，进行软硬组织的重建和种植体植入。尽管如此，单牙缺失后大部分患者仍然会首选种植修复。

第三节　上颌后牙区无牙颌的治疗方案

上颌后牙区部分或全部缺失是牙科最常见的情况之一。7%的美国成年人（约1200万人）缺失了所有上颌牙，且下颌也存在部分牙齿缺失，这比下颌无牙而余留部分上颌牙的发生率高出35倍。此外，10.5%的成年人为完全无牙颌。据此，3000万的美国人，也就是17.5%的成年人缺失了所有的上颌牙。此外，年龄在45岁以上的牙列缺损患者中有20%~30%的患者为单侧上颌后牙缺失，15%为双侧上颌后牙缺失。换言之，约有40%的成年人至少缺失了部分上颌后牙。因此，在种植修复的治疗计划中，上颌后牙区是采用种植体支持固定或活动义齿治疗方式最为常见的区域之一。

上颌后牙区的种植设计通常具有独特性和挑战性。然而，现有的治疗手段已相对成熟，使该区的操作可与口内其他区域一样有良好的预期。有许多值得关注的外科方法，包括用上颌窦提升术来增加骨高度，用上置法植骨术来增加骨宽度，及在较差的骨质中植入种植体的改良术式。在过去的几十年中，采用上颌窦提升来克服垂直骨高度不足的方法已经成为极为普及并具有良好预期的一个手术方案。早在19世纪70年代，Tatum最早引入上颌窦提升术，随后Boyne和Lames于1980年最先发表该方面的文献。目前，有大量研究报道，上颌窦提升术成功率已超过90%。

本节主要针对上颌后牙区部分或全部无牙颌患者提出了具体的治疗计划。

一、上颌后牙区的解剖特点

无牙颌患者上颌后牙区牙槽嵴的局部解剖条件可能不利于种植体的植入。上颌后牙区可利用的牙槽骨高度在牙齿缺失以前由于牙周病的因素已丧失。上颌磨牙区经常会有远端根分叉，由于该分叉直接位于远中邻接以下，因而没有颊侧或腭侧的清洁通道。根分叉通常又比刮匙还窄，牙石一旦形成便很难消除。因此，上颌磨牙区的牙周病很常见，在牙齿缺失以前就伴随着牙槽骨高度的丧失。

相对于下颌骨而言，上颌骨在唇颊侧的皮质骨板更薄。此外，上颌后牙区的小梁骨比其他区域的骨质要好。由于颊侧骨板的吸收，上颌后牙缺失最先引起骨宽度的减少。上颌后牙区牙槽嵴宽度的吸收比颌骨任何其他区域都快。牙槽骨血运的丧失和骨小梁的纤细等因素会加剧上颌牙槽骨的吸收。然而，吸收初期上颌后牙区的余留牙槽嵴非常宽，即使在牙槽嵴宽度减少60%时，也可植入足够粗的根形的种植体。此后，随着进一步吸收，牙槽嵴逐渐向腭侧移动，直到在偏中线位置形成更窄的余留牙槽嵴。伴随着持续的骨吸收，上颌骨后部进行性地向中线靠近并重塑。这就造成在中度牙槽骨萎缩的病例中，为了满足美学的要求，上颌后牙区修复体的颊尖常常会在颊侧形成悬臂。

（一）上颌后牙区种植修复的注意事项

在种植体植入前需评估冠高度空间。经过对颌平面合理的修复或调整，临床牙冠的理想高度应该超过8mm。当可用于修复的间隙较小时，首先考虑龈切术，因为在该区软组织通常过厚。如果切除软组织仍不能解决修复空间的问题，可在植入种植体前在上颌后牙区牙槽嵴进行骨成形术或垂直截骨术来恢复恰当的牙槽嵴位置。

（二）较差的骨密度

一般来讲，上颌后牙区的骨质密度比口内其他区域都要低。对

1981—2001年的临床研究文献回顾表明，该区域极差的骨密度可能会使其种植体被植在原有天然牙舌尖的位置上，种植体负载存活率平均降低16%，最低存活率仅有40%。导致失败的原因有以下几个方面：骨的强度与骨密度直接相关，上颌后牙区的低密度骨的骨强度要比下颌骨前部骨质薄弱5~10倍；骨密度直接影响种植体骨的表面接触比例，该接触负面将受力传导至骨，骨-种植体接触在Ⅳ类密度骨中是最少的；在较低的骨密度中产生的应力会从种植体根端传播得更远，使其沿着种植体体部产生更为显著的骨丧失，而在其他更致密的骨质中，吸收仅发生在牙槽嵴顶部。负载比较研究也显示，Ⅳ类密度骨与纯钛的生物力学弹性模型的差异最大。这种生物力学的不匹配对骨组织产生了更大的劳损，可能会形成病理性的过度负载。因此，建议调整治疗设计方案，尽量增加骨-种植体的接触面积。

在上颌后牙区植入种植体时，这种不良的骨质结构和牙槽嵴顶皮质骨板的缺失会进一步影响种植体植入后的初期稳定性。由于颊侧皮质骨板薄，牙槽嵴通常又很宽，用来稳定种植体的侧方皮质骨-种植体的接触通常是不充足的。因此，种植体与Ⅳ类骨质的初期愈合是由多种因素决定的，且据临床报道它比Ⅱ或Ⅲ类骨质有一个更高的初期愈合成功率。

二、上颌窦的解剖特点与上颌后牙区种植体治疗方案的制定

早在1489年，达·芬奇首次绘制图示并描述了上颌窦，随后英国解剖学家Nathaniel于1651年将之记录在案。上颌窦，又名海默氏窦，是位于上颌骨体部的窦腔，是发育最早且最大的鼻窦腔。成年人上颌窦呈金字塔形，与鼻腔相邻，为空气充盈的窦腔。关于上颌窦的具体功能人们有着很多争论，通常认为上颌窦的功能包括减少颅骨的重量、语音共振、参与吸入空气的暖化和湿化及嗅觉辅助功能。此外，

当面中部受到打击时，上颌窦的生物力学调节功能可引导力的传导远离眼窝和颅腔。

（一）上颌窦的扩张

在胚胎发育至3个月时，筛骨漏斗中鼻腔黏膜外翻形成了最初的腔体，在那时，上颌窦是位于上鼻道和中鼻道之间筛骨漏斗内侧表面的胚芽，出生之前形成继发性腔体。在出生时，上颌窦腔也只是上颌骨近中侧位于第一乳磨牙牙胚上方的一条长方形的沟槽。

在出生时，上颌窦被液体充满。出生后直到3个月大时，上颌窦的发育与眼部眶底的压力、上颌骨表面肌肉的牵拉、发育中的牙列等密切相关。颅骨的成熟过程中，这3个因素影响着上颌窦三维方向上的发育。5个月大时，上颌窦位于眶下孔的内侧三角形区域。

在出生后的第1年内，上颌窦在眶下管（被一薄层牙槽嵴保护）下向侧方扩张。窦腔向尖端扩张的同时逐渐占据了先前发育中的牙列形成的空间。上颌窦底的相对位置能很好地反映出上颌窦在高度上的增长。在12岁时，窦腔扩张到眼窝侧壁，窦底与鼻底平齐。在随后的几年，随着恒牙的萌出，窦腔向下方发展。成年人上颌窦大约有接近15mL的容积（34mm × 33mm × 23mm），口腔的扩大主要发生在恒牙列萌出阶段，窦腔占据整个上颌骨体部和颧骨的下颌突。向牙槽突的扩张中，上颌窦底部降低了约5mm。在矢状方向上，上颌窦的发育与面中部生长相对应，在16~18岁第三恒磨牙萌出时，发育完成。

成年人的上颌窦形似一个金字塔，基底毗邻鼻腔侧壁，顶端有四个伸向颧骨的骨壁。

上颌窦底有骨质或膜性中隔来加强，这些斜隔或横隔呈网状结构融合到下颌的内壁及侧壁中。由于遗传及牙根周围骨质中压力的转移，这些隔片形成类似木舟的外形，很少将窦腔分成相互独立的腔室。这种结构从尖牙区一直延伸到磨牙区。对于长期无牙颌患者，伴随着组织的压力减少，该结构会逐渐消失。Karmody发现斜形隔片最常见的位置是上颌窦的前上角或眶下窝（可向前扩展至鼻泪管），近中壁则紧邻中鼻道和下鼻道。

当牙齿存在时，上颌窦基本维持着它的大小，但在后牙缺失以后，上颌窦会发生扩张，窦腔向下和向侧壁扩展。这种扩张甚至能侵入尖牙隆突区并向鼻腔梨状孔侧部区域延伸。在牙槽嵴吸收和牙齿缺失对后上颌窦气腔形成的双重作用下，上颌骨后部可利用的骨高度明显减小。上颌窦的扩张比嵴顶骨高度的变化更迅速。作为窦腔下壁扩张的结果，上颌骨后部可利用的骨量在高度上明显减小。

在牙周病、牙齿缺失、上颌窦扩张后，窦嵴距通常不足10mm，导致没有充足的骨量放置种植体。据不完全统计，短于9mm的种植体比超过10mm的种植体存活率低16%。因此，骨的高度对于种植体的支持是最为重要的。骨量不足这一问题常伴有骨密度的降低和因骨宽度吸收造成的牙骨嵴位移等问题。这些因素常引发骨内种植体系统长期失败率和并发症。

（二）上颌后牙区的种植治疗方案

1. 高牙合力

在后牙区的牙合力比口内前牙区大很多。许多研究显示在前牙区的最大牙合力是在35~50lb/in^2，在磨牙区的天然牙牙合力在200~250lb/in^2。结果，天然上颌磨牙的表面积比前磨牙大2倍，并且明显更宽。这样既减小了对骨组织的压力，又减少了骨的劳损。据此，在后部磨牙区的种植体需要比口内其他区域更大的支持。因此，在上颌磨牙区治疗中要充分考虑到骨质、骨量的减少和牙合力的增加。

2. 种植体的尺寸

种植治疗计划应该模拟天然牙在上颌骨后牙区的条件。由于压力首先出现在牙槽嵴顶区，种植体的生物力学设计要使其有害影响最小化。增加种植体的直径是增加其在嵴顶区表面积的一个有效方法。理想情况下，B类种植体不用于上颌后牙区。一项从1982－1994年为期12年的回顾性研究中，作者列举了653例上颌窦提升的案例，14例种植体失败，其中8例是由小直径种植体颈部折裂造成。因此，种植体的直径应该是4mm，在磨牙区应考虑用5mm。

种植体的长度选择与种植体的宽度、设计、牙合力及骨密度相关。由于10mm及更短的种植体负载后的成功率降低，因此在这个区应考虑用更长的种植体。一般来说，在骨密度较低时（D3类骨质），直径为4mm带螺纹的根形种植体长度至少应为12mm，这样可提供足够的骨-种植体接触面积以分散施加在修复体上的负载力。当骨质很差（D4类）时，通常选用直径为5mm的种植体，长度至少为12mm。

3. 种植体的数目

增加种植体的数目是减小牙槽嵴顶压力的一个好办法。一般情况下，每个缺失牙都需要1个种植体修复。应将种植体连成支架以减小对骨组织的压力。如果压力很大，考虑用2个种植体修复1个缺失磨牙。

4. 种植体的设计

种植体的设计可增加支持面积。带螺纹的种植体比同型号大小的圆柱形种植体表面积大30%~200%。尽管操作难度较大，但强烈建议在骨质差的区域采用带螺纹的种植体。螺纹的生物力学设计也使表面积增加（如螺距、形态、深度等）。

种植体表面粗化或羟基磷灰石涂层提高了种植体的骨结合率，能提供更大的初期固位力，增加骨接触面积和片层骨量。与机械加工的或平滑的钛种植体相比，表面粗化的种植体周围冠向骨有更高的强度。因此，涂层或粗化的种植体常用在D3或D4类骨质。

（三）上颌后牙区种植治疗的禁忌证

上颌后牙区种植体长期成功的关键之一是上颌前区有足够的牙齿或种植体。因此，治疗计划应建立在能保存并修复健康的下颌前牙或恢复上颌前区A类骨质的基础上，为种植体的植入做好准备。在后部种植体放置前，每个区域都至少需要一颗健康的天然尖牙或在尖牙区的种植体。

在传统修复中，尖牙和邻近两个牙缺失是固定修复的禁忌证。因此，当尖牙和两个前磨牙缺失时，不能进行固定修复。如果可摘修复体在行使功能时不移动，就可认为是一个固定式修复，应遵守固定修复关于种植体数目和位置的治疗原则。上颌后牙区的治疗计划应能保存及修复好健康的上颌前牙，或者为上颌前部种植体的植入保存充足的骨量。在每1/4区后部植入种植体时，至少需要1颗健康的天然尖牙或在尖牙区的一个基台做支持。

异常的口内条件常会危害到上颌窦底植骨提升术的最终效果或是上颌窦提升术后种植体植入的成活率。因此，相对禁忌证与无牙颌患者的种植体治疗标准要求相似。

三、上颌后牙区种植体治疗的历史

（一）上颌后牙区治疗的文献回顾

多年来，针对上颌后牙的修复和骨量及骨质差，学者们提出了不少对策。各种策略可分类如下：

（1）避开上颌窦，在其前部、后部或内侧植入种植体。

（2）植入种植体同时在窦腔底部钻孔。

（3）采用骨膜下种植体。

（4）采用水平截骨术、三明治法植骨术、骨内种植体。

（5）种植体植入同期提升上颌窦。

（6）侧壁上颌窦植骨，同期或延期放入种植体。

在过去，医生对上颌窦不做任何调整，直接将种植体植入上颌后牙区，多采用小型种植体植在下颌窦腔以下。这种方式降低了骨-种植体的表面接触，加上较差的骨质因素就会导致种植体的稳定性较差。在窦腔后部放置更大的种植体或放入上颌结节和翼板都无法得到满意的结果。此外，此方法尽管从外科角度考虑具有可行性，但第三或第四磨牙基台很少能提供合理的理论。这种方法常需要在前部和后部种植体之间放置3个单位或更长的桥体，这样的跨度常导致修复体存在过大的挠曲度、固位不良、过大的应力从而导致种植失败。上颌骨侧壁和嵴顶部多为薄层、多孔疏松的骨质，骨膜下种植体很难得到良好的支持。骨高度的不足常导致骨膜下种植体的植入偏离牙合力的方向，不能植在牙槽嵴顶。

在20世纪60年代后期，Linkow指出可将叶状种植体钝化，并将上颌窦底黏膜向上轻推，将上颌后部种植体植入上颌窦内。这个手术需要窦腔下的垂直骨高度至少为7mm。当上颌后部种植体的直径为4mm或更大时，为保证远期修复效果，骨质需要是垂直高度至少为10mm的D3类骨质。由于上颌后部通常是D3或D4类骨质，传统的种植体对于骨高度的要求更高。

Geiger发现穿通上颌窦底的陶瓷种植体可愈合，具有稳定性，而且未出现并发症。Bdnemark等人指出，如果在窦腔下种植体和骨组织之间发生骨结合，那么将种植体放入上颌窦没有不良后果。然而，他们同样也指出这一技术存在较高的失败率（5~10年成活率为70%）。

Ashinazy等人发现可以采用全口曲面断层片来检查在上颌窦腭侧是否有充足的骨质行叶状种植体植入。然而，Stoler在对25个上颌骨完成连续的计算机扫描后发现，在上颌窦腭侧没有充足的骨质支持种植体。由此可见，上颌窦腭侧骨质充足的病例是极个别现象。

在20世纪70年代早期，Tatum开始用自体肋骨对上颌骨表面进行骨移植来恢复种植体需要的垂直骨高度。他发现在现存的牙槽嵴顶表面进行骨移植会明显减小后部颌间距离，也几乎不能给骨内种植体提供可利用的骨质。因此，在1974年，Tatum针对上颌窦黏膜提升植骨术提出一种改良的Caldwell-Luc方法，即先使上颌牙槽嵴顶不全骨折，使上颌窦底黏膜获得提升，再将自体骨植于原本由下部第三窦腔占据的区域。骨内种植体在6个月后植入植骨区。再经过6个月，种植体负载最后得以修复。

在1975年，Tatum提出一种可在提升上颌窦的同时植入种植体的侧向入路术式。这个种植系统采用一段式陶瓷种植体，愈合期需要一个突出黏膜的愈合帽。早期陶瓷种植体设计尚不充分，导致该技术的效果不理想。在1981年，Tatum发明了一种用于上颌后部的埋入型种植体。埋入型种植体具有很好愈合性能，可用钛代替氧化铝作为生物材料，不但种植体的生物力学性能改善了，而且改进的外科技术也使这种种植模型拥有更好的预后。

1974—1979年，上颌窦植骨充填的材料主要是自体骨。在1980年，Tatum对上颌窦侧壁开窗提升技术做了进一步改进，采用人工合成材料来充填窦腔。同年，Boyne和James尝试了用自体骨做充填。许多在1980年发表的文章多为趣闻类或基于小样本的研究。1987年，Misch提出一种基于窦腔下骨量的上颌骨后部治疗入路，1989年他进一步完善了该方法，将与外科手术入路和种植体设计相关的可利用骨宽度也纳入其中，此后也出现了对于植骨材料和手术方法进行微小调整的其他报道。

20世纪90年代，上颌窦提升术在业内引起了更广泛的关注。文献中报道很多，但对于技术上的改变很小，主要包括将不同的材料用于植骨，应用不同来源的自体骨，关于骨愈合的组织形态学数据及关于在上颌窦提升术同期或延期植入种植体后的种植体存活率比较等。

Tatum长期的研究结果表明，在超过1500例上颌窦提升植骨术中，成功率高于95%。与其他口内植骨术相比，上颌窦底提升植骨术可增加5mm~20mm的骨高度，是最有预见性的术式，植骨和种植体存活率可超过95%。

（二）上颌后牙区上颌窦底提升植骨的方案

1987年Misch和Judy参照无牙颌患者上下颌骨牙槽嵴的吸收模式提出了骨量的分类，将有充足骨宽度的牙槽嵴定义为DA类牙槽嵴，此类牙槽嵴宽度>5mm，长度>7mm，高度与给力方向夹角<30°。以余留宽度为5mm作为分界点，因为此时足够容纳至少4mm直径的种植体（种植体基台最常见的直径）。DB类缺牙区牙槽嵴，通常牙槽嵴宽度为2.5mm~5mm，长度<7mm，高度>12mm，与给力方向夹角<20°。在颌骨中骨宽度的丧失过程起初是从余留牙槽嵴的唇颊侧开始向内侧吸收。DC-w类缺牙区牙槽嵴通常牙槽嵴宽度在1~2.5mm，高度>12mm，DC-h类高度<12mm，冠的高度空间与余留骨高度比率超过1。DD类的特点为牙槽嵴严重萎缩，有明显的高度吸收，冠的高度空间与余留骨高度比率大于5：1。

1987年Misch根据上颌后部缺牙区修复基台所采用的不同处理方式进行分类，该分类主要取决于放置种植体理想位置的剩余牙槽嵴到窦腔底部的窦嵴距骨高度（表8-3）。该表同时列出了不同的手术方法、植骨材料、再修复重建前的愈合时间。在1988年，Cawood和Howell也提出了对上颌后部缺牙区的分类，包括骨质的缺失和上颌窦的腔化。

表 8-3　各种类别治疗的愈合时间

治疗时间	高度（mm）	过程	愈合时间（月）：骨移植	愈合时间（月）：种植体
SA-1	>12	常规种植体植入		4~6
SA-2	10~12	上颌窦提升同时植入种植体	-	6~8
SA-3	5~10	上颌窦外开窗提升，延期种植	2~4	4~8
SA-4	<5	上颌窦外开窗提升，延期种植	6~10	4~10

1995年，Misch调整了1987年的分类，加入了上颌窦横向宽度，这个指标常用于调整愈合时间。小宽度的窦腔（0mm~10mm）比大宽度（>15mm）形成骨更快。Jcnsc在1991年、Chiapasco在2003年还分别提出了上颌窦底提升植骨术的分类。

（三）Misch 上颌后牙区分类

1. 窦下方案 1：传统的种植体植入术

第一类，即SA-1，是指在有充足骨高度支持骨内种植体植入时。在骨量足够（A类）时，可植入根形种植体。最短的“理想”骨高度与种植体的设计和骨质的密度都有关系。对于直径为4mm的螺纹种植体，所需骨高度至少为12mm。

由于在上颌后牙区的牙合力比口内其他部位都大，骨密度比其他部位都低，所以不宜植入窄颈种植体。此外，狭窄的牙槽嵴通常比下颌牙的中央窝更偏腭侧，导致修复体负载额外的脱位力，进而会加大骨组织的应力。

在上颌后部SA-1式进行骨成形术可能会改变SA的分类，因为骨质调整后剩余骨高度可能小于12mm。骨宽度的增加可通过骨扩张、自体骨移植、上置法植骨、原位植入完成。在磨牙区常需要放置更大直径的种植体，骨扩张后放置大直径的种植体是治疗骨密度较低病例最常用的方法。如果在后部缺牙区可利用的宽度小于2.5mm（C-w类），最常用的治疗方法是用上置法植入自体骨来增加骨宽度。骨质愈合后，再重新评价该区域，决定适合的治疗计划。

尽管在种植中一个公认的原则是植体尖端距离相对的解剖标志要保留2mm以上的骨量，但在上颌窦底区不同。只要窦腔健康，且操作过程中没有穿破覆盖在上颌窦底部的窦底黏膜，种植体的预备和植入就可达到或穿过上颌窦底皮质骨板。

在SA-1分类中骨内种植体在上基台完成上部修复前，需要4~8个月的时间，在不行使功能的环境下愈合，愈合期的长短取决于骨质密度。在种植体愈合初期，要确保不要受到外伤。在D3或D4类骨质中修复治疗阶段应该循序渐进加载负荷。

2. 窦下方案2：上颌窦提升并同期植入种植体

当垂直骨高度为10mm~12mm时属SA-2式。对于A类患者（牙槽嵴宽度足够），获得一个12mm或更多的垂直骨高度很有必要，这可提高种植体的存活率，窦底可通过种植体截骨术提升。这项技术由Tatump在1970年最先提出，1987年由Misch发表，多年后由Summers改良。

骨内种植体截骨术的操作与骨质致密有关。截骨术的深度比窦腔低1mm~2mm，选择与最终备洞直径一致的杯形骨凿。这种骨凿末端的形态不同于骨扩张术所用的骨凿。骨凿插入窝洞后稳稳地敲击骨凿，每次增加0.5~1mm的高度，直到将最初制备的种植窝洞底部位置抬高2mm。这种术式通过造成的上颌窦底骨板的旁弯骨折，从而缓慢提升窦底未经预备的骨组织及骨凿上方广泛的窦底黏膜。

在窦底被提升（最多可提升2mm）后，可将种植体植入。将种植体缓慢植入到相应位置，以保证在提升过程中窦底黏膜不被撕裂。种植体顶端部分可在窦底皮质骨板获得密质骨支持，尖部覆盖骨和完整的窦腔膜。种植体可超出窦底骨板2mm，加上种植体顶部覆盖的1mm~2mm的骨质，窦腔黏膜最终可提升约4mm。由于种植体顶部覆盖自体骨，所以能更快形成新骨。

在植入种植体前及植入时都不能完全确定是否能将上颌窦底黏膜完整提升。可试着去感觉窝洞深度在8mm以内的上颌窦黏膜的提升，直径大约为3mm的骨槽可能比较容易促使窦底黏膜撕脱。术后4~6个月，应该摄X线片观察是否获得了0mm~2mm的垂直骨高度增加。患者的修复治疗应该与SA-1式相似。对于从初期愈合后种植体顶端周围来获得充足骨质的D4类患者，应以递增的方式加载负荷。

有些学者采用SA-2式上颌窦内提升术，将上颌窦提升2mm以上，或在植入种植体前在植体窝内放置骨移植材料，这些盲目的手术操作会增加窦底黏膜穿孔的风险。当窦腔黏膜穿孔时，植骨材料会挤入窦腔，增加术后感染的风险。一旦窦腔发生感染，在种植体尖端会形成细菌玷污层，这不仅会影响后期骨种植体的结合，同时也可能会引发上颌窦感染。

如果在最初种植体植入时发生窦腔膜穿孔，是不可能获得骨高度增加的。这就是不能采用这个技术将窦底提升2mm以上的重要原因。然而，即使出现窦底黏膜穿孔，或者植体尖端无法形成新骨，SA-2式手术仍有其优点，就是种植体的根尖部分被密质骨包绕。这加强了愈合期的固定，加快了骨和种植体结合，使负载条件获得了改善。由于SA-2式手术的效果不易提前预期，建议多植入一颗种植体或采用较粗的种植体。

Worth和Stoneman曾报道过与SA-2治疗过程中类似的，在提升的窦底黏膜下出现新骨生长的现象，称为晕轮形成。他们通过对有根尖周疾病的牙齿观察后发现，窦底黏膜获得自然提升，且一旦牙齿炎症消除，窦底黏膜提升处会有新骨形成。

3. 窦下方案3：上颌窦提升植骨体伴同期或延期植入骨内种植体

第三种上颌后部缺牙区的治疗方法，即SA-3式，是指在种植体植入位点，有5mm以上的垂直骨高度，余留牙槽嵴宽度正常的情况。在余留牙槽嵴上方采用Tatum的上颌窦侧壁开窗法提升上颌窦。在侧壁入路开窗，将上颌窦底膜向内、向上旋转到一个较高的位置从而形成新的上颌窦底，并将自体骨与异体移植物或同种异体移植物混合而成的移植材料植入先前窦腔所占据的空间内。此时如果余留牙槽嵴宽度大于5mm，理想状况下可同期植入种植体，也可延迟2个月以上再植入种植体。在窦腔植骨和种植体植入之间短暂的延迟可确保植骨材料的稳定性并避免窦腔感染，保证良好的愈合。如果余留牙槽嵴较窄（B类或C-w类），可在上颌窦提升同期行上置法植骨术以获得良好的宽度。

在初始高度为5mm~10mm的SA-3式上颌骨后部余留牙槽嵴可能存留皮质骨，在原始上颌窦底壁的类皮质骨样的骨质可增强同期植入的种植体的稳定性。据此，同期植入骨内种植体具有可行性，这种手术式多年来受到一些学者的推崇。然而，医生倾向于做出推迟4个月延期种植的决定，是因为它有以下几点优势：

（1）在种植体植入术中，种植牙窝洞制备及种植体植入时，能够检查植骨术的愈合状况。对于愈合时间的判断不再主观、武断，能更个性化。

（2）3%~5%的患者会在上颌窦底提升植骨术后出现上颌窦感染，这比种植体植入术的感染率高。如果移植物感染时种植体已植入，可能会在种植体上形成细菌玷污层，影响将来的骨-种植体结合。同时，种植体的存在也加大了抗感染治疗的难度，可能造成移植物的广泛吸收。如果感染不能被充分控制，所植的骨和种植体就需要被去除。因此如果种植体延期植入，即便是发生术后感染，骨移植术和种植术失败的风险也大大降低。相关文献报道也提出，种植体同期植入比延期植入具有更高的失败率。

（3）骨新生和骨改建需要血供。位于骨移植材料中的种植体非但不能提供血供，甚至还会造成血供障碍。

（4）为了重建上下颌牙槽嵴间正确的相对位置关系及为在磨牙区植入更大直径种植体提供充足的骨量，在行上颌窦提升术的同时，可能会同期进行牙槽嵴增宽术，这就需要延期植入更大直径种植体。

（5）延期植入种植体时，上颌窦底提升植骨术所获得的骨质更加致密，这就减少了早期植入时的一些解剖条件限制，使种植体获得更好的角度和更佳的植入位点。

（6）延期种植时，在种植体植入前医生可检查窦腔植骨效果。有时骨移植物并未完全充满移植区域，如果在同期植入种植体时没有意识到这一问题，就会导致种植体植入空腔，而不是在植骨区。

延期植入种植体的首要缺点是需要一次额外的手术。如果整体治疗时间对患者非常重要，可在2个月后植入种植体以尽可能减少感染的风险。否则，SA-3式中种植体的植入通常需要等待4个月或更多时间。

4. 窦下方案4：上颌窦底提升植骨术后愈合并延期植入种植体

第四种上颌后部缺牙区治疗方法，即SA-4式，首先对未来骨内种植体的植骨区进行提升。当剩余牙槽嵴和上颌窦底之间距离小于5mm时，通常选择这种术式。在这些条件下，骨的垂直高度不足以同时植入种植体。此外，受体骨量的缺乏使其不能为骨移植物提供充足的血供。SA-4治疗方案往往意味着有一个更大的窦腔，移植物周围（侧壁、前部、远中区）有最小的自体骨量，这是因为窦腔已经逐渐地、侵略性地向这些区域进行了扩张。

在上颌结节区能收集到的自体骨更少，这将进一步延缓该区的骨再生。在窦腔有较少的中隔和网状结构来促进骨再生，此外，近远中距和侧壁到中线的距离较长。因此，较薄的骨壁、较差的血供、最少的局部自体骨、较大的移植骨量都需要更长的愈合期及需要对术式进行一定的调整。

Tatum上颌窦底提升植骨术的侧壁开窗植骨法与先前的SA-3术相同。与SA-3相比，大多数SA-4式病例能更容易获得良好的手术入路，因为SA-4比SA-3式的上颌窦底距离牙槽嵴顶更近。上颌窦底膜内层至少要被提升至距离嵴顶16mm处，以便为后期植入骨内种植体提供足够的骨高度。此术式所用的联合植骨材料和方法与SA-3式相似。然而，上颌结节可获得自体骨较少，因此需要有额外的取骨区，通常取自下颌骨。

在植入骨内种植体前，植骨区常需要6~10个月愈合完全。初期愈合程度与窦腔大小（主要指不同的颊腭向宽度）、窦腔下1/3的自体骨量相关。通常情况下在SA-4式病例中，植骨成熟后牙槽嵴宽度足够容纳根形种植体。

在SA-3和SA-4式中种植体延期植入的手术与SA-1式相同。不同之处在于需要将侧壁上的骨膜瓣完全翻开，直到能直接观察先前植骨所开的窗。先前开的窗可能完全骨愈合，可能呈现松软状态并充填有疏松植骨材料，也可能有圆锥形纤维向内生长，还有可能是其他的状态。如果临床检查显示移植区已骨化，种植体截骨术和植入术的方案由骨密度决定。

当种植体植入区是D4类密度骨时，羟基磷灰石涂层或表面粗糙处理的螺纹形种植体的确有一定的优势。在Ⅱ期手术暴露植体前需要一定的愈合期，加载负荷也要循序渐进。

种植体植入后到Ⅱ期修复前，间隔时间的长短取决于植入种植体时的骨密度。牙槽嵴顶和最初的窦腔底可能是这个区域仅有的利于种植体固定的皮质骨。最常见的骨密度是D4类，通常比这个区疏松。当骨质极其松软时，在连接愈合基台后渐进性的负载是最重要的。SA-4式中上颌窦植骨愈合期后骨形成不足是可能的并发症，但并不常见。一旦出现这一问题，应在种植体植入前4个月，采用SA-3式进行窦腔植骨。

上颌窦底提升植骨术的受植位点宽度通常是DA类，然而，当宽度是Dc-w至Db类时，常采用上置法植骨增加宽度。当骨移植无法保证宿主骨量时，应在自体骨移植以增加骨宽度前6~9个月进行上颌窦提升。并待移植骨成熟后，再植入种植体。

四、小结

在过去的研究报道中，上颌后牙区的种植体存活率最低。原因包括骨高度不足、骨密度低及牙合力高。以往的种植体修复设计尝试避开这个区域，例如在上颌后牙区植入种植体时不采用过度悬臂的修复形式，或是在上颌窦远中植入种植体并采用超长跨度的桥体完成上层修复。

可通过上颌窦提升和窦底骨再生来改善种植体植入的高度。早在20世纪70年代中期，Tatum就已经开始发展这些技术。根据上颌窦底到余留牙槽嵴之间的垂直骨高度，Misch于1987年提出了4种上颌后牙区的治疗方案，这些方案后来又经过调整来反映获得充足骨高度后可用的骨宽度，在这些情况下建议采用根形种植体。当牙槽嵴太窄而不能容纳根形种植体时，常需进行骨成形术或自体骨移植术。此外，在牙合力大且骨密度低的条件下，所需种植体的直径也相对较大。

第四节　牙列缺损及牙列缺失种植治疗方案

一、牙列缺损

如果想给牙列缺损患者拟定一个完善的治疗方案，首先需对患者的口腔条件进行分类。我们知道，仅仅单颌牙列缺损就存在65000种可能，关于牙列缺损分类的方法层出不穷，目前尚未有任何一种分类方法可被普遍认可。本章对有种植需求的部分或完全牙列缺损患者的分类和治疗计划状况进行了回顾性研究，并主要介绍了一种分类方法。通过此种分类，医生可明确缺牙区可用骨高度，同时它对种植关键部位的修复也有一定的指导意义。

二、牙列缺损分类

早在多年前，Cummer、Kennedy、Bailyn等一批知名学者就率先提出了牙列缺损的分类方法。这些方法在修复领域至今影响广泛，但是这些分类多是针对活动义齿的设计。其他还有一些分类方法陆续被提出（其中包括美国修复协会提出的一种方法），但没有一种方法得到普遍认可。目前，在美国大多数牙科学校中均使用Kennedy分类。

Kennedy分类将牙列缺损分为四类：第一类为双侧后牙游离端缺失，第二类为牙侧后牙游离端缺失，第三类为单侧非游离缺失，第四类为跨中线的前牙缺失。

Kennedy分类没有特定的细则，在很多情况下难以使用。Applegate

提出了八条原则，用于细化分类设计。它们又被简略概括为三条基本原则：第一，该分类应以最终修复时的自然牙为准，而不是未拔牙前的状况，否则可能会改变最初的分类。例如，需斟酌考虑第二或第三磨牙是否需在最终修复前拔除。第二，大部分都是根据后部缺牙区情况来决定分类的。第三，除去决定分类的主要缺牙区，余下的缺牙区仅考虑数目，不能决定分类设计。

三、牙列缺损种植治疗方案

Misch和Judy1985年在Kennedy-Applegate系统中根据种植体骨量分类描述了牙列缺损，叫种植分类，便于大部分操作者用这种熟悉的分类来交流讨论缺牙位置和重要缺牙区，它也为其后治疗方法和原则的选择奠定了基础。由Misch和Judy提出的牙列缺损的种植学分类包括先前提出的缺牙区四种骨量分类，其他非主要缺牙区在Kennedy-Applegate分类中不是重点考虑对象，所以此区域的种植方案在此不会给予一一陈述。但是，如果在治疗计划中包括了某处非主要缺牙区，该区域的种植情况，包括骨质分类等将予以考虑。

（一）第一类治疗计划

第一类患者双侧游离缺失，且前部自然牙存在。绝大部分患者都保留有切牙和尖牙，牙弓中主要缺失磨牙。因此，恢复合适的咬合垂直距离，在正中牙合时自然前牙有助于牙合力分散。当对颌是自然牙或固定种植修时，在下颌运动时它们可适当地自我缓冲，以保护游离端区域的种植修复体，使其免受过大的侧向力。对于下颌为第一类、上颌选择活动义齿的情况，应建立平衡侧方牙合更为重要。

第一类缺失患者较之第二类或第三类缺失患者更倾向于选择活动义齿。因为，如果下颌无修复体，咀嚼效能不佳，对颌活动义齿的支持固位也较为困难。第一类缺牙者进行活动义齿修复时，负载区可位于后部缺牙区或自然前牙区。适当的卡环设计，可减少自然牙受力，将更多的力分散在骨组织上。而RPD设计则可适当增加基牙受力，减少缺牙区骨组织的受力。当然，在任何病例中活动修复都会加速后部牙槽骨的骨吸收。此外，局部活动义齿如果设计不良或不能很好地将牙合力分散到基牙上，会危害牙周健康，最终导致缺牙区的骨丧失和自然基牙的松动。经过作者长期观察，长期佩戴活动义齿的第一类缺失患者通常会出现C亚类牙槽嵴吸收和基牙松动。

佩戴一副不合适的可摘局部义齿可能会因剩余牙列过度负载导致第一类缺牙患者自然前牙松动。因此，这类患者常常需要进行种植修复来解放松动的天然牙，并在咬合设计中注意避让，保护松动前牙。较之第二类或第三类患者，第一类缺牙者需在后牙区适当增加种植体，并注重调整咬合。

治疗计划应该考虑到双侧游离缺失这一基本状况，及这种状态下特殊的力学因素。较之因为后牙的解剖结构限制（上颌窦或下颌神经管），只能种植在前牙区的第四类或无牙颌患者，第一类缺失者无须过度利用骨增量术来增加骨宽度，但是适当的骨增量术来改善后部缺牙区的骨量是可行的，它可增加种植体表面积并为种植修复提供了更多的可能。

在费用考虑上应涉及长时间与多因素。例如，对于骨量充足的后牙区无须植骨，可直接行种植修复，因为该区域的种植体直径粗、表面积大，能抵抗后牙区的各种侧向受力。但对于长期缺牙、骨质吸收明显的患者，在进行种植修复前应先行植骨。

如果双侧后牙区都需要植骨，最好双侧同期进行，这样可充分利用取骨区的自体骨，同时还能减少患者手术次数，降低风险。

1.A 亚类治疗计划

对于第一类缺失骨质为A亚类的患者，我们通常多采用独立的种植支持式固定修复（单冠修复而非联冠修复），所以该区域常需要2个或更多的骨内根形种植体，获取足够的固位力来满足单冠修复的需要。缺失牙数量越多，就需要直径越大、数目越多的种植体来弥补。一般来说，后牙区可用的骨高度常受到下颌骨的下颌神经管和上颌骨的上颌窦的限制。在第一前磨牙位置的种植体还须注意避开尖牙根尖、下颌神经管开口处，及上颌窦前部切迹。

2.B 亚类治疗计划

第一类缺失骨质与B亚类的患者的特征，是在后部缺牙区有较窄牙槽骨且前部有存留的自然牙，这类情况下也应考虑行种植固定修复。但是由于可用骨高度受下颌神经管和上颌窦的限制，所以该区域应酌情考虑行骨增量术以增加骨宽度。小直径的骨内根形种植体可考虑植入下颌后部B亚类牙槽嵴。当然，如果采用窄径根形种植体，B亚类骨质患者所用种植体数目应比A亚类多。对于B亚类骨质患者最值得推荐的方案是在每一个缺牙区都植入种植体以进行无悬臂修复。

磨牙及两颗前磨牙都完全缺失的患者，需要额外的种植体支持。对于B亚类骨质，4个根形种植体是下颌行固定种植义齿修复的先决条件。同时受其他力学因素的影响，如果压力过大或骨密度过低，应先用骨增量术将B亚类骨质扩展为A亚类，并在其后行大直径种植体植入。当对颌是自然牙或固定修复时，应该使后部种植体咬合接触稍分离，以减轻第一类缺失患者的前牙侧向力。第一类缺失患者磨牙区的骨内种植体应首先考虑单冠修复，因为下颌开口时联冠之间的坚强支架会产生弯曲应力，对后部种植体产生不良侧向力。

3.C 亚类治疗计划

当骨高度、宽度、长度不足或角度不良、冠与种植体比率相等或超过1：1时，操作者应该考虑多种选择。

第一，不考虑种植体支持，患者进行传统的可摘局部义齿修复。这种方式虽然容易恢复软组织和骨组织缺损，但骨丧失会持续，并且终将会被其他修复方式替代。

第二，考虑植骨。如果想要C亚类骨质转变成A或B亚类骨质以利于骨内种植体植入，那么可考虑植骨术，至少部分自体骨移植是必须的。在上颌第一类缺失中通常采用植骨术，用同种异体植骨材料和自体骨混合来充填上颌窦提升后的空腔。种植体应该在骨质转成A亚类牙槽嵴后植入。治疗计划根据前述方案定夺。

第三，对于第一类缺失C亚类骨质的下颌骨，患者可选择植入单侧骨膜下种植体或下颌管上的圆盘状种植体，并在圆盘状种植体上进行双侧独立的后部固定单冠修复。

第四，对下颌植骨或骨膜下种植体适应较差者，可在神经游离术后植入骨内种植体。但其不良反应较大，可能会发生长期的感觉异常，包括过敏和疼痛。许多文献报道中也提及感觉迟钝、严重萎缩和下颌骨病理性折裂这些并发症。此外，许多DC-h类骨质的下颌骨即使采取神经迁徙术也只能选择较低的骨高度，只能容纳约10mm长的种植体，仍然不足以补偿较大的冠高空间和不理想的冠与种植体比率造成的失败风险。

4.D 亚类治疗计划

D亚类骨质通常存在于长期上颌第一类缺失无牙颌区。在种植体植入前常需要行上颌窦植骨术。第一类缺失D亚类骨质牙槽嵴很少在下颌部分缺失的患者中出现。这种状况最常见的原因是外伤或受肿瘤切除术的影响。对于这类患者常需要在修复重建前行Onlay植骨以提高种植体成功率和预防病理性骨折。在植骨成熟且骨质改善后，患者即可采用和与有充足骨量患者相似的方法进行评价和治疗。

（二）第二类治疗计划

第二类缺失患者多见两种：单牙缺失或一个跨度较长的后部缺失。多个后牙缺失通常可用一个独立的种植修复体修复，但是有时可能需与邻近的一个后部自然基牙联合修复。后牙的活动性通常比起前牙小，所以后牙的部分咬合需为轻咬合。文献回顾显示，种植体联合部分后部自然牙修复在同等受力下是可行的。当然从另一方面说，因为前部基牙有更大的活动性，偏移时侧向力大，所以种植体联合前牙天然牙修复是不可取的。除非它是“活桥”或是前牙应力中断类型修复体的一部分，能有效地分散侧向力。

如果骨组织和软组织都是正常条件，那么单冠种植修复是首选。因为固定修复中如果涉及天然牙就会增加龋病、牙髓病、牙周疾病的风险。因此较之种植修复，传统修复和天然基牙生存率较低，通常应尽可能考虑单冠种植修复。

1.A 亚类治疗计划

骨内根形种植体修复缺牙间隙是第二类缺失A亚类骨质患者最佳的选择。这样可保证自然牙为独立修复，降低使用风险，同时还能缩短修复体跨度，减少应力。A亚类骨质患者在下颌孔和上颌窦前部放置种植体可很容易地获得最大的骨高度。一般来说，这类患者的终极修复多设计为完全种植体支持式，连续三颗牙缺失者可考虑在两端植入两个种植体进行支持。如果邻近缺牙区为松动自然牙，会导致种植区负载加大。在这种情况下，应选择在每个缺牙位都用种植体替代以尽量增加种植数目。这样在咬合时种植体会适当补偿支持缺牙和松动邻牙。

2.B 亚类治疗计划

B亚类骨质的第二类缺失患者应采用窄径的骨内种植体，置于下颌长跨度的缺牙区。这种治疗计划主要被用于跨度过大或给力太大，自然基牙不能支持的固定修复，最终的修复方案应为无自然基牙支持的种植修复。

3.C 亚类或 D 亚类治疗计划

C亚类或D亚类骨质的第二类缺损患者，上颌最常见的治疗计划是在种植体植入前行增量技术，在植骨成熟且骨质改善后再行种植植入术并以种植单冠修复。对于C亚类患者，后部牙槽嵴行上颌窦植骨术是很常见的，并且预后效果良好。但对于下颌第二类缺失C亚类骨质的患者则应该考虑行传统的固定修复，因为该区域植骨预后往往较差。

（三）第三类治疗计划

第三类缺损患者即有跨越中线的前部缺牙区。过去来说，当尖牙存在时，可摘局部义齿是常见的选择。随着技术的进步，目前多选择独立的种植单冠修复来恢复。然而，上颌骨前部骨量的缺乏很常见，在种植体植入前先行植骨可防止种植体过度偏向腭侧，影响修复效果。上颌切牙区多采用悬臂修复，这样才能将前牙修复在合适位置，并以此获得较好的美学和发音效果。加上上颌所受的应力较之对应的下颌同名区的大很多。所以，上颌前部如果想获得良好的美学修复难度很大。一般来说，在上颌前牙区最好一个种植体代替一个缺牙区。而下颌前牙区则可用两个种植体修复4个前部切牙。

1.A 亚类治疗计划

骨内根形种植体修复缺牙间隙是第三类缺失A亚类骨质患者的最佳选择。这样以保证自然牙为独立修复，降低使用风险，同时还能缩短修复体跨度，减少应力。这种情况适于牙合力太大仅靠自然基牙不能支持的固定修复。如果邻近自然牙松动，那么种植体在咬合时会同时负载缺牙和邻近牙的咬合应力。一般来说，此类型患者的最终修复应该完全由种植体支持，将两个种植体植于三颗牙位缺牙间隙的两端。如果邻近的自然牙为松动牙，则种植体的负载会加大，这种情况下建议在每个缺牙位都植入一颗种植体。

2.B 亚类治疗计划

B亚类骨质的第三类缺损患者常需在种植体植入前植骨。如果牙槽嵴是B亚类骨质或宽度不足以容纳A亚类根形种植体，那么可选用窄径根形种植体以勉强恢复美学效果和保持口腔卫生。一般来说前部较窄的牙槽嵴还是推荐植骨，并且最好选用单冠独立修复，因为A亚类骨质的种植修复有利于恢复冠的轮廓，美观且方便日常维护。尖牙是一个重要的基牙，当尖牙和邻近两个牙缺失时，不建议采用两侧种植体支持式的固定桥修复。换句话说，当多个牙缺失（包括尖牙）时，必须有一个种植体用来恢复尖牙。羟基磷灰石等通常被置于B亚类牙槽嵴的唇侧来恢复美学外形。即使是桥体区也可用于恢复牙龈外形从而使唇部丰满度增加。

3.C 亚类或 D 亚类治疗计划

如果植骨可将C或D亚类骨质转成A或B亚类，以便于植入骨内种植体，第三类缺失患者的第一种选择即是植骨。临床常采用自体骨移植。当C或D亚类骨经植骨成为A亚类牙槽嵴后，即可植入种植体。治疗计划按照先前所阐述的步骤进行。

四、牙列缺失的分类

Kent和Lousiana牙科学分类是牙列缺失分类的一种，它主要用于羟基磷灰石移植后的牙槽骨的常规修复。这种分类可用于所有缺牙区，没有区域限制。Lekholm和Zar的分类中，针对B亚类仅仅提出了上颌骨和下颌骨前部的分类，通常是针对无须植骨的根形种植体，且通常为固定修复，无须考虑生物机械学受力。

根据Misch和judy的分类，无牙颌被分成三个区域。下颌骨包括从颏孔到磨牙后垫的左右后部区域及位于颏孔之间的前部区域。前部区域通常位于双侧第一前磨牙之间（即颌孔最常见的位置）。下颌后部缺牙区是指左右两侧从第二前磨牙往后的区域，这是因为该区域有个重要的解剖标志——上颌窦，它决定了可用骨高度。上颌前部即双侧第一前磨牙之间的区域，位于上颌窦前部。缺牙区每部分的骨质分类都需独立评价。因此，可能存在这三种不同分类。

（一）第一类

第一类无牙颌，三个区域的骨质分类相似。因此，在第一类缺牙弓中存在4种不同的分类。在第一类、A亚类牙槽嵴，三个区都有充足的骨质，可植入多个根形种植体来支持最终修复体。一般来说，下颌用5~9个种植体，上颌用7~10个种植体来支持固定修复。

在第一类、B亚类牙槽嵴，三个区有充足的骨质放入窄径根形种植体。通常需要用骨成形术调整下颌前部，使其转变为A亚类骨质来放置标准根形种植体。在下颌后部或上颌后部有充足的骨高度进行骨成形术改善骨质。因此，如果后部种植体没有植骨植入，通常在下颌放置几个窄径种植体。每个种植体替代一个牙根，来补偿种植体表面积的不足。如果患者想要固定修复，尤其当对颌是自然牙时，上颌可考虑植骨。如果对颌牙合力很大，则需要在后牙区侧壁开窗植骨以增加种植体直径。

第一类、C-w亚类牙槽嵴通常有充足的可利用骨高度，但是宽度不足。如果患者想要一个种植支持的活动修复，那么需要行骨成形术使其转变为C-h亚类牙槽嵴，治疗计划与第一类、C-h亚类相同。当想要固定修复时，在C-w牙弓中进行自体骨外置通常需要保证种植体植入前转变为A亚类骨质。

第一类、C-h亚类牙槽嵴通常不能满足种植体支持的长期固定修复的必须要求。种植体支持的RP-4或RP-5式活动修复常可减轻咬合负载。下颌牙弓可选择完全的骨膜下种植体或前部的根形种植体来支持修复。这种修复必须为完全种植体支持式，这样才能防止口内后牙区因负载造成持续的骨吸收。

在下颌被完全修复前，上颌无牙颌通常可采用传统活动义齿修复。如果该区域传统固位和稳定不佳，可用羟基磷灰石移植来提高上颌骨前部的丰满度。方圆形牙槽嵴可在行使功能时抵抗咬合偏移。当然，黏膜下种植体的植入也可增加全口义齿的固位。但是，医生和患者都应该意识到这些都不能阻止骨吸收的发展，这会使将来的种植体植入更加困难。

C-h亚型上颌骨可考虑在鼻下植骨同时在尖牙隆突区植入根形种植体或窦腔提升植骨后植入根形种植体，并在其上行RP-4修复。但是这两种方法手术难度大，且并发症发生率很高。

对于一些前部的骨质不良的患者，如果坚持行固定修复，可能需要自体骨移植来获得美观效果。当然在某些条件下也需要行上颌窦植骨。

第一类D亚类牙弓对传统和种植修复都是极具挑战的。如果第一类D亚类患者种植失败，可能会导致病理性劈裂和不可修复的后果。每一个患者都必须仔细权衡利弊。骨内种植体可置于下颌前部。然而，超过20mm的冠高度和下颌骨骨折可能在种植体植入或种植失败后导致并发症。

通常最好的方法是用自体骨改变骨质，然后重新评价条件和合适地调整治疗计划。第一类D亚类牙槽嵴常采用自体骨嵴植骨，植骨6个月后，牙弓的前部和后部可植入5~9个种植体来支持义齿。

（二）第二类

在第二类牙列缺失中，两后部骨质相似但不同于前部。在这类牙弓中最常见的是由于解剖条件限制，后部骨质较之前部较少，例如在上颌窦以下或下颌管以上区域。这些缺牙牙槽嵴在完全缺牙弓分类中又有两种分类，前部骨质被首先列出，因为它决定了整体的治疗计划。例如，当下颌孔之间为A亚类骨质、下颌孔远中为C亚类骨质时，则分类为第二类A、C亚类牙弓。因为后牙区比前牙区吸收速度快4倍，这种条件在下颌骨量中常见。因为在下颌骨后部外置植骨更困难，所以前牙区通常更多地用于提供种植支持。

第二类A、B亚类牙弓，后牙区可放置窄径种植体。此分类在前部区可放置大直径的种植体以获得足够的支持。当然如有可能，可将后部B亚类骨质转变为A亚类。当然对于B亚类骨质，外置式植骨较之单纯的种植体植入风险大，愈合周期长，所以，缺牙区受力较小时可不考虑外置式植骨。但是当患者要求很高或者受力很大时可增加后部骨宽度。在自体骨移植时，很小的骨块可在口内直接获得。在上颌后部可考虑局部异种骨移植并植入A亚类根形种嵴体。

两种主要的模式存在于修复第二类A、C亚类牙槽嵴中。在下颌骨，最常见的选择是使用前部种植体支持的根形种植体。如果后部修复体需获得额外的支持，上颌骨可考虑上颌窦植骨和骨内种植体植入的联合治疗。因为下颌骨的骨密度通常优于上颌骨，下颌骨很少需要额外的后部植骨支持或圆形骨膜下种植体支持。然而，对于一个方形牙弓或高咀嚼力（例如对颌是自然牙）的患者，后部常需要行RP-4或固定修复。

一个后部有宽骨吸收、前部有充足骨质的缺牙牙槽嵴，是不常见的，偶尔发生在上颌骨。第二类A、D亚类患者的治疗与第二类A、C亚类相似，进行上颌窦植骨并植入骨内种植体、仅前部植入种植体，或者在下颌骨不进行自体植骨仅前牙区植入种植体通常是较好的治疗选择。

第二类B、C亚类缺牙弓主要有两种治疗选择。如果解剖条件允许，前部骨质可通过骨成形术转变为A亚类骨质。这类患者可按与先前描述的第二类A、C亚类牙弓同样的方法进行治疗。当通过骨成形术升级骨质后，牙槽嵴不能达到足够高度时，后部可通过上颌窦植骨来改善。此时采用与第一类B亚类牙弓或第二类A、B亚类牙弓相同的方式修复整个牙弓。外置植骨比上颌窦植骨风险更大，因此下颌骨前区通常通过骨成形术转变为C亚类骨质，用一个完全的下颌骨膜下种植体和RP-4修复，或者在前部行根形种植体植入并用RP-5修复。

后部严重萎缩、前部有充足牙槽嵴骨宽度和高度的患者被定义为第二类B、D亚类牙弓。这种条件不可能出现在下颌骨，但偶尔发生在上颌骨。这些患者的治疗方式与第二类B、C亚类牙弓相似，主要的区别是后部需要更大量的植骨，同时在种植体植入和修复重建前需要更长的愈合周期。在下颌，第二类C、D亚类患者治疗与第一类D亚类下颌骨相似，都需要在种植体植入前进行自体植骨。

（三）第三类

在第三类中，患者缺牙弓，上下颌骨后部都不同。这种条件较之其他两类更为少见。我们在描述时首先列出前部骨量，然后是右侧后部，最后是左侧后部。

患者下颌在右侧后部有充足骨质而另一侧骨质不足，前部骨质充足时称为第三类A、B、C亚类缺牙弓。窄径种植体置于右侧后部，根形种植体置于前部支持修复。如果想要下颌左侧得到额外的修复支持，许多病例在前部植入多颗根形种植体连同后部种植体形成支架。

第三类A、D、C亚类（或第三类A、C、D亚类）患者的治疗计划与先前讨论的第二类A、C亚类计划相似。在前部植入骨内根形种植体，如果修复需要额外的后部支持，则考虑后牙区植骨，尤其在上颌后牙区。前部为B或C亚类的第三类患者，与第二类前部B或C亚类骨质的患者相似。在上颌还有可能出现前部骨量不足、单侧后牙区需要上颌窦植骨的情况，即第三类C、A、D亚类。这类情况中，如果在尖牙区有合适的骨量和理想的受力，可在骨量不足的一侧进行上颌窦植骨及种植体植入术，再联合对侧骨量充足区的种植体进行全牙的固定修复（前牙区为桥体部分）。

第三类牙弓中还有一种状况，即当前部与一侧后部相似。在这类下颌弓，仅前部骨质可植入种植体，所以膜下种植体可能更值得考虑。这类上颌骨常需要上颌窦植骨和鼻底提升，因为生物受力和骨密度都很差。

牙弓前部的类型通常决定着治疗计划。仅有后部种植体没入，没有前部支持的情况很少见。在传统修复中，Kennedy-Applegate第一类、第一亚类患者，通常用一个前部的固定义齿或后牙支持式可摘局部义齿来修复前部缺牙区。这样可限制修复体的转动，同时减小了传递到基牙上的应力。在传统修复中，当尖牙和两个邻近牙缺失时，推荐固定义齿修复，这也适用于6个前牙缺失且种植体不能植入的情况。这些被反复验证的传统修复原则指出，后部的种植体不应该没有前部种植体或自然前牙支持而单独存在。然而，这个原则在上颌部修复时常被忽略。如果尖牙区没有种植体植入，那么缺乏前部支持会导致修复体旋转且会加速后部骨吸收。缺少前牙支持仅靠两侧后部相连的修复体最终都会失败，因为第一前磨牙之间跨度太大，缺乏生物机械力学优势。在这些直线性种植体上施加的前部旋转和后部侧向力会增加种植失败率，失败后患者的条件经常比种植治疗前更糟。在前部进行谨慎的外置式植骨和种植体植入术是值得推荐的，前部种植体对于全牙弓修复的完成至关重要。

参考文献

[1] 岳丽艳，尹晓妍，吕哲．临床嗓音矫治及喉功能外科 [M]. 北京：科学技术文献出版社，2017.

[2] 王丽．喉微创外科理论与实践 [M]. 北京：北京大学医学出版社，2017.

[3] 赵玉沛．中华医学百科全书 普通外科学 [M]. 北京：中国协和医科大学出版社，2017.

[4] 吴国会．新编耳鼻咽喉疾病临床诊疗 [M]. 上海：上海交通大学出版社，2018.

[5] 郑亿庆．耳鼻咽喉疾病概要 [M]. 北京：人民卫生出版社，2019.

[6] 郭丹，蒋伟蓉．眼耳鼻咽喉口腔科学 [M]. 上海：上海交通大学出版社，2019.

[7] 文忠．耳鼻咽喉头颈外科临床治疗学 [M]. 长春：吉林科学技术出版社，2019.

[8] 朱向阳．现代耳鼻咽喉－头颈外科诊疗 [M]. 北京：科学技术文献出版社，2018.

[9] 栾强．精编耳鼻咽喉疾病临床诊疗 [M]. 上海：上海交通大学出版社，2018.

[10] 李玲．现代眼科疾病诊疗学 [M]. 昆明：云南科学技术出版社，2020.

[11] 晁岱岭．眼科疾病临床诊疗要点 [M]. 南昌：江西科学技术出版社，2020.

[12] 范惠雅．实用眼科特色专科治疗学 [M]. 昆明：云南科学技术出版社，2020.

[13] 王桂初．精编眼科疾病诊疗学 [M]. 长春：吉林科学技术出版社，2019.

[14] 张爱霞．新编眼科常见病治疗方案 [M]. 南昌：江西科学技术出版社，2019.

[15] 张慎成．实用眼科基础与临床 [M]. 长春：吉林科学技术出版社，2019.

[16] 赵华奇．眼科疾病临床实用技术 [M]. 北京：科学技术文献出版社，2019.

[17] 苏杰．眼科疾病临床诊疗 [M]. 北京：科学技术文献出版社，2019.

[18] 王兴，刘宝林．中国口腔种植临床精萃 [M]. 沈阳：辽宁科学技术出版社，2019.

[19] 曲兆明．口腔种植与牙周病诊治技术 [M]. 天津：天津科学技术出版社，2018.

[20] 陈江．口腔种植的风险防范 [M]. 北京：人民军医出版社，2015.